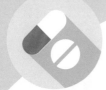

汉竹编著·亲亲乐读系列

只有产科医生知道

怀孕那些事

刘志茹　主编

汉竹图书微博
http://weibo.com/hanzhutushu

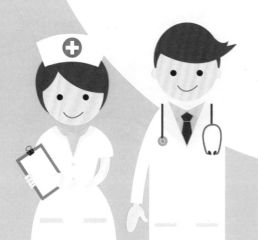

江苏凤凰科学技术出版社
全国百佳图书出版单位

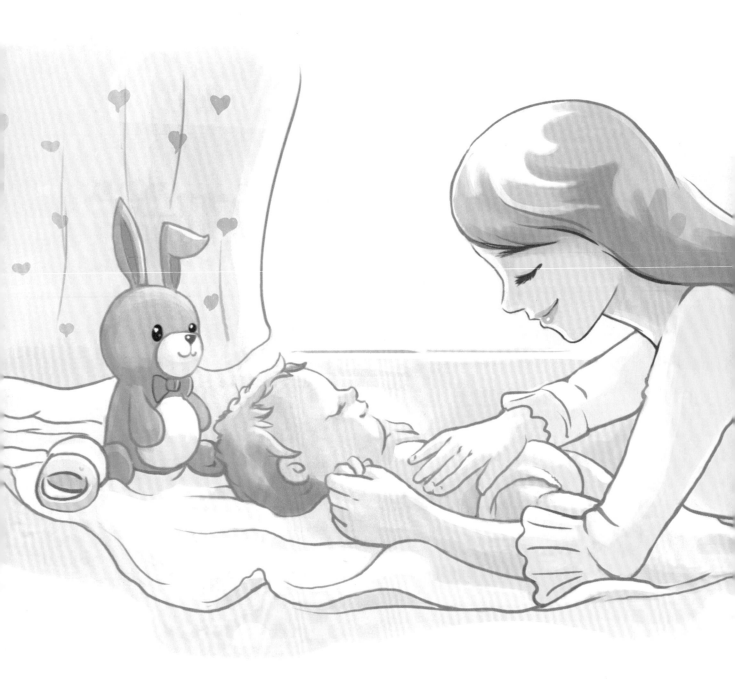

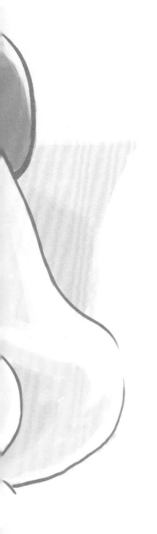

孕早期，如何预防流产？

产检项目有哪些，看不懂产检报告怎么办？

孕期体重增加多少合适，长胎不长肉是真的吗？

明星推崇的姜浴适合我吗？

生宝宝是两个人的事，那准爸爸该做些什么？

······

前言

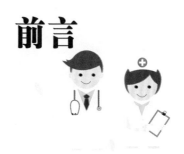

从备孕到产后，是不是有问不完的问题，说不完的担忧？别急，翻开本书为您答疑解惑。

本书立足于怀孕，涵盖备孕、分娩和产后知识。怀孕部分不再按照传统的孕月划分，而是按照产检、饮食、生活细节、保健运动、体重管理、孕期不适等项目来分，让知识更加集中，便于孕妈妈掌控整个孕期。备孕和产后部分，精选读者最想知道的进行解读。而胎教部分作为独立的篇章，为孕妈准爸提供新颖、丰富的胎教素材。

书中对于孕妈妈特别关注的产检问题，将每次的检查项目、注意事项和产检报告解读都详细地呈现出来。还有孕期体重管理，教孕妈妈长胎不长肉的秘诀。另外，本书使用活泼生动的图片来普及知识，如通过胎宝宝和孕妈妈40周身体变化过程图，提前了解怀孕整个过程，预防妊娠纹的按摩方法也以插画形式展现，一看便会，以及顺产时三大产程过程图等，形象可感的插画一目了然，不必枯燥地阅读大段大段的文字。

一路有产科医生零距离相伴，从孕妈妈顺利晋级孩儿妈，从无助迷茫到内心强大，生发出母爱的无穷力量。

胎宝宝与孕妈妈，40周身体变化过程图

在怀孕的40周里，你和你腹中的宝宝到底经历了怎样的生理变化和生长发育过程？懂得了这些，你将会从从容容迎接一个新生命。

孕1月（1~4周）
胎宝宝在生长

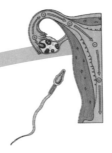

第1周

从严格意义上说，胎宝宝现在还没有影儿呢，分别以卵子和精子的形式寄存在父母的身体里。末次月经结束后，新的卵子在孕妈妈的体内开始发育成熟。

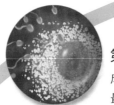

第2周

成熟的卵子从卵泡中排出，而有一个最棒的精子也从大约3亿个精子中奋力拼出，与卵子结合，形成受精卵，新生命宣告诞生。

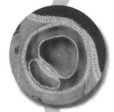

第3周

受精卵经过不断地细胞分裂，变成一个球形细胞团（这时的受精卵就叫胚泡），游进子宫腔，停留3天左右，等待子宫内膜准备好后，埋于子宫内膜里，这一过程称为"着床"。

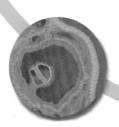

第4周

胚泡完成植入，人绒毛膜形成，从现在开始到未来的几周内，胚胎细胞将以惊人的速度分裂，细胞数量急剧增长，并逐步分化成不同的组织和器官。

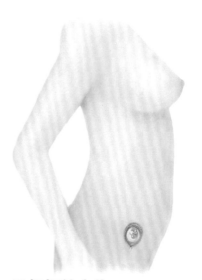

孕妈妈的变化

虽然孕妈妈感觉不到明显的变化，但子宫已经为胚胎植入做好了准备。

孕2月(5~8周)
胎宝宝在生长

第5周

胎宝宝像一颗小豆子，身长大概1厘米，眼睛、耳朵、鼻子、嘴巴的位置有了小窝窝，躯体里伸出了像小芽般的手臂、双腿和小手。中枢神经系统开始发育，呼吸管也开始出现，心脏已经分出了左右心房。这时，胎盘也开始为胎宝宝提供营养。

第6周

胎宝宝看起来像个小蝌蚪，心跳可达到每分钟140~150次，是孕妈妈心跳的2倍。四肢雏形又明显了许多，胎宝宝的头部形成了。

第7周

本周的胎宝宝尾巴消失了，眼睛、鼻孔、嘴唇、舌头等开始形成，小胳膊和腿也长长了许多。肝、肾、肺、肠道和内部性器官的形成已经接近了尾声。胎宝宝的重要器官都开始形成。

第8周

胎宝宝的头部明显挺起，脑细胞的初级神经已经形成，小脑叶也渐有雏形。他(她)已经开始四处游动了，腿和胳膊的骨头开始硬化并且变长，腕关节、膝关节、脚趾也开始形成。

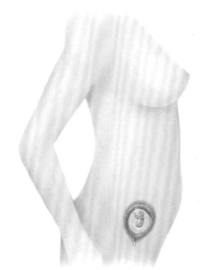

孕妈妈的变化

孕妈妈的子宫变得像鹅蛋一样大小，阴道分泌物增多，乳晕和乳头有色素沉着，并且开始"害喜"了。

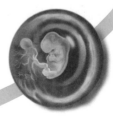

孕3月(9~12周)

胎宝宝在生长

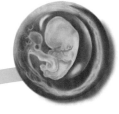

第9周

胎宝宝所有的内脏器官都慢慢成形。心脏分成4个腔，手、脚、四肢完全成形，手指甲、脚趾甲、最初的毛发也依稀可见。眼皮覆盖了双眼，长出鼻尖，五官和大关节部位已经明显可辨。

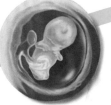

第10周

本周胎宝宝重约5克，脑发育非常迅速，眼睛和鼻子清晰可见，心脏完全发育好了，神经系统开始有反应。肝脏、脾脏、骨髓开始制造血红细胞。牙齿开始成形，外生殖器开始显现。

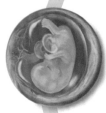

第11周

胎宝宝的身长和体重都增加了1倍，因为重要的器官都已经发育完全，所以药物影响、受感染或患有各种先天性畸形的概率也大大降低了。这时，能保护眼睛免受光线刺激的虹膜开始发育。

第12周

此时胎宝宝已经人模人样了，大脑和各种器官仍在发育，骨头在硬化，手指和脚趾已经五指(趾)分开，指甲和毛发也在生长，声带也开始形成了。

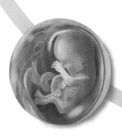

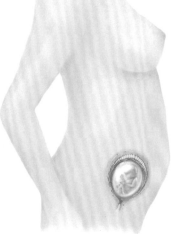

孕妈妈的变化

子宫变得如拳头大小，会压迫膀胱，孕妈妈排尿次数增加。乳晕和乳头色素沉着更加明显。

孕4月（13~16周）
胎宝宝在生长

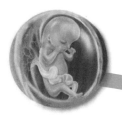

第13周

胎宝宝在进一步发育。比如，肺还没有发育成熟，眼睛和耳朵正在向正常的位置移动，生殖器官也在继续生长。虽然耳朵还没有发育完全，但他已经能够聆听声音了。

第14周

胎宝宝生长速度非常快，胎盘是他食物的供应基地。他现在可以动手动脚，能弯曲、伸展手和脚的各个关节了。头发也开始生长，神经系统的作用开始发挥到位，并且开始了吸气和呼气的练习。

第15周

胎毛已经布满了胎宝宝的全身，并辅助他调节体温。眉毛也和头发一样在零星地生长，听觉器官还在发育之中，能通过羊水的震动感受到声音，还能听到妈妈的心跳。

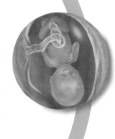

第16周

胎宝宝的胳膊和腿已经长成，关节能灵活活动，骨头也在硬化，呈现出暗红色。现在通过B超可以分辨出宝宝的性别。

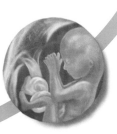

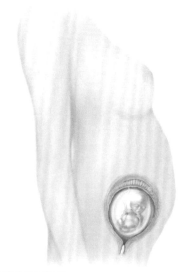

孕妈妈的变化

孕妈妈的肚子显山露水了，渐渐凸起的大肚子会得到众人的羡慕和祝福。

孕5月(17~20周)

胎宝宝在生长

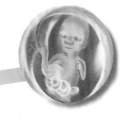

第17周

胎宝宝的头发、眉毛、睫毛又长出了很多，手指甲和脚趾甲也清晰可辨。他能对外界的声音做出反应了，有时听到音乐还会手舞足蹈。

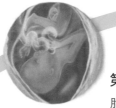

第18周

胎宝宝的肺迅速生长，肠道也开始蠕动。男宝宝现在开始形成前列腺。胎宝宝已经进入了活跃期，翻滚、跳跃、拳打脚踢，无所不能，这些也可能是向孕妈妈暗示他发育完好吧。

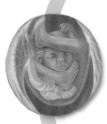

第19周

胎宝宝的皮肤分泌出具有防水作用的胎儿皮脂，以保护长时间浸泡在羊水中的皮肤。还产生了一种叫作髓鞘的物质，保护身体内的所有神经。胃肠开始工作，如分泌胃液、吸收羊水等。

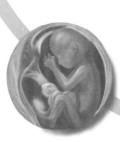

第20周

这是胎宝宝感觉器官发育的重要时期，味觉、嗅觉、听觉、触觉、视觉等各个感觉的神经细胞入驻脑部。此时能听见并且能分辨出妈妈的声音了，还可以听声音做运动。

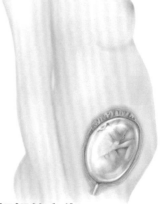

孕妈妈的变化

孕妈妈能感受到胎动了，这是胎宝宝在和妈妈交流呢。

孕 6 月 (21~24 周)

胎宝宝在生长

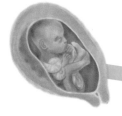

第 21 周

胎宝宝的感觉器官日新月异, 味蕾已经形成, 还能吮吸自己的拇指。他的消化系统更为完善, 肾脏系统也开始发挥作用。

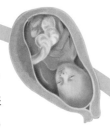

第 22 周

胎宝宝的血管清晰可见, 皮肤上有了汗腺, 指(趾) 甲完全形成并且越来越长, 这也是大脑快速成长的时期。男宝宝的睾丸降入阴囊, 并且开始形成原始精子。

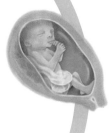

第 23 周

现在的胎宝宝已经像是一个足月儿了, 身材匀称, 听觉敏锐, 已经能分辨出子宫内和外界的任何声音。

第 24 周

胎宝宝现在依然在不停地吞吐羊水以练习呼吸, 已经形成了气体管道。尽管他还在不断吞咽羊水, 但是通常并不会排出大便, 那得等到出生以后了。

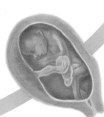

孕妈妈的变化

孕妈妈的体重在一点点增加, 肚子越来越大了, 消化系统因此受到了牵连, 孕妈妈要少食多餐。

孕 7 月 (25~28 周)

胎宝宝在生长

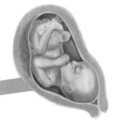

第 25 周

胎宝宝在继续发育中，包括肺中的血管、恒牙的牙蕾、口腔内的神经等。胎宝宝还能抱起小脚和握紧拳头。

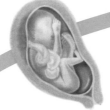

第 26 周

胎宝宝的肺、脊柱仍在发育中，但已经会吸气和呼气了，眼睛已经形成，听觉也很敏锐。他能随着音乐而移动，还能对触摸有反应。准爸爸趴在孕妈妈的腹部能听到胎宝宝的心跳声。

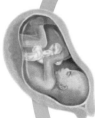

第 27 周

胎宝宝的肺继续发育，味蕾、虹膜、睫毛已基本形成，所以他能感觉不同的味道，还能觉察光线的变化。

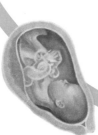

第 28 周

胎宝宝的肺已经能呼吸了，体重也在一点点增加。此时女宝宝的阴唇尚不能覆盖阴蒂。胎宝宝现在最喜欢爸爸妈妈的声音，和他对话，他会以胎动来回应。

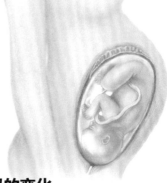

孕妈妈的变化

腹部继续变大，行动已经显得非常笨拙了，马上进入孕晚期，孕妈妈咬紧牙关，坚持到底吧。

孕 8 月 (29~32 周)

胎宝宝在生长

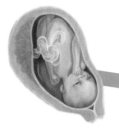

第 29 周

胎宝宝脑的沟回增多，脑的作用加强，能控制呼吸和体温。头和身体的比例已经协调，眼睛能转动，对光线、声音和味道的感觉更强了。

第 30 周

胎宝宝的脑和肺继续发育，头发更密了，眼睛能够睁合，骨髓开始造血，骨骼变硬，脚趾也在生长。他已经喜欢头朝下的姿势了，这可是标准的分娩姿势。

第 31 周

胎宝宝的脑和肺正处在发育的最后冲刺阶段，身体增长趋缓而体重迅速增加。眼睛的变化非常明显，活动时睁开，休息时闭上，感觉到红光时，瞳孔能放大。他还能辨别明暗，甚至能追踪光源。

第 32 周

此时胎宝宝的内脏器官发育成熟，脚趾甲和头发也长得差不多了，他的五官已经完全发育好并开始运转。他还喜欢时不时地转动头部。

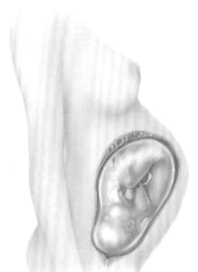

孕妈妈的变化

孕妈妈的体重迅猛增加，走路费劲，还会觉得憋气，这是正常现象，孕妈妈不用过分担心，平时注意休息即可。

孕9月(33~36周)

胎宝宝在生长

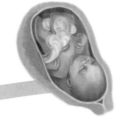

第33周

因为胎宝宝的迅速增长，子宫内已经没有多少活动空间了，这时孕妈妈需要每天数胎动。胎宝宝的皮肤由红色变成了可爱的粉红色，大脑也迅速发育。

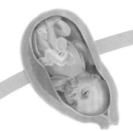

第34周

胎宝宝运动起来更加困难，甚至不能漂浮在羊水中了。他的免疫系统也在发育，为抵抗轻微的感染做准备。他基本上是头朝下的姿势，如果胎位不正，可以在此时纠正。

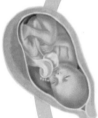

第35周

胎宝宝的肺、中枢神经系统、消化系统都基本上发育成熟，如果此时出生，他存活的可能性为99%。他的胳膊和腿更加丰满了，听力也已发育充分。

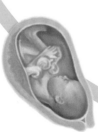

第36周

胎宝宝的表情丰富起来了，他会打哈欠、揉鼻子，甚至挤眉弄眼。因为活动范围的限制，胎宝宝的运动会有所减少，但运动的力度可是大为增强。

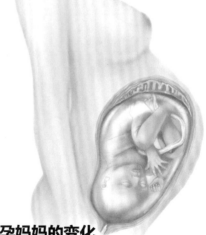

孕妈妈的变化

胎宝宝逐渐下降入盆，孕妈妈会觉得肚子坠坠的，行动变得更艰难。

孕 10 月 (37~40 周)

胎宝宝在生长

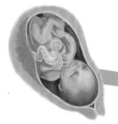

第 37 周

现在的胎宝宝已经足月，可以出生了。如果胎位不正，还可以在医生指导下采用体外胎位倒转术。胎宝宝的免疫系统继续发育，出生后的初乳和母乳喂养可以继续给他提供免疫力。

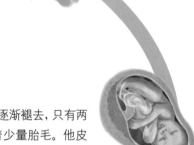

第 38 周

胎宝宝看起来像个新生儿了，各个器官进一步发育成熟。一种黑色物质聚集在胎宝宝的肠道内，出生后将在宝宝第 1 次大便中排出，这就是胎便。

第 39 周

胎宝宝身上的大部分胎毛逐渐褪去，只有两肩及上下肢部位仍覆盖着少量胎毛。他皮肤表面的大部分胎脂已经褪去，可能只在皮肤褶皱处还存有少量胎脂。

第 40 周

受母体孕激素的影响，不管是男宝宝还是女宝宝，都会有乳腺和生殖器官的发育。出生后这些发育就会消失。胎宝宝已具备多种反射能力，可以完全适应子宫外的生活了。

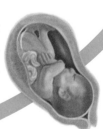

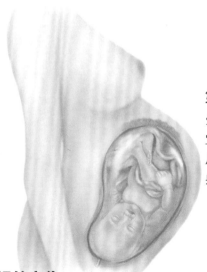

孕妈妈的变化

带着大肚子睡觉会让孕妈妈睡不安稳，而且腹部皮肤因为拉得太紧有些瘙痒，腿也很容易感觉到麻木。

Part1
轻松过孕期

Part2
快乐胎教

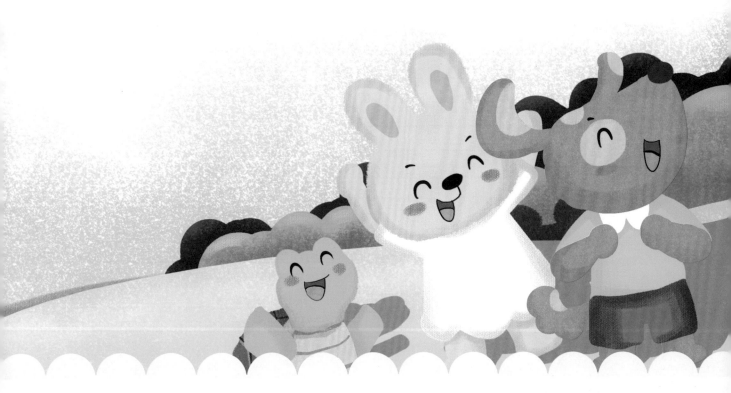

Part3
安心分娩、坐月子

附录 产后超简单瘦身操

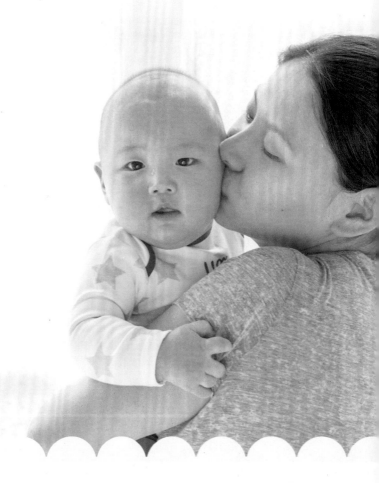

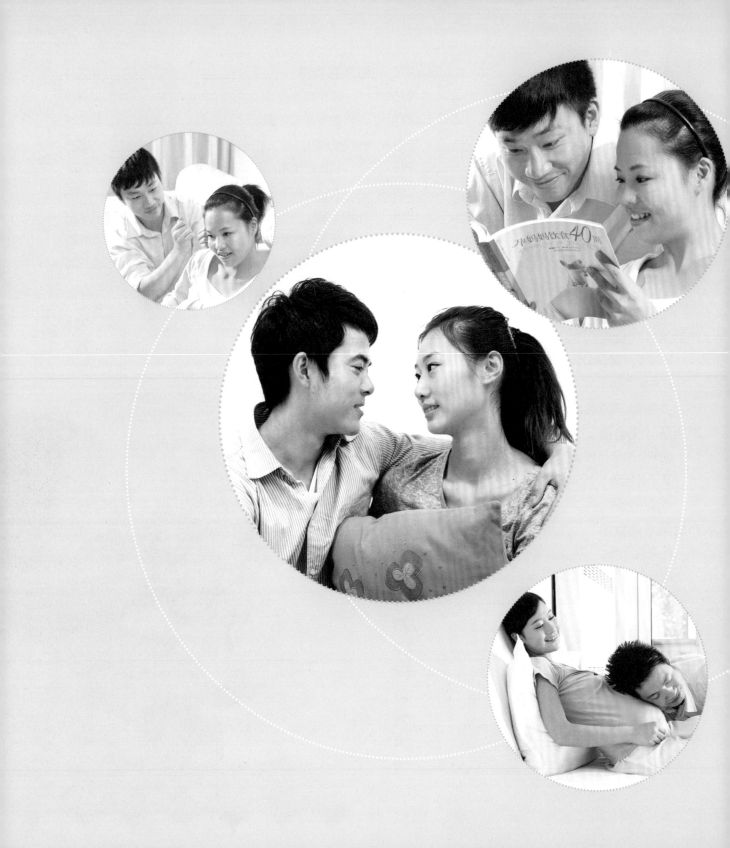

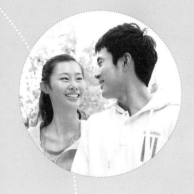

Part 1

轻松过孕期

对于孕妈准爸而言，孕期充满着甜蜜和对宝宝的期待，幸福不言而喻，但同时你们也要闯过一个又一个关卡，才能迎来与小宝宝的美好相遇。

这个过程中会遇到大大小小的各种问题，比如怎样备孕，产检注意哪些事情，如何控制体重，以及孕期的保健和生活细节等。下文就这些小困扰一一进行详细地说明和解答，让孕妈妈轻轻松松地度过漫漫孕期。

快速备孕有妙招

健康、聪明宝宝的诞生，不仅需要十月怀胎的精心呵护，还需要至少3个月的孕前准备。孕前准备些什么呢？应该怎样准备呢？快来看看下面的锦囊妙计吧。

做个孕前检查最靠谱

孕前检查是夫妻备孕前到医院进行的身体检查，以保证孕育出健康的宝宝，实现优生优育。所以计划要宝宝了，做个孕前检查是十分必要的，通过全面了解自己的身体状况，然后对症调理或治疗，晋升为合格的孕妈准爸。

是孕前检查，不是普通体检

很多人都有这样的想法：自己在单位每年都进行体检，身体很正常，还用得着再重复地做孕前检查吗？专家认为，一般的体检并不能代替孕前检查。一般体检主要包括肝肾功能、血常规、尿常规、心电图等，以最基本的身体检查为主，但孕前检查主要是针对生殖器官以及与之相关的免疫系统、遗传病史等的检查。

因此，怀孕前夫妻双方应该做一次全面的身体检查，具体包括体重检查、血压测量、心电图检查、传染病检查、血常规化验、尿常规化验、肝功能检查、生殖器检查、染色体检查等，以了解备孕夫妻双方的身体是否具有怀孕的条件，如果发现问题，应及时治疗。

备育男性检查项目

备育男性检查项目包括精液检查、男性泌尿生殖系统检查、全身体格检查。

男性进行精液检查，可预知精液是否有活力。如果检查出现异常，需及早采取措施，戒除不良卫生习惯，补充营养。一般情况下，这项检查并不是必须要做的。有正常不避孕的性生活1年以上未怀孕的，一般要进行这项检查。

生殖系统的健康与否对下一代的健康影响极大，生殖系统检查是孕前必检项目。

全身体格检查也是孕前检查必检项目之一，是对男性身体健康状况及生育能力的整体评估。

产科医生真心话

在门诊里经常碰到这样的年轻小夫妻，丈夫是陪着妻子来做孕前检查的，当我们建议丈夫最好也去检查一下的时候，得到的回答往往是一句："不用的，我身体一向很好，不会有问题的。" 其实，对于孕前检查来说，不是说有问题才用做，而是防患于未然，男女都一样。

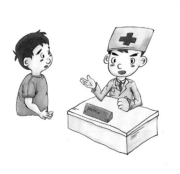

备孕女性检查项目

检查项目	检查内容	检查目的	检查方法	检查对象	检查时间
生殖系统	通过白带常规筛查滴虫、真菌、支原体感染、衣原体感染、阴道炎症，以及淋病等性传播疾病	若检查患有妇科及其他性传播疾病，最好先彻底治疗，然后再怀孕，否则会引起流产、早产等危险	普通的阴道分泌物检查	所有育龄女性	孕前的任何时间
TORCH	风疹、弓形虫、巨细胞病毒和单纯疱疹病毒4项	是否感染以上病毒及弓形虫，一旦感染，特别是怀孕前3个月，会引起流产和胎宝宝畸形	静脉抽血	所有育龄女性	孕前3个月
肝功能	肝功能检查目前有大小功能两种，大肝功能除了乙肝全套外，还包括血糖、胆汁酸等项目	如果母亲是肝炎患者，怀孕后会造成胎宝宝早产等后果，肝炎病毒还可直接感染胎宝宝	静脉抽血	所有育龄女性	孕前3个月
尿常规	尿色、酸碱度、蛋白质细胞、比重、管型、尿糖定性	有助于肾脏疾患的早期诊断，10个月的孕期对母亲的肾脏系统是一个巨大的考验，身体的代谢增加，会使肾脏的负担加重	尿液	所有育龄女性	孕前3个月
口腔检查	如果牙齿健康，只需洁牙就可以了，如果牙齿损坏严重，必须提前治疗	如果孕期牙痛，考虑到用药对胎宝宝的影响，治疗很棘手，所以要提前检查，尽早治疗	牙科检查	育龄女性根据需要进行检查	孕前6个月
妇科内分泌	包括促卵泡激素、黄体生成激素等	月经不调等卵巢疾病的诊断	静脉抽血	月经不调，不孕女性	孕前
染色体异常	检查遗传性疾病	避免婴儿发生遗传性疾病	静脉抽血	有家族遗传病史的育龄女性	孕前3个月
血常规	血色素、白细胞、血小板	排除血液问题及贫血、感染	静脉抽血	所有育龄女性	孕前
心电图	心脏情况	排除心脏病等	心电图	所有育龄女性	孕前
甲状腺功能	促甲状腺激素、游离、甲状腺过氧化酶抗体	排除甲状腺功能亢进或甲状腺功能减退的可能，两者对胎儿的影响都是比较大的	静脉抽血	所有育龄女性	孕前3个月

不要忽略重要病史陈述

病史是医生判断检查者健康现状的重要参考依据，如果备孕夫妻记不住所服药物的名称，可以把药盒带来辨认。病史陈述要力争做到客观、准确，重要疾病不可遗漏。如有流产史，要告知医生流产的次数及恢复情况；家族内有明显的遗传病人或生过先天缺陷儿的，一定要如实告知。如有高血压、糖尿病等慢性病，其发生、发展及治疗经过也要告知医生。

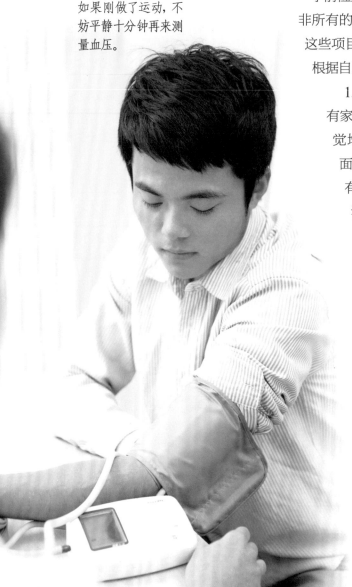

如果刚做了运动，不妨平静十分钟再来测量血压。

哪些项目可选择性地检查

孕前检查的项目很多，但是并非所有的备孕夫妻都必须要把这些项目检查一遍，其实可以根据自身情况选择性地检查。

1. 染色体检查。一般有家族病史的夫妻都会自觉地向医生咨询做这方面的检查。倘若之前没有生过异常的宝宝，也没有家族病史，那么该项目就可以不用做了。之前生过异常的宝宝，需要做好检查，并在怀孕后配合医生做好进一步的监测。

2. ABO 溶血。有些医院会给夫妻二人进行 ABO 溶血检查，其实大多数夫妻的血型配对是不会出现溶血的。有过溶血史或者是流产史的人发生该症状的概率会相对高一些。倘若夫妻二人是 A 型与 O 型血的配对，就有一定的风险，但这种风险依然很低，可以筛查红细胞抗体以进一步确定。

孕前接种疫苗有必要吗

先接种疫苗后怀孕是很有必要的，因为有一些疫苗在体内产生抗体需要的时间比较长，一旦怀孕，就不应该再接种疫苗，以免胎宝宝发生感染。风疹疫苗就是需要提前接种的一种疫苗。风疹疫苗可能很多人不熟悉，但是如果说先天性心脏病，相信大家都不会陌生，先天性心脏病的发生虽然有多种因素，但风疹病毒的感染是导致先天性心脏病的主要原因。风疹疫苗就应在怀孕前 3 个月接种。

乙肝病毒可通过胎盘屏障直接传染胎宝宝，使胎宝宝一出生就成为一名乙肝病毒携带者。乙肝疫苗需要接种 3 针，历时半年，所以也是需要提前接种再怀孕的。还有流感疫苗也需要提前接种。

备孕二胎更要重视孕检

一些妈妈认为，生第一个孩子已经做过孕检了，备孕二胎就没必要再做了，这种想法是不对的。备孕二胎时的身体状况与备孕第一胎时往往有很大区别，因为越是经历过分娩和有过多年性生活的女性，患妇科病的概率越大。特别是备孕二胎时，如果年龄超过 35 岁，孕后发生早产、妊娠糖尿病、妊娠高血压疾病等问题的概率就会增大，分娩的风险也会较高，所以备孕二胎时更要重视孕前检查。

孕检小百科

孕前检查前 3~5 天，饮食要清淡，最好不要吃猪肝、猪血等含血性的食物。而且检查前一日晚上 12 点以后要完全禁食。

Q 口腔检查有必要吗?

孕期雌激素会迅速增加，免疫力降低，原本不太严重的牙龈、牙周疾病也会变得严重，易引发早产或者导致新生儿低体重。孕妈妈除了要忍受这些身体上的疼痛外，还会因为牙齿的疾病不能正常进食，胎宝宝和孕妈妈都无法得到足够的营养，不利于胎宝宝的发育。

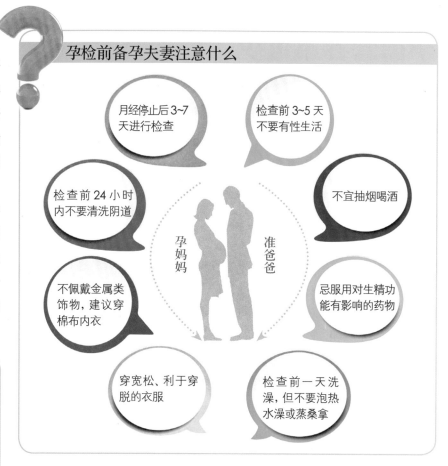

孕检前备孕夫妻注意什么

月经停止后 3~7 天进行检查

检查前 3~5 天不要有性生活

检查前 24 小时内不要清洗阴道

不宜抽烟喝酒

不佩戴金属类饰物，建议穿棉布内衣

忌服用对生精功能有影响的药物

穿宽松、利于穿脱的衣服

检查前一天洗澡，但不要泡热水澡或蒸桑拿

孕妈妈　准爸爸

所以说，孕妈妈应该在孕前就做详细的口腔检查，消灭这些隐患。值得注意的是，如果准爸爸患有牙周炎，也必将影响精子质量，所以准爸爸也要未雨绸缪，早做检查。

Q 孕前是否要做视力检查呢?

怀孕期间和分娩、哺乳过程中，孕妈妈的视力容易下降，甚至会出现一些和怀孕、分娩相关的眼部并发症，所以孕前的视力检查也很重要，尤其是长期戴眼镜的孕妈妈，一定要去查一下眼底。

视力检查一般包括眼肌检查、劣灯检查、眼压检查、瞳孔检查、眼底检查。做全面的眼部检查一般花费是 200 元左右，仅仅检查一下视力一般十几元就够了。

3~6 个月

孕前检查最好安排在怀孕前 3~6 个月。

孕前营养不可少

优质的精子、卵子的产生与饮食息息相关，所以备孕夫妻要合理、科学地摄取营养，以保证身体的健康与活力，为怀上最棒的一胎打下坚实的"物质"基础。

医生教你如何补叶酸

叶酸是在绿叶蔬菜、谷物和动物肝脏中发现的一种 B 族维生素，是备孕期就应开始补充的一种维生素。叶酸参与人体新陈代谢的全过程，是合成 DNA 的必需营养素；叶酸有利于胎宝宝神经系统的健康，有助于新细胞的生长。所以，为了怀上一个健康的宝宝，备孕女性和备孕男性都应及时补充叶酸。

什么时候补叶酸最合适

备孕夫妻要在孕前 3 个月开始补叶酸，这是因为叶酸在进入体内后，至少经过 4 周时间才能作用于身体，改善体内的叶酸缺乏状态。而在孕前 3 个月补充叶酸，正好可以影响受精，保证早期胎宝宝神经系统的正常发育。

需要重点补叶酸的人

1. 体重过于肥胖的备孕女性，可能会出现身体代谢异常的情况，此时受孕，会导致胚胎神经系统的发育异常，使生出神经管畸形儿的概率增加。所以应听从医生的建议，适当补充叶酸。

2. 年龄超过 35 岁才打算要宝宝的女性，因卵细胞已在体内度过了 35 年，受孕后卵细胞的纺锤丝老化，故生殖细胞在减数分裂时容易出现异常，生出有先天畸形的宝宝。补充叶酸，有利于卵细胞增殖和组织代谢，降低先天畸形儿的概率。

3. 曾经生育过一胎神经缺陷儿的女性，再次生出先天畸形儿的概率是 2%~5%；曾经生育过两胎同样缺陷者，概率达 30%。此类人群备孕期要重点补充叶酸。

4. 经常贫血的人需要补充叶酸。叶酸可以帮助血球的形成，对贫血有一定的治疗作用。

5. 平时不爱吃蔬菜，尤其绿叶蔬菜吃得少的备孕女性，也要适当补充叶酸。

产科医生真心话

经观察发现，孕前几乎只有备孕女性在坚持补叶酸，而备育男性补叶酸的很少。其实男子精子质量的高低与体内叶酸的含量有很大关系。因为叶酸参与 DNA 的合成，叶酸不足会使核酸代谢不正常，导致精子活力弱、精液浓度低。因此补叶酸不只是备孕女性一个人的事儿，夫妻二人要一起补叶酸，互相监督服用，效果会更好。

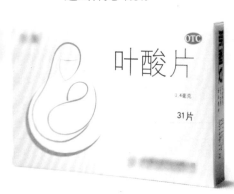

备孕男性也应适量补充叶酸，以提高精子质量和活性。

补叶酸要适量

虽然叶酸有利于预防畸形儿的产生，但不能盲目补，叶酸过量会导致某些未知的神经损害，而且会干扰人体内锌的代谢，导致缺锌。营养专家提示，孕前每天应摄入 400 微克的叶酸，并且从孕前 3 个月一直补到孕期 3 个月，以保证体内的叶酸水平处于理想状态，使胎宝宝健康发育。

另外，由于避孕药或抗惊厥药中的成分可能干扰叶酸等维生素的代谢。因此，怀孕前曾长期服用避孕药、抗惊厥药的女性，最好在孕前 6 个月停止用药，并在医生指导下补充叶酸。

选对叶酸增补剂

备孕女性服用的叶酸增补剂每片中仅含叶酸 400 微克。而市场上有一种专门用于治疗贫血的叶酸片，每片叶酸含量为 5 毫克，这种叶酸片不适合备孕女性服用。因此，购买的时候一定要注意查看所购产品的叶酸含量，切忌服用这种大剂量的叶酸片。

食补叶酸有讲究

叶酸广泛存在于食物中，绿叶蔬菜、新鲜水果、动物类食物中都富含叶酸。但叶酸具有不稳定性，遇光、遇热易失去活性，蔬菜储藏两三天后叶酸会损失 50%~95%。

所以要提高叶酸的获取率，就要吃新鲜的蔬菜，同时注意烹调方式。柑橘类水果中的叶酸含量也较多，而且食用过程中损失少，是补充叶酸的首选。

富含叶酸的食物

种类	叶酸含量多的食物
蔬菜	莴笋、菠菜、西红柿、胡萝卜、龙须菜、菜花、油菜、小白菜、扁豆、蘑菇等
水果	橘子、草莓、樱桃、香蕉、柠檬、桃、李子、杏、杨梅、海棠、酸枣、石榴、葡萄、猕猴桃、梨等
动物食品	动物肝脏及肾脏、禽肉及蛋类、牛肉、羊肉等
谷物类	大麦、米糠、小麦胚芽、糙米等
豆类	黄豆、豆腐等豆类及豆制品
坚果	核桃、腰果、栗子、杏仁、松子等

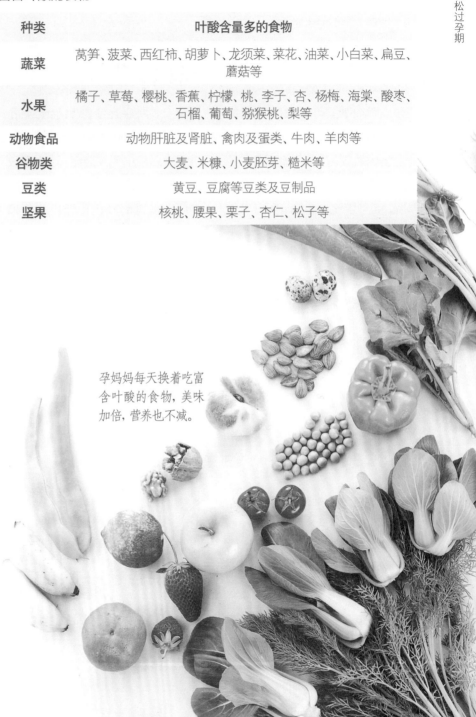

孕妈妈每天换着吃富含叶酸的食物，美味加倍，营养也不减。

备孕女性必需营养素

许多营养素可以在人体内储存很长时间，这就为孕妈妈提前摄取营养、为孕期做准备创造了条件。孕妈妈提前储备营养，一则可以满足怀孕时短时间内营养需求量的快速增加，二则可以在孕早期发生严重呕吐不能进食时动用储备，而不至于影响胎宝宝的成长。

铁： 铁是人体生成红细胞的主要原料之一。备孕女性补铁，可以预防孕期贫血。如果孕期贫血，会导致胎宝宝宫内缺氧，生长发育迟缓，易出现早产或生出低体重儿的情况，而且宝宝出生后，会出现营养性贫血，影响智力发育。

钙： 怀孕后，孕妈妈体内的钙会转移到胎宝宝身上，钙缺乏会影响胎宝宝乳牙、恒牙的钙化和骨骼的发育，出生后易出现佝偻症；也会导致孕妈妈出现小腿抽筋、疲乏，产后出现骨骼软化和牙齿疏松等现象。

锌： 锌是整个孕期孕妈妈每时每刻都要注意补充的营养素。如果摄入不足，会使胎宝宝脑细胞分化异常，脑细胞总数减少；新生儿出生体重低，甚至出现发育畸形的情况。

其他微量元素及维生素：微量元素及维生素在生命活动过程中起着转运物质和交换能量的作用。想拥有光滑、富有弹性的皮肤，减少怀孕后的变化对皮肤拉抻的损害，就要适当增加这些营养素的摄入。

营养素	最佳食物来源
铁	动物血、动物肝脏、瘦肉、木耳、海带、芹菜、黄豆、黑豆、绿豆
钙	海带、海参、牡蛎、鱼、虾、黄豆、腐竹、乳制品、木耳
锌	鱼、虾、乳类、动物肝脏、瘦肉、坚果类
碘	海带、紫菜、海蜇、海虾
维生素 A	胡萝卜、西蓝花、绿叶蔬菜、动物肝脏、蛋黄
维生素 C	西红柿、圆白菜、菜花、猕猴桃、橘子
维生素 E	粗粮、坚果、芝麻、玉米油、花生油、绿叶蔬菜
维生素 B_2	动物肝脏、坚果类、豌豆、黄豆、燕麦、小麦麸

铁

备育男性必需营养素

蛋白质：蛋白质是生成精子的重要原材料，合理补充优质蛋白质，有益于协调备育男性的内分泌功能以及提高精子的数量和质量。但不能超量摄入，因为蛋白质摄入过量容易破坏备育男性体内营养的均衡，造成维生素及多种物质的摄入不足，并造成酸性体质，对备育不利。备育男性要适当摄入优质蛋白质，其中动物性蛋白质主要存在于瘦肉、鱼、蛋、奶类，而豆类及豆制品富含优质的植物性蛋白质。

矿物质：矿物质对备育男性的生育力具有重要的影响，其中最常见的就是锌、硒等元素。体内缺乏锌，会导致精子数量减少，畸形精子数量增加，甚至不育；缺硒会减少精子活动所需的能量来源，使精子的活力下降。建议备育男性适当吃些含锌、硒较高的食物，如贝壳类海产品、动物内脏、谷类胚芽、芝麻、海带、墨鱼、虾、紫菜等。

维生素：男性生育能力、精子活力与体内的维生素 A、维生素 C 和维生素 E 有关，适量摄入可以提升精子活力，增加精子的数量和质量。富含维生素 A 的食物有鱼油、动物肝脏、乳制品、蛋黄、黄色或红色水果；富含维生素 C 的食物有柑橘类水果、草莓、猕猴桃、木瓜、绿叶蔬菜；富含维生素 E 的食物有麦芽、黄豆、植物油、坚果、全麦、蛋类、圆白菜、菠菜。

Q "壮阳药" 能助孕吗?

产科医生介绍，"壮阳药"没有助孕的功效。如果经常服用这些壮阳药或性保健品，易使机体遭受损害，会引起睾丸萎缩、前列腺肥大、垂体分泌失调等后果。而且，常用壮阳药物所孕育的胎宝宝，先天不足或畸形的可能性较大。其实，荞麦、燕麦片、花生、腰果、核桃、绿色蔬菜、根茎类蔬菜、黄豆等食物中富含精氨酸，可以使男性的性功能加强，适量吃有利于怀孕。

58%

科学家对可乐进行了试验，发现可乐一分钟内能杀死 58% 的精子。因此，正处于备孕期的男性应少喝或不喝可乐。

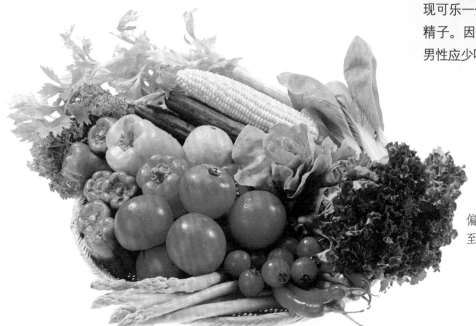

偏胖的男性更要每天吃至少两种新鲜蔬菜。

脂肪、碳水化合物少不了

脂肪是机体热能的主要来源，其所含的必需脂肪酸是构成机体细胞、组织不可缺少的物质，增加优质脂肪的摄入对怀孕有益。脂肪中的必需脂肪酸主要存在于植物油中，将植物油与动物油合理搭配，有助于优质脂肪的摄入。

每天摄入的食物中，碳水化合物所产生的热量占人的 60%~70%。充足的热量可使人精力充沛，体温、生理活动正常，保证"精强卵壮"。米饭、五谷杂粮、干鲜豆类等食物中富含碳水化合物，备孕夫妻可常吃。

孕前 3 个月开始调理饮食

根据精子、卵子的发育规律，建议从孕前 3 个月起，备孕夫妻就做好合理膳食、调养身心、养精蓄锐和增强体质等准备工作。

由于个体之间的差异，不同体质的女性在孕前的营养补充和饮食调理的开始时间、营养内容等问题上也不尽相同，要因人而异。体质及营养状况一般的女性，在孕前 3 个月至半年就要开始注意饮食调理，每天要摄入足量的优质蛋白质、维生素、矿物质和适量脂肪，因为这些营养素是胎宝宝生长发育的物质基础。

对身体瘦弱、营养状况较差的女性和素食女性、偏食女性而言，孕前饮食调理更为重要。这类女性最好在怀孕前一年左右就注意上述问题。除营养要足够外，还应注意营养全面，不偏食、不挑食，搭配合理，讲究烹调技术，多调换口味。

偏瘦偏胖都不利受孕

过度偏瘦、脂肪过少的女性，促性腺激素的分泌在数量和时间上都是反常的，这会影响卵巢功能，导致月经紊乱，易出现不孕症状。而且过于"骨感"的女性容易营养不良，子宫内膜就像一片贫瘠的土壤，受精卵很难着床。

太胖的女性排卵会不正常，除了卵子数量会减少，卵子发育缓慢外，受精卵也不易在子宫内膜上着床。肥胖有时还会导致女性雌性激素水平降低，雄性激素水平升高，不容易受孕。所以，要想成功怀孕，偏瘦的备孕女性要注意加强营养，偏胖的则要注意控制体重。

体重指数（BMI）计算公式：

$$BMI= 体重（千克）\div 身高（米）^2$$

（注：BMI 小于 18.5 属于偏瘦，在 18.5~23.9 之间是标准体重，大于 23.9 属于超重）

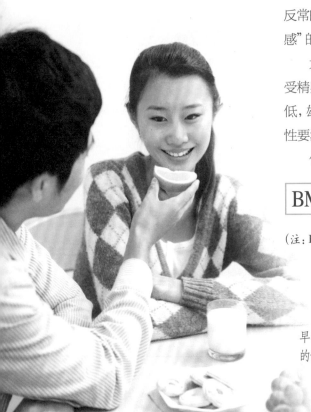

早餐多一些种类，摄取的营养更丰富。

在家吃饭最好

备孕夫妻最好减少在外就餐的次数，尽量在家吃饭。一方面，外面餐馆卫生条件参差不齐，饮食卫生难以保证；另一方面，餐馆饭菜为了增加鲜味与美味，烹饪调料加得多，口味比较重，而在矿物质和维生素含量方面则会不足。经常在外就餐，人体所需营养比例容易失衡，而菜品中大量的增鲜剂也会影响精子和卵子的质量，影响受孕。

在家吃饭保证了饮食的卫生，也保证了饮食营养均衡和按时就餐。按时就餐对备孕夫妻和将来宝宝的身体健康非常重要。规律饮食可以保证身体各器官的规律运行，避免因不按时吃饭而导致的代谢紊乱、肠胃不适，从而影响受孕。

如果因应酬必须在外就餐，也最好点一些清淡的菜，并多吃些蔬菜、水果，以避免摄入过多的盐分和油脂。

白开水是最好的饮料

纯净水不含矿物质，如果长期饮用，可能会导致某些元素的缺乏，从而引起人体体液的改变，最终导致抵抗力下降，容易生病。矿泉水中的矿物质丰富，可以饮用富含钙、镁元素的矿泉水，以满足人体需要。市面上销售的各种饮料，建议尽量不喝或少喝。

其实，白开水才是最适宜饮用的。刚烧好的白开水中不但无菌，而且水中的氮及一些有害物质也被蒸发掉了，同时还保留了人体必需的营养物质。若晾凉的白开水放置时间超过 20 个小时，最好倒掉不喝，以免导致腹痛、腹泻等疾病。

食用胡萝卜，男女大不同

胡萝卜含有丰富的胡萝卜素、多种维生素以及对人体有益的其他营养成分。但是，备孕女性过多食用胡萝卜后，摄入的大量胡萝卜素会引起闭经和抑制卵巢的正常排卵功能。因此，备孕女性不宜多吃胡萝卜。相反，备育男性适当吃点胡萝卜，可提高精子活力和质量。

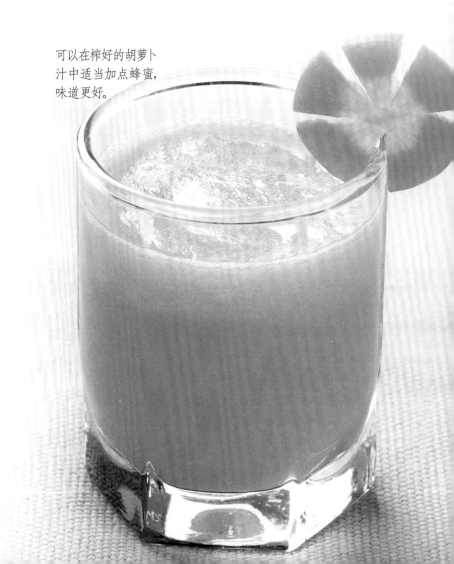

可以在榨好的胡萝卜汁中适当加点蜂蜜，味道更好。

备孕，要注意这些生活细节

为了生育一个健康聪明的宝宝，孕前既要调整饮食，加强营养，同时还要注意生活中的其他细节。细节决定成败，备孕夫妻一定要再努力一点点，为迎接胎宝宝的到来做好一切准备。

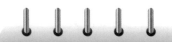

备孕进行时

备孕女性不能住新装修的房子，至少通风半年再入住。

安排好工作再要宝宝

职业女性在事业与宝宝的问题上都会有所顾虑。其实，有很多职业女性，将工作、家庭事先进行了合理安排，做到了怀孕和工作两不误。所以，在工作的问题上要早做计划再怀孕，避免突然怀孕，让自己没有准备而过于劳累和紧张。

如果你所从事的工作本身就会给自己带来很多危险，比如化工生产的工作岗位，经常接触辐射的工作等，那么为了宝宝和自己的健康，就必须做出取舍。

制订一个健身计划

备孕时男女双方都需要将身体调整到最佳状态，而一个有效的健身计划能帮助你尽快达到目标。适宜的运动不仅可以强健备孕夫妻的身体，还能帮助男性提高精子的质量，帮助女性调节体内激素的平衡，增强免疫力，让受孕变得轻松起来。

备孕夫妻可在备孕前 3 个月就制订好健身计划，并互相监督，彼此鼓励坚持。应做到每天锻炼时间为 15~30 分钟，如果做不到每天坚持，至少要做到每周两三次半个小时的有氧运动，如慢跑、游泳、跳绳、瑜伽等。

一周健身计划

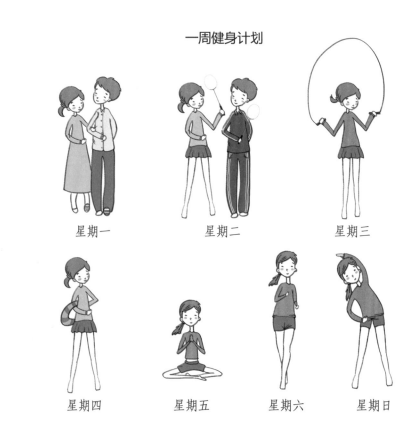

星期一　　　　　星期二　　　　　星期三

星期四　　　星期五　　　星期六　　　星期日

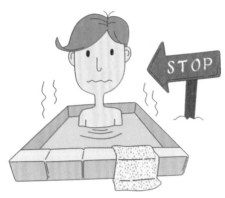

就算是泡澡，也要注意水温哦。

备育男性要警惕的高温因素

阴囊对温度的变化非常敏感，而温度对精子的生成有很大影响。医学发现，阴囊内温度比机体内温度低1~1.5℃，是生精最适宜的温度。若阴囊内温度过高，生精就会出现障碍。若备育男性使阴囊长时间处于高温环境中，会出现精子数量减少、成活率低，甚至精子发育不完全等情况。因此，备育男性应在妻子怀孕前3个月远离高温环境，以确保精子的健康。

此外，备育男性应尽量避免导致阴囊温度过高的行为，平时不要洗桑拿浴，不要穿过紧的衣裤，不要长时间使用电热毯。在使用笔记本电脑时，也不宜将笔记本电脑放在腿上，因为笔记本电脑发热会使男性生殖区域温度增高。如果工作处于高温环境下，可先暂时调离一段时间，待妻子怀孕后再返回工作岗位。

改变久坐的习惯

久坐不仅会让人腰酸背痛，还会影响受孕。女性久坐后，血液循环变缓，盆腔静脉回流受阻，易出现腹部隐痛、腰骶酸痛、分泌物增多等情况，不利于受孕。

男性久坐后，阴囊长时间遭受压迫，静脉回流不畅，男性的性功能和生育将受到影响。此外，男性久坐后，阴囊过久地被包围、受压，其温度调节能力受到影响，而精子生成需要适宜的温度，久坐不利于精子生成。

因此，备孕夫妻要改变久坐的习惯，注意提醒自己每工作1小时就要站起来活动5~10分钟，到室外走走，或者做做伸展操。

Q 还可以养小宠物吗？

小动物身上有一种叫作"弓形虫"的寄生虫，孕妈妈一旦受感染，将直接影响胎宝宝发育。那么，是否只能将朝夕相伴的宠物寄养别处呢？这其实是因人而异的。

备孕时决定宠物"去"与"留"的标准是备孕女性体内是否有抗弓形虫抗体。体内的抗弓形虫抗体一般是感染过弓形虫的人体产生的免疫反应。如果怀孕前感染过弓形虫，怀孕后即使再次感染，因为体内有抗弓形虫抗体，也不会对胎宝宝造成影响。这时孕妈妈就不必忍痛割爱，送走宠物，但要严格注意卫生习惯。

若孕妈妈在怀孕前没有感染过弓形虫，在怀孕期间发生原发性感染就有可能传染给胎宝宝。此时，为了宝宝的健康着想，最好还是将小宠物寄养到别处吧。

Q 口服避孕药停多久后可以怀孕？

避孕药是激素类药物，在刚停药的几个月，卵巢的分泌功能尚未恢复正常，子宫内膜也相对薄弱，不能给受精卵提供良好的孕床。至少应该提前6个月停药，以代谢体内残留的药物，恢复卵巢功能和子宫内膜的周期。此期间可以采用避孕套进行避孕。

算准排卵期，好孕自然来

女性在排卵期是最容易受孕的。有些夫妻备孕很久，却一直没有消息，可能是没有注意到这个细节。那么，怎么才能让精子和卵子早一点相遇呢？赶紧根据下面的方法查一查排卵日期吧。

推算法

一般，女性会在下次来月经前2周左右（12~16天）排卵，这样就可以根据自己以前月经周期的规律推算出排卵期。

排卵期第一天 = 最短一次月经周期天数 -18 天

排卵期最后一天 = 最长一次月经周期天数 -11 天

如果你的月经很规律，那么你可以将月经周期的最长天数和最短天数均定为 28 天，代入公式，就可以计算出你的排卵期为：本次月经来潮后的第 10~17 天。这种计算方法是以本次月经来潮第一天为基点，向后顺算天数，而不是以下次月经来潮为基点，倒数天数，因此不易弄错。找出排卵期后，可以从排卵期第一天开始，每隔一日同房一次，怀孕的概率会较高。

测量基础体温

在一个正常的月经周期内，女性的体温也会有周期性变化。月经开始后一两周是基础体温的低温期，中途过渡到高温期后，再返回低温期时，即开始下次月经。从低温期过渡到高温期的分界点那天，基础体温会降到最低，以这一天为中心，前 2 日和后 3 日称为排卵期，即易孕阶段。

基础体温的测量方法如下。

1. 先到药房购买专用的女性基础体温计，这种体温计刻度精准，能测出精确的体温。

2. 早晨睡醒后，第一件事就是测量体温，并将测量出的基础体温记录下来。

3. 每天要在固定的时间测量，若每天测量时间间隔较长，则可能使数据失去意义。

将记录的体温做成一目了然的图表，才能发挥它的最大作用。感冒、腹泻、发热、饮酒过度、晚睡晚起之类的情况，也会影响体温，应特别注明，以作为体温判断的参考。

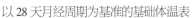

以 28 天月经周期为基准的基础体温表

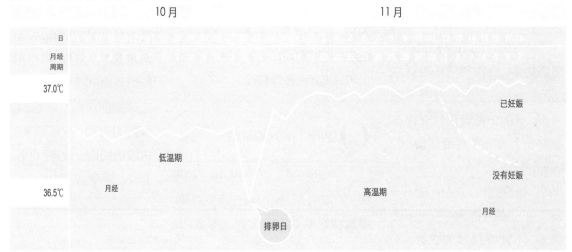

排卵试纸法

排卵是卵巢释放卵子的过程。正常女性体内保持有微量的促黄体生成激素(LH)，在月经中期LH的分泌量快速增加，形成一个高峰，并在此后48小时内刺激卵巢内成熟的卵子释放。这段时间同房，女性最容易受孕。现在很流行用排卵试纸测排卵期，效果很不错。使用方法和注意事项如下。

1. 沿铝箔袋切口部位撕开，取出试纸。手持测试条，将有箭头标志线的一端插入尿液中，约3秒后取出平放，10~20分钟后观察结果，结果以30分钟内阅读为准。

2. 用洁净、干燥的容器收集尿液，不可使用晨尿，收集尿液的最佳时间是早10点至晚8点，尽量采用每一天同一时刻的尿样，收集尿液前2小时应减少水分摄入，因为稀释了的尿液样本会妨碍LH峰值的检测。测试纸插入尿液深度不可超过MAX标志线。

3. 测出有2条线，下面一条是检测线，上面是对照线，下面一条颜色比上面浅，表示到排卵期，但尚未到排卵高峰，此时需要连续每天测试；下面一条颜色比上面深或者一样深，表示将在24~48小时内排卵。这就是要宝宝的最好时机！

4. 测出试纸上端只有1条线，表示未到排卵期或排卵高峰已过。

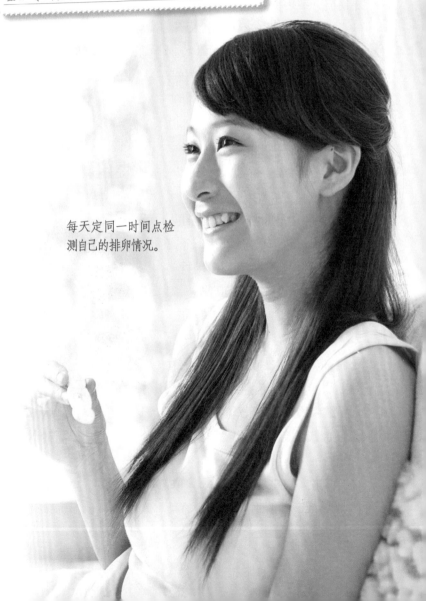

产科医生真心话

很多备孕女性来门诊反映说总是找不准LH峰值，错过真正的排卵期，仔细再问，这些女性要么是用晨尿来进行测试，要么是在测试之前喝水太多或是喝水太少，这都是不太科学的。

检测尿LH峰值应该在上午10点到晚上8点之间进行，适当喝水，不过检查前3小时尽量不要排尿，这样测出来的结果会比较准确。

每天定同一时间点检测自己的排卵情况。

助孕房事小技巧

关于同房时间、姿势等问题，大多数备孕夫妻都羞于启齿，很少会向医生咨询，宁愿在网上搜寻一些良莠不齐的信息，那么就让产科医生普及一下房事中的小技巧，助你成功受孕。

受孕的最佳时刻

人体的生理现象和机能状态在一天 24 小时内是不断变化的。早上 7~12 点，人的身体机能状态呈上升趋势。下午 1~2 点，是白天人体机能最低时刻。下午 5 点再度上升，晚上 11 点后又急剧下降。一般来说，晚上 9~10 点是受孕的最佳时刻，此时同房后，女性平躺睡眠有助于精子游动，增加精子与卵子相遇的机会。

受孕的最佳姿势

传统体位男上女下的姿势对受孕最为有利。这种姿势使阴茎插入最深，因此能使精子比较接近子宫颈。要加强效果，女性可以用枕头把臀部垫高，使子宫颈可以最大限度地接触精子。

一般认为立位和坐位是不容易受孕的同房体位。因为性生活时女性生殖器官下垂，阴道口开放，性生活结束后，绝大部分精液随着阴茎的抽出而流出体外，受孕概率比较低。

不过，不管是哪种同房体位，都要夫妻二人同时接受喜欢，才能孕育出最棒的宝宝。

受孕的最佳情绪

当人体处于良好的精神状态时，精力、体力、智力、性功能都处于高潮，精子和卵子的质量也高。同房时没有忧郁和烦恼，夫妻双方精神愉快，心情舒畅，此时受精，易于受精卵着床，胎宝宝的素质也好。

做丈夫的要重视妻子的感受并使妻子达到性高潮，这对于得到一个健康聪明的宝宝至关重要。

房事要适度

备孕夫妻会有意识增加性生活的次数，认为这样可以尽快怀孕，但结果往往适得其反。夫妻性生活频率过高，就会导致精液量减少和精子密度降低。过频的夫妻生活还会导致女性免疫性不孕，激发体内产生抗精子抗体，使精子黏附堆积或行动受阻，导致不能和卵子结合。所以房事不可过频，一般两三天一次即可。

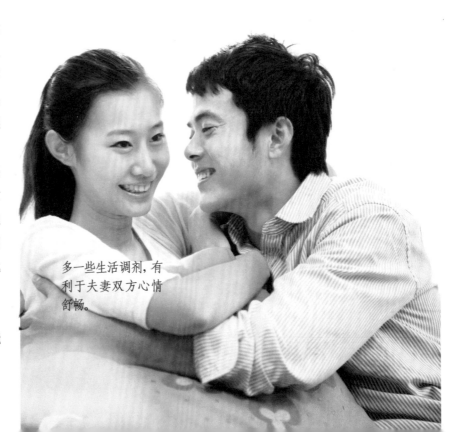

多一些生活调剂，有利于夫妻双方心情舒畅。

怀上宝宝了

经过一段时间的精心备孕，胎宝宝终于如约而至了。此时孕妈妈一定有许多问题需要人来解答，如怀孕的征兆、验孕的方法、预产期如何计算、要办理哪些证件等，下面就一一为你答疑解惑。

身体预示怀孕的信号

不知不觉中，胎宝宝已经在你腹中生根、发芽。此时孕妈妈的身体会出现各种征兆，这是胎宝宝在给你传达信息：亲爱的妈妈，我来了！

停经

怀孕的第一信号是月经停止来潮。结婚或有性生活的女性，平时月经规律，一旦月经过期 10~15 天，就有可能是怀孕。所以有性生活的女性都应该记住自己的月经日期。

停经不是怀孕特有的症状，其他原因也可引起停经，如经期不规律的女性，推迟来月经也是常有的事；由于疾病、疲劳、精神刺激、环境变化等因素，月经也可能迟来。

有极少数女性虽然已怀孕，但在该来月经时，仍然行经一两次，不过来的经血比平常要少，这在中医上称为"漏经"，真正原因尚不明确。

类似感冒

由于孕激素带来的变化，使身体出现疑似"感冒"的症状，不知情的孕妈妈容易误吃药物。孕早期的反应和感冒相比有差别，可以区分出来。首先，怀孕后第一症状是停经，而感冒通常都不会影响月经的来潮。其次，体温有所不同。怀孕后身体温度会有所升高，一般基础体温保持在 36.1~36.4℃ 之间，排卵期体温会升高 0.5℃。只有当体温达到 37.5℃ 以上时，才说明可能是感冒引起发烧了。除此之外，如果是感冒，还会出现流鼻涕、关节疼痛等病毒感染的症状。

其他征兆

恶心、呕吐：孕早期的恶心、呕吐可能会发生在一天中的任何时间。恶心的原因主要是人绒毛膜促性腺激素（HCG）的升高、黄体酮增加引起胃肠蠕动减少和胃酸分泌减少而导致的消化不良。

困倦：好像总是睡不醒的样子，做什么事都没有精力。因为，此时体内的变化正在消耗你身体的能量。

乳房变化：乳房发胀，好像变大了，有点刺痛的感觉，乳头颜色也会变深，出现小结块。这是随着受精卵的着床，体内激素发生改变，乳房也做出相应反应，为以后的哺乳做好准备。

偏爱、厌恶某种食物或气味：以前没有的食物偏好，现在有了，比如爱吃鱼、喝橙汁等；酒精或烟味让你想吐，这是胎宝宝的自动保护机制在起作用。

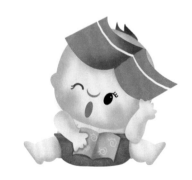

确认怀孕的方法

该来的月经推迟了，这几天有些反胃、恶心，总是想睡觉……我是不是怀孕了？处在备孕期的女性因为心理上对宝宝的期待，所以会对身体的变化格外敏感。与其自己胡乱猜疑，不如用科学的方法检测一下吧。

一般怀孕 10 天后，通过早孕试纸和进行 HCG 检查就可以检测出来，如果是通过 B 超验孕，则需要在怀孕20~35 天后才能检查出来。

在家如何验孕

早孕试纸测试

去医院验孕前，也可在家用早孕试纸测试一下，方法如下。

1. 打开锡纸密封的包装，用手持住纸条的上端，不要用手触摸试纸条实验区。

2. 取一杯尿液（有的试纸包装内附有专用尿杯），最好是晨尿。

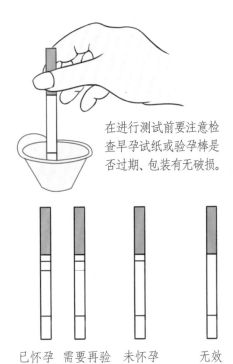

在进行测试前要注意检查早孕试纸或验孕棒是否过期、包装有无破损。

已怀孕　需要再验　未怀孕　无效

3. 将试纸带有箭头标志的一端浸入尿杯（尿样不允许超过 MAX 线），约 3 秒钟后取出平放。

4. 在反映区内出现一条红线为"阴性"，出现平行的两条红线为"阳性"。尿 HCG"阳性"多表示已经怀孕。10 分钟之后仍为一条红线时才能判定为"阴性"。

验孕棒测试

1. 将包装铝箔膜袋沿缺口处撕开，取出验孕棒。

2. 如果有的话，戴上盒内所附的一次性塑料薄膜手套，紧捏住验孕棒手柄一端。

3. 用吸管吸几滴尿液，最好是晨尿，挤到验孕棒的吸尿孔。

4. 观察窗中的 C、T 位置，如果同时出现两条紫红色线，表明已怀孕。如果出现一深一浅两条线，对照线 C 的颜色较深，测试线 T 的颜色较浅，表示有怀孕的可能。观察窗中只出现一条线，表明未怀孕。

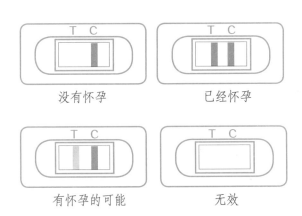

没有怀孕　　　　已经怀孕

有怀孕的可能　　　　无效

验孕出现误差的原因

验孕试剂可能失效：已怀孕，但验出来显示没有怀孕，即验孕试剂不够敏感。可能是因为验孕试剂过期、药剂已失效或质量有问题。未怀孕，但验出来显示已怀孕，为验孕试剂太灵敏。因为怀孕时体内的 HCG 会升高，尿液中也有体现，各种验孕试剂都是在测试体内的 HCG。但 HCG 存在于每一个人体内（包括男性），只是量较少。有些试剂因为太敏感，即使量少也可能呈阳性反应，而让使用者误以为怀孕。

检验时间不正确：太早验与太晚验，都可能使检验结果不正确。有些孕妈妈在同房后两三天就检验，往往验不出正确的结果。有些孕妈妈则在怀孕一段时间后才验。因为 HCG 值会随着怀孕周数增加而增加，例如 10 周后，数值即可能达到 10 万以上，而一般的验孕试剂在超过一定的数值后就验不出来了。为了保证检验结果更准确，应在成功受孕 10 天后验孕。

因为自检有误差的情况，所以，即便是在家用早孕试纸验出了是否怀孕，也最好到医院再做尿检、妇科、B 超等正规的检查，以最终确定是否怀孕，毕竟自己在家验孕是存在误差的，去医院还可以顺便向医生询问一下孕期的注意事项。

医院验孕方法

尿检法

去医院做尿检，这是专业的检验医生常做的试验。怀孕以后，孕妈妈尿中会产生 HCG，通过尿检，可以测定有无这种激素存在，来判断是否怀孕。送验的小便要收集清晨第一次的，因为这时的尿液比较浓，含的激素量多，试验结果也比较准确，所以，去医院检查前，不要排尿。

血液检查

血液检查跟尿检的原理差不多，都是通过体内 HCG 的变化来判断是否怀孕。一般可于同房后 20 天左右去医院检查血液中血 HCG 的含量。

妇科检查

怀孕以后，宫颈的颜色会从原来的红色变成暗紫色，宫颈和子宫之间变得特别柔软。通过妇科检查，观察宫颈变化就能判断是否怀孕。

确定怀孕的妇科检查可能是很多孕妈妈的第一次产前检查项目，很多人会有恐惧或是难为情的心理。准爸爸最好陪同孕妈妈一起去医院检查，可以让孕妈妈从心理上得到更多支持和鼓励。检查时，只要放松心情，努力配合医生就好了。

B 超检查

B 超检查是验孕最准确、可靠的方法。最早在怀孕第 5 周时，也就是月经过期一周的时候，通过 B 超检测，在显示屏幕上可以看到子宫内有圆形的光环，又称妊娠环，环内的暗区为羊水，其中还可见有节律的胎心搏动。但一般在孕早期不建议多次使用 B 超检查。

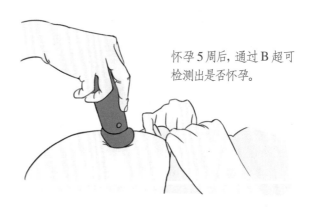

怀孕 5 周后，通过 B 超可检测出是否怀孕。

你的预产期是哪天

确认怀孕了，孕妈妈心中是不是充满着喜悦？祝贺你，要做妈妈了！接下来，你肯定就会想知道宝宝什么时候出生了。这个问题很简单，只要推算一下，或者查一下预产期（EDC）表就知道了。

简单推算

预产期月份：末次月经月份 -3（或 +9）。

如果末次月经是在 3 月份以后，那么就在这个月份上 -3（相当于第 2 年的月份）；如果最后一次月经是在 3 月份之前，那么就在这个月份上 +9（相当于当年的月份）。

预产期日期：末次月经日期 +7，如果得数大于 30，那么将它 -30 后，得到的数就是预产期的日期，而月份则要 +1。如末次月经为 2 月 25 日，月份应为 2+9=11，但日期为 25+7=32，32-30=2，月份需 +1，月份当 11+1=12，预产期为 12 月 2 日。

查预产期表格

宝宝出生的预产期（EDC）是从末次月经第一天算起，共 280 天（40 周）。这个日期是否准确，要看你的月经周期是否遵守 28 天一个周期的规律。如果月经周期较短或较长，那么你分娩的日期就可能提前或者推后。在下页表中找出你末次月经的第一天，先按左边粗体字的月份找出末次月经的月份，然后沿着横列找出你末次月经第一天的日期，再看它下面的数字，就是估算出的胎宝宝的出生日期。

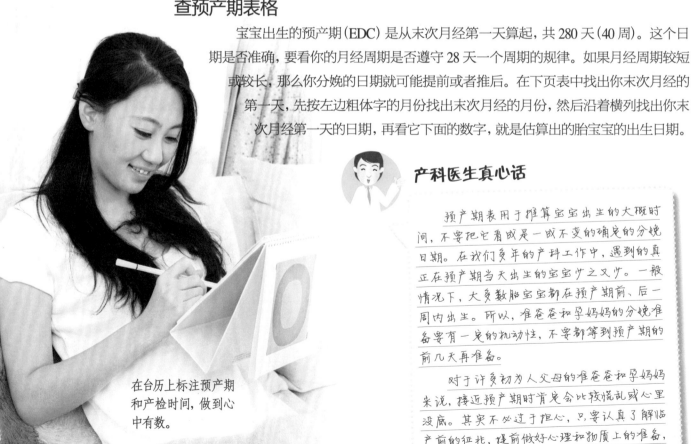

在台历上标注预产期和产检时间，做到心中有数。

产科医生真心话

预产期表用于推算宝宝出生的大概时间，不要把它看成是一成不变的确定的分娩日期。在我们多年的产科工作中，遇到的真正在预产期当天出生的宝宝少之又少。一般情况下，大多数胎宝宝都在预产期前、后一周内出生。所以，准爸爸和孕妈妈的分娩准备要有一定的机动性，不要都等到预产期的前几天再准备。

对于许多初为人父母的准爸爸和孕妈妈来说，接近预产期时肯定会比较慌乱或心里没底。其实不必过于担心，只要认真了解临产前的征兆，提前做好心理和物质上的准备，生产并没有想象中那么可怕。

预产期估算表（第一行为末次月经的月份和日期；第二行对应的即为预产期的月份和日期）

例如：如果末次月经为 2 月 25 日，则预产期为 12 月 2 日。

月份																															
1月	1	2	3	4	5	6	7	8	9	10	11	12	13	14	15	16	17	18	19	20	21	22	23	24	25	26	27	28	29	30	31
10月	8	9	10	11	12	13	14	15	16	17	18	19	20	21	22	23	24	25	26	27	28	29	30	31	1	2	3	4	5	6	7
2月	1	2	3	4	5	6	7	8	9	10	11	12	13	14	15	16	17	18	19	20	21	22	23	24	25	26	27	28			
11月	8	9	10	11	12	13	14	15	16	17	18	19	20	21	22	23	24	25	26	27	28	29	30	1	2	3	4	5			
3月	1	2	3	4	5	6	7	8	9	10	11	12	13	14	15	16	17	18	19	20	21	22	23	24	25	26	27	28	29	30	31
12月	6	7	8	9	10	11	12	13	14	15	16	17	18	19	20	21	22	23	24	25	26	27	28	29	30	31	1	2	3	4	5
4月	1	2	3	4	5	6	7	8	9	10	11	12	13	14	15	16	17	18	19	20	21	22	23	24	25	26	27	28	29	30	
1月	6	7	8	9	10	11	12	13	14	15	16	17	18	19	20	21	22	23	24	25	26	27	28	29	30	31	1	2	3	4	
5月	1	2	3	4	5	6	7	8	9	10	11	12	13	14	15	16	17	18	19	20	21	22	23	24	25	26	27	28	29	30	31
2月	5	6	7	8	9	10	11	12	13	14	15	16	17	18	19	20	21	22	23	24	25	26	27	28	1	2	3	4	5	6	7
6月	1	2	3	4	5	6	7	8	9	10	11	12	13	14	15	16	17	18	19	20	21	22	23	24	25	26	27	28	29	30	
3月	8	9	10	11	12	13	14	15	16	17	18	19	20	21	22	23	24	25	26	27	28	29	30	31	1	2	3	4	5	6	
7月	1	2	3	4	5	6	7	8	9	10	11	12	13	14	15	16	17	18	19	20	21	22	23	24	25	26	27	28	29	30	31
4月	7	8	9	10	11	12	13	14	15	16	17	18	19	20	21	22	23	24	25	26	27	28	29	30	1	2	3	4	5	6	7
8月	1	2	3	4	5	6	7	8	9	10	11	12	13	14	15	16	17	18	19	20	21	22	23	24	25	26	27	28	29	30	31
5月	8	9	10	11	12	13	14	15	16	17	18	19	20	21	22	23	24	25	26	27	28	29	30	31	1	2	3	4	5	6	7
9月	1	2	3	4	5	6	7	8	9	10	11	12	13	14	15	16	17	18	19	20	21	22	23	24	25	26	27	28	29	30	
6月	8	9	10	11	12	13	14	15	16	17	18	19	20	21	22	23	24	25	26	27	28	29	30	1	2	3	4	5	6	7	
10月	1	2	3	4	5	6	7	8	9	10	11	12	13	14	15	16	17	18	19	20	21	22	23	24	25	26	27	28	29	30	31
7月	8	9	10	11	12	13	14	15	16	17	18	19	20	21	22	23	24	25	26	27	28	29	30	31	1	2	3	4	5	6	7
11月	1	2	3	4	5	6	7	8	9	10	11	12	13	14	15	16	17	18	19	20	21	22	23	24	25	26	27	28	29	30	
8月	8	9	10	11	12	13	14	15	16	17	18	19	20	21	22	23	24	25	26	27	28	29	30	31	1	2	3	4	5	6	
12月	1	2	3	4	5	6	7	8	9	10	11	12	13	14	15	16	17	18	19	20	21	22	23	24	25	26	27	28	29	30	31
9月	7	8	9	10	11	12	13	14	15	16	17	18	19	20	21	22	23	24	25	26	27	28	29	30	1	2	3	4	5	6	7

宝宝出生前后要办理的证件

生个宝宝前前后后一共要办几个证？你的办证经历还顺利吗？准生证、出生证、户口等去哪儿办？有什么条件？需要准备哪些材料？我们在这里收集了相关信息，希望能给即将做父母的你提供参考。

准生证

准生证就是计划生育服务证。当你计划想要一个宝宝或者在刚刚怀上宝宝的时候就应该着手去办理了。宝宝的出生、上户口及其他的福利都和准生证有密切关系。

所需材料：夫妻双方户口本；夫妻双方身份证；结婚证原件和复印件；夫妻双方的初婚初育证明，可以由工作单位或户口所在地居委会开具，加盖公章；女方一寸免冠照片一张。有的地方计生办还需要《医疗保险手册》的原件和复印件以及《妊娠诊断证明》，所以尽量将材料准备齐全，以便能一次搞定准生证。

办理单位：夫妻中一方户籍所在地乡镇（街道）计划生育办公室。

出生证（出生医学证明）

孕妈妈在待产入院的时候，医院会要求你填写《出生医学证明自填单》，自填单主要填写项目包括婴儿姓名（后期改名字比较麻烦，最好提前想好）、父母姓名和身份证号、居住地址、婴儿户口申报地、产房以及床位号等。孕妈妈或准爸爸在填写自填单时一定要小心认真，因为自填单一经填写便不可更改。如果不小心填写错误，需要申领一张新的自填单。

《出生医学证明自填单》是为出院时填写《出生医学证明》做准备，出生证是宝宝的第一份人生档案，对宝宝来说十分重要。

上户口

宝宝出生后，家里就多了一名家庭成员，按照户口管理法，这时应该给宝宝上户口了，使宝宝在法律上正式成为家中一员。而且，只有在及时申报宝宝的户口后，社会上各种医疗保险才会随之而来，让宝宝享受到应当享受的权利。

所需材料：计划生育部门颁发的准生证、医院签发的出生证、户口簿册。

办理程序：到户口所属的派出所户口申报处申报户口时，应详细填写户口申请单，进行户口登记，缴纳一定的手续费后，宝宝的大名就添加在户口本上了。

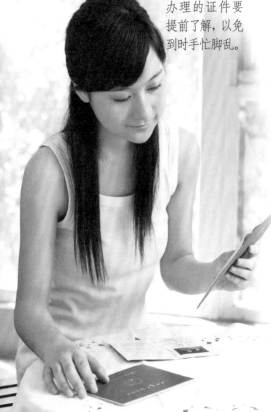

宝宝出生前后需办理的证件要提前了解，以免到时手忙脚乱。

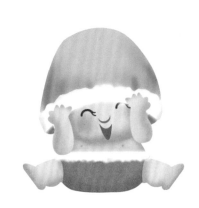

预防接种证

预防接种证是儿童入托、入园、入学的必备凭证。因此，宝宝出生后 1 个月内，家长应携带宝宝产房乙肝疫苗第一针和卡介苗接种记录证明，到户口所在地（如户口为外地、在本地居住 3 个月以上应在居住地）的辖区疾病预防控制中心办理儿童预防接种证；农村儿童应在辖区乡镇卫生院计免接种门诊办理预防接种证，以便及时接种乙肝疫苗第二针和其他相应疫苗。

二胎生育服务登记

生育第二胎需要办理以下手续：先向一方户籍所在地或现居住地的镇人民政府或者街道办事处申请（具体部门是人口计生委）。

提交基本证明材料：夫妻双方的身份证、户籍证明、婚姻状况证明、已有子女状况的证明（该证明文本由计生委提供）和相关证明材料。

提出申请后，需经区、镇（街道）两级计划生育部门审核同意之后才可以生育。具体以当地的政策实施。

0~3 岁儿童系统观察就诊卡

宝宝出生后的第一个月里，产前检查的所属地段医院会派医生上门访视两次，主要是称宝宝有多重，长得好不好，并教新妈妈如何给宝宝做抚摩和肌肉锻炼等，还会提醒新妈妈在宝宝 30 天的时候带他去医院体检。

满月体检的时候，医院会给宝宝办一张《0~3 岁儿童系统观察就诊卡》，上面注明宝宝哪些阶段需要来医院体检，妈妈以后应带宝宝按预约日期就诊。医生会给宝宝建立体检情况档案。每次体检，医生会检查宝宝的饮食情况、牙齿生长情况、身高、体重、头围、胸围等，还会定期做血色素和微量元素的检测。

产科医生真心话

随着二胎政策的全面开放，越来越多的女性开始备孕二胎宝宝了。因为已经孕育过一个宝宝，可谓轻车熟路，不少二胎妈妈就忽视了孕前检查，直到迟迟未怀孕才匆匆来医院检查，结果是有妇科疾病，白白浪费了好几个月甚至是半年的时间，所以孕前检查一定要做好。

另外，头胎是剖宫产的妈妈一定要在手术后至少二年后再考虑要二胎宝宝的事情，并且在要宝宝之前，让医生检查一下刀口和子宫的恢复情况。

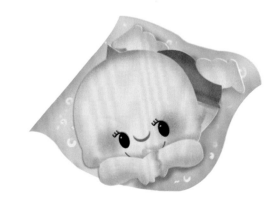

明明白白做产检

通常在宣布怀孕喜讯的同时，医生也会反复叮嘱孕妈妈要记得按时进行产前检查。定期的产前检查，可以检测孕妈妈的身体变化和胎宝宝的发育状况，对保证孕妈妈和胎宝宝的健康至关重要，所以孕妈妈有必要提前了解。

孕1月

当孕妈妈在家用试纸测试出怀孕后，还应该到医院做相应的检查进行证实，确定怀孕周数，并得到医生给予的保健、营养指导，这是孕妈妈的第一次孕期检查。通过早期孕检，可以及早发现孕早期可能出现的疾病，如各种原因引起的流产、异位妊娠、葡萄胎或不适宜怀孕的严重疾病等。

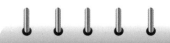

孕**2**周

去医院检查，确认是否怀孕以及怀孕周数。

孕1月的产检项目

产检项目	检查内容和目的	标准值
血液检查 (HCG)	确认是否怀孕	HCG 参考值 非怀孕：0~4.9 毫国际单位 / 毫升 怀孕 3 周：5.4~72 毫国际单位 / 毫升 怀孕 4 周：10.2~708 毫国际单位 / 毫升
了解家族病史	过去用药的历史及医院就诊的一般记录，个人家族疾病史	为了宝宝健康，千万不要对医生隐瞒自己的病史
血压检查	孕妈妈血压过低和过高都不利于怀孕，需及早检查	收缩压 (即高压) 90~140 毫米汞柱 舒张压 (即低压) 60~90 毫米汞柱
体重检查	测算身体质量指数 (即 BMI)：$BMI = 体重(千克) / 身高(米)^2$	BMI 小于 18.5，属于低体重孕妈妈；BMI 介于 18.5~23.9 之间，属于正常体重孕妈妈；BMI 大于 23.9，属于高体重孕妈妈
验尿	主要检查血糖、尿蛋白、有无泌尿系统感染等	尿蛋白 (阴性)：尿液中无白蛋白，或 24 小时尿蛋白定量 <0.5 克

注：以上产检项目和数值可作为孕妈妈产检参考，具体产检项目以各地医院及医生提供的建议为准。

产检前你需要注意这些

第一次检查前要了解孕妈妈的直系亲属、准爸爸及其家族人员的健康情况。如果有可能，最好和准爸爸一起检查，特别是第一次，他可以回答既往健康状况，有无遗传病家族史，以免在医生问诊时"一问三不知"。也可以将自己的疑问事先列出来，检查时及时询问医生。

看懂血检报告单

血检是通过抽血检查 HCG 和黄体酮水平，来明确是否怀孕。通常来说，采用验血的方法是最准确的。血检报告单上包括 HCG 和黄体酮的数值，并提供参考范围。未怀孕的女性，血液中 HCG<5 毫国际单位/毫升，在怀孕最初 3 个月，HCG 水平每（2.2±0.5）天约升高 1 倍，黄体酮在孕期也会明显增高。

尿检小百科

尿检采用晨尿，因为晨尿中 HCG 的浓度高。可以事先从医院取专门容器，收集晨尿约 10 毫升后，送医院化验。

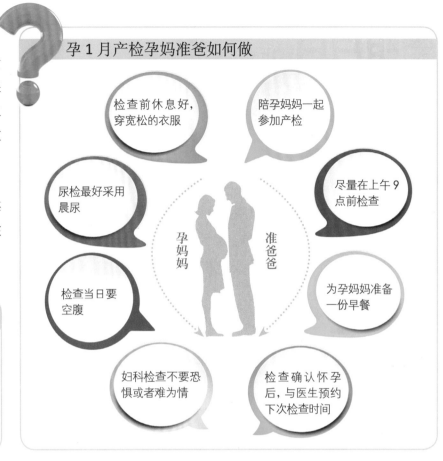

孕 1 月产检孕妈准爸如何做

检查前休息好，穿宽松的衣服

陪孕妈妈一起参加产检

尿检最好采用晨尿

尽量在上午 9 点前检查

孕妈妈　准爸爸

检查当日要空腹

为孕妈妈准备一份早餐

妇科检查不要恐惧或者难为情

检查确认怀孕后，与医生预约下次检查时间

Q 整个孕期要做几次产检？有哪些重要项目？

产前检查一般要求是做 9~15 次。初次产检在孕 4~8 周进行，然后孕 28 周前每月 1 次，孕 28~36 周每 2 周 1 次，孕 37~40 周每周 1 次，如无异常情况，应按照医生约定复诊的日期去检查。整个孕期的重要项目有孕 16 周的唐氏筛查，孕 20 周的大排畸检查，孕 24 周的妊娠糖尿病筛查，孕 32 周的骨盆测量。

Q 每次产检都要做的常规检查有哪些？

1. 体重。通过体重测量可以帮助孕妈妈将体重保持在合理范围，同时也可监测胎宝宝的成长。

2. 血压。每一次检查都要量血压，看看血压是否有升高。

3. 宫高和腹围。通过测量腹围及宫高，可以估计胎宝宝的体重。

4. 尿样。每次拿个尿杯取样，已经成为孕妈妈上医院检查时必做

的一件事。尿检主要检查孕妈妈的血糖、尿蛋白和有无泌尿系统感染等。

5. 血检。抽血检查血常规、肝肾功能生化项目及病毒感染相关指标。

孕2月

孕2月的产检，除进一步确认怀孕及排除宫外孕情况外，还可以通过B超检查观察胎囊和胎心搏动。孕妈妈每次上医院产检，要验尿、测体重、测血压、量腹围和宫高、听胎心胎动等，这些项目都是必须要进行的例行检查。

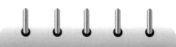

孕5周

及时做B超，可诊断怀孕状态，排除异常妊娠。

孕2月的产检项目

本月孕妈妈产检的重中之重就是做B超检查，以确认是否为正常怀孕。如果宫腔内探查不到任何妊娠征象，而在子宫腔外探到异常的包块，结合其他的临床表现和实验室检查结果，就可以考虑是不是宫外孕了。

产检项目	检查内容和目的	标准值
B超检查	通过B超可计算出胎囊大小，根据胎头至臀部的长度值即可推算出怀孕周数及预产期，此外还能监测有无胎心搏动及卵黄囊等，及时发现胚胎的发育异常情况	胎心搏动在6~8周就可观察到。怀孕6周时胎囊直径约2厘米
血色素及血细胞比容的检查（血常规）	检查是否有贫血现象	红细胞正常值3~4.5 血细胞比容正常值37%~48%
妇科检查	通过医生触摸观察子宫是否增大，是否变得柔软，宫颈是否着色发蓝，阴道黏膜是否充血并着色加深	子宫有柔软感即为正常
尿常规	尿检有助于肾脏疾患早期的诊断	尿蛋白及酮体为阴性
体重检查	随时监测体重增长情况	孕14周以前每周增加0.1千克

注：以上产检项目和数值可作为孕妈妈产检参考，具体产检项目以各地医院及医生提供的建议为准。

产检前需要注意这些

这个月做B超检查，需要憋尿。检查前，孕妈妈可以多喝几杯水，使膀胱充盈起来，以便更好地看清子宫内的情形。在孕3月后做B超检查时，就不需要憋尿了，还要提前排空尿液。B超是不需要空腹的，所以孕妈妈可以在空腹抽血后吃点东西再做B超检查。

抽血要空腹。抽血前一天晚上8点以后应禁食，清晨不要吃食物，保持空腹。尿检时留取中段尿，结果最可靠。女性的尿道口离阴道口比较近，如不注意的话，尿液往往会被白带污染，不能真实地反映尿液的情况，所以必须留中段尿。留尿时，先把前半段的尿液解掉，留取中间一段清洁尿去化验，这样得出的化验结果比较真实。

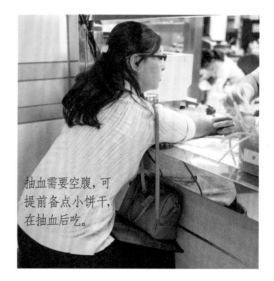

抽血需要空腹，可提前备点小饼干，在抽血后吃。

看懂 B 超单上的科学术语

1. 胎囊。只在孕早期出现,位于子宫的宫底、前壁、后壁、上部或中部,形态圆形或椭圆形、清晰的为正常,不规则形、模糊、位于子宫下部的为异常。孕 6 周时,胎囊直径约为 2 厘米。一般 B 超单上胎囊大小用 25 毫米 ×28 毫米 ×39 毫米这样来表示,分别表示胎囊的长、宽、高。

2. 胎芽。胎囊大于 3.5 厘米而没有看到胎芽为不正常,此时应结合血检来综合考虑。可过 2 周再检查,若还是没有,可能是胚胎质量有问题,不宜盲目保胎。

3. 胎心。最早可在孕 6~8 周出现。若孕 10 周还未检测到心管搏动,在排除了末次月经日期错误的情况下,可断定胚胎停止发育,这可能是胚胎自身质量不好,自然淘汰的结果。

B 超小百科

检查前一天,孕妈妈不要吃易产气的食物,如牛奶、红薯等,以免进食后产生气体,造成显像不清。

Q 孕期要做几次 B 超?

一般情况下,孕期只需做三四次 B 超就可以了。孕 7 周左右,通过 B 超检查可以确定宫内妊娠是否正常;孕 11~14 周需做 B 超检查 NT 值,尽早筛查疾病;孕 20~24 周的大排畸 B 超,主要是为了解胎宝宝是否存在畸形;从孕 36 周到预产期,需做 B 超明确羊水多少和胎盘的功能,以及胎宝宝有无脐带绕颈;如果有羊水过少、胎盘老化、胎宝宝脐带绕颈等情况,需在孕 38 周再做一次 B 超,以确定分娩日期及分娩方式。

B 超检查前后,孕妈准爸如何做

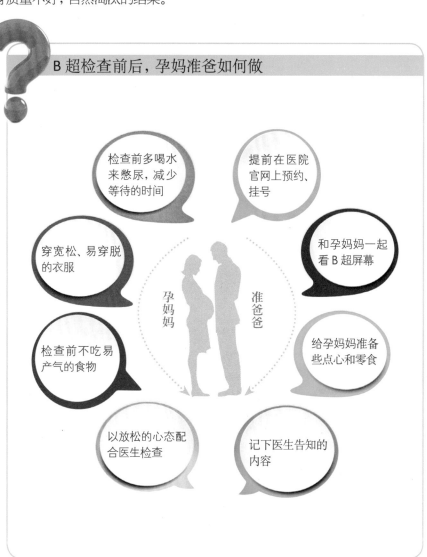

孕 3 月

孕 3 月末，也就是孕 12 周，是孕妈妈去医院建档的时间，除了之前来医院检查确认怀孕，这也是孕妈妈第一次正式产检，提前了解产检项目能帮助孕妈妈轻松完成这次产检。

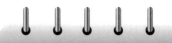

孕 **12** 周

大部分医院是在孕 3 月的时候进行建档的。

孕 3 月的产检项目

本次产检的项目比较多，通过这次检查，孕妈妈就在医院建立了自己的孕期档案。

产检项目	检查内容和目的	标准值
血常规	如果母亲贫血，不仅会出现产后出血、产褥感染等并发症，还会殃及宝宝，例如易感染、抵抗力下降、生长发育落后等	血红蛋白计数 110~160 克 / 升
乙肝五项 (不空腹)	是否感染乙肝病毒，及早检查，及时母婴阻断	乙肝五项全部阴性；表面抗体阳性，其余为阴性；表面抗体阳性、核心抗体阳性，其余为阴性；以上 3 种结果均是正常
肝功能 (空腹)	有无肝肾疾病和损伤	数值正常
多普勒听胎心音	了解胎宝宝心跳情况	120~160 次 / 分钟
"四毒" 检查	风疹、巨细胞、弓形虫、单纯疱疹病毒	正常：均是阴性
尿常规	尿检有助于肾脏疾患早期的肾功能诊断	正常值：尿素氮 8~21 毫克 / 分升，肌酐 0.9 毫克 / 分升

注：以上产检项目和数值可作为孕妈妈产检参考，具体产检项目以各地医院及医生提供的建议为准。

产检前你需要注意这些

目前大多数医院都要求孕妈妈提前确定在哪里分娩，方便在医院建档，才能进行系统的产前检查。孕 3 月，孕妈妈确定了产检和分娩医院后再办理相关事宜。医院为孕妈妈建个人病历，是为了能更全面地了解孕妈妈的身体状况及胎宝宝的发育情况，以便更好地应对孕期发生的状况，并为以后分娩做好准备。因此，孕妈妈最好能够提前确定自己的分娩医院，并且以后固定在同一家医院进行产检。

有的医院还需要提前预约才能建档，所以要提前问清楚，带全相关证件。建档的时候需要做很多检查，所以这个月的产检一定要让准爸爸或其他家人相陪。

建档需要进行很多检查，准爸爸的陪伴是给孕妈妈最好的鼓励。

看懂血常规报告单

血常规化验单数据一：血红蛋白及红细胞正常浓度范围 110~150 克 / 升。大于 150 克 / 升时，孕妈妈有可能出现血液中的含氧量不足或脱水的情况。当血红蛋白和血红细胞同时减少时，孕妈妈有可能出现贫血的现象。

血常规化验单数据二：白细胞正常值是 $(4~10) \times 10^9$ / 升。白细胞增多可能会表现为炎性感染、出血、中毒等，但在孕期是不同的，孕期可以有一定的上升空间。白细胞的减少，常因流感、麻疹等病毒性传染病及药物或放射线及某些血液病等所致。

血常规化验单数据三：血小板正常值的范围应该为 PLT$(100~300) \times 10^9$ / 升；低于 100×10^9 / 升，会影响孕妈妈的凝血功能。

快速建档好方法

早晨到医院挂号后别忙着排队，先告知医生你要建档，医生会给你开出一大串的检查单，等做完这些检查再去找医生，可节省很多时间。

Q 检查出贫血，怎么办?

随着胎宝宝的快速生长，孕妈妈血容量平均增加 50%，极容易出现贫血症状；孕早期呕吐、食欲缺乏等也会导致血液中的血红蛋白相对降低；铁、叶酸、维生素等营养物质摄入不足引起血红蛋白不足，也会造成贫血。要根据检查结果，找出是何种原因的贫血，对症治疗。对于缺铁性贫血的孕妈妈，可以多吃富含铁质的食物，如动物肝脏、血豆腐等，也可以服用强化铁剂。对于叶酸缺乏性贫血，可以多吃富含叶酸的新鲜蔬果，如莴苣、油菜、葡萄、柑橘等。

孕4月

本月孕妈妈开始肚子隆起，成了一个"孕"味十足的孕妈妈。许多孕妈妈的妊娠反应已经消失，胃口大开。孕妈妈将在本月继续进行常规产检，包括血压、体重、身高、宫高、胎心音、血尿常规等检查，还会进行十分重要的唐氏筛查。

孕 16 周

孕妈妈须做唐氏综合征产前筛选检查（简称唐氏筛查）。

孕4月的产检项目

本月的检查项目中，唐氏综合征产前筛选检查，简称唐氏筛查非常重要。唐氏综合征又称先天性痴呆或智障，是一种最常见的染色体疾病。为了优生优育，所有孕妈妈都不要忽视此项检查。

产检项目	检查目的和内容	标准值
唐氏筛查	唐氏筛查是化验孕妈妈血液中的甲胎蛋白（AFP）、人绒毛膜促性腺激素（HCG）、游离雌三醇（uE3）和抑制素 A（Inhibin-A）的浓度，并结合孕妈妈的年龄，运用计算机精密计算出每一位孕妈妈怀有唐氏儿的概率	结果显示"低危"
测量宫高、腹围	测宫高和腹围是最直接获得胎宝宝生长数据的方式。每次产检时都要测量宫高及腹围，测量方法都是一样的	此时宫高宜在脐耻之间；从孕 16 周开始，腹围平均每周增长 0.8 厘米
水肿检查	如果出现下肢水肿，指压时有明显凹陷，休息后水肿不消退，建议赶紧测量血压，以防妊娠高血压疾病	指压时下肢皮肤不凹陷且血压不偏高即为正常
血压检查	是否患有高血压或低血压	收缩压（即高压）90~140 毫米汞柱 舒张压（即低压）60~90 毫米汞柱
体重检查	若怀孕期间每周平均体重增加超过 0.5 千克，多有水肿或隐性水肿	孕 14 周以前每周可增加 0.1 千克，孕 15 周以后每周可增加 0.45 千克
尿常规	了解肾脏的情况	尿蛋白、糖及酮体均为阴性

注：以上产检项目和数值可作为孕妈妈产检参考，具体产检项目以各地医院及医生提供的建议为准。

产检前你需要注意这些

一般唐氏筛查是抽取孕妈妈 2 毫升血液，检测血清中 AFP 和 HCG 的浓度，结合孕妈妈预产期、年龄、体重和采血时的孕周，计算出唐氏儿的危险系数。做唐氏筛查时无须空腹，但与月经周期、体重、身高、准确孕周、胎龄大小有关，最好在检查前向医生咨询好准备工作。

看懂唐氏筛查报告单

报告单上有几项关键性的内容，下面为你解读一下。AFP 是女性怀孕后胚胎肝细胞产生的一种特殊蛋白，作用是维护正常妊娠，保护胎宝宝不受母体排斥，起保胎作用。这种物质在怀孕第 6 周就出现了，随着胎龄增长，最多时可达 0.2 毫克 / 毫升。危险度是一个比值，一般来讲，这个比值低于 1/270，就表示胎宝宝患唐氏综合征的概率很低。结果显示"低危"即表示正常，如果出现"高危"字样，还需要进行羊水细胞染色体核型分析确诊。

唐氏筛查小百科

有些医院不具备唐氏筛查的资质，需要到别的医院进行检查，孕妈准爸要提前咨询和准备相关事宜。

Q 需要做羊膜腔穿刺术吗？

在唐氏筛查中，结果显示"高危"的孕妈妈，可能会被建议做羊膜腔穿刺，以确定胎宝宝患唐氏儿的风险。其手术过程为：在 B 超的监控下，确定羊水囊的位置，在这里穿刺可避开胎宝宝和胎盘。然后对孕妈妈的腹部皮肤进行消毒并局部麻醉。最后用一根长针经腹部刺入羊膜腔，同时在超声引导下，小心避开胎心，用注射器从子宫中抽出羊水。在实验室里从羊水中分离出胎儿的细胞，进行胎宝宝的染色体核型分析，从而最终确诊胎宝宝是否有染色体异常。

Q 唐氏综合征与哪些因素有关？

年龄因素：35 岁以上的孕妈妈是高危人群，其唐氏阳性率为 44%，35 岁以下为 6%。另外，当准爸爸年龄超过 40 岁时，患此症风险也要高于正常人群。

先天性因素：包括各种原因引起的脑发育异常。如神经管闭合不全致先天性脑积水、脑泡演化发育障碍所致的全前脑及神经组织移行障碍引起的平脑回畸形、巨脑回畸形以及小多脑回等，包括联合障碍所致的透明隔缺如或发育不全。

其他因素：以往有畸形儿，家族中有唐氏儿，孕前和孕期的病毒感染也是诱发唐氏综合征的原因之一；环境污染、接触有害物质，有吸烟、喝酒等不良嗜好的也容易使精子或卵子发生畸变，从而导致染色体变异；妊娠高血压疾病、心力衰竭、贫血、休克或吸毒，药物过量等都易导致染色体异常。

60%~70%

通过唐氏筛查，可以筛检出 60%~70% 的唐氏综合征患儿。

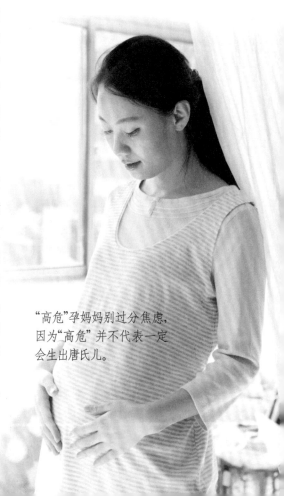

"高危"孕妈妈别过分焦虑，因为"高危"并不代表一定会生出唐氏儿。

孕5月

孕5月胎宝宝长得很快，身长为18~27厘米，体重250~300克，小手小脚已能做些微小的动作，可在羊水内改变身体姿势自己玩耍了，此时孕妈妈开始能够感受到胎动了。本月例行产检一次，准爸爸也可以和孕妈妈一起在家测胎动、量宫高，关注宝宝的成长情况。

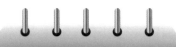

孕 **20** 周

孕妈妈做大排畸检查，观察胎宝宝发育有无异常。

孕5月的产检项目

本月孕妈妈要做一次大排畸检查。此时羊水相对较多，胎宝宝大小比例适中，进行B超检查，能清晰地看到胎宝宝各个器官，是早期发现并及时终止严重异常胎儿的最佳时间。

产检项目	检查内容和目的	标准值
大排畸检查	筛查胎宝宝体表及器官组织有无异常	羊水指数、脊柱等均正常
胎动	胎动的次数、快慢、强弱等可以提示胎宝宝的活动状况	如果12小时内胎动少于10次，或1小时内胎动小于3次，往往表示胎儿缺氧
测量宫高、腹围	宫高、腹围可以了解胎宝宝的大小及增长情况	宫高正常值：18（15.3~21.4）厘米腹围正常值：82（76~89）厘米
听胎心音	贴在孕妈妈的腹部听胎心音，取脐部上、下、左、右4个部位听。孕妈妈的亲人、家人也可听胎心音	正常胎心跳动一般在120~160次/分钟
体重检查	通过体重增长情况对孕妈妈进行合理的饮食指导	孕15周后每周增加不超过0.5千克
血常规	例行检查，及时监测孕妈妈身体健康状况	血红蛋白计数110~160克/升

注：以上产检项目和数值可作为孕妈妈产检参考，具体产检项目以各地医院及医生提供的建议为准。

产检前你需要注意这些

做大排畸检查之前，孕妈妈需要注意的是，检查前不需要空腹，快到你的时候，排空尿液即可。检查前，孕妈妈要保持愉悦的心情，不然会影响胎宝宝面部表情的呈现。如果胎宝宝的体位不对，无法看清面部和其他部位，可以出去走走再回来继续照。

测量宫高、腹围前别紧张。测量腹围时是取立位，测量宫高一般是仰躺并排空尿液，检查没有疼痛感，孕妈妈不必紧张，保持平稳呼吸即可。

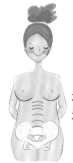

测量腹围时需要站立，测量宫高时需要平躺。

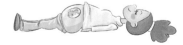

看懂彩超报告单上的术语

1. 胎头。轮廓完整为正常，缺损、变形为异常，脑中线无移位和无脑积水为正常。BPD 代表胎头双顶径，怀孕到足月时应达到 9.3 厘米或以上。孕 20 周时，BPD 应该在 4.88±0.58 范围内。孕 8 月以后，平均每周增长 0.2 厘米为正常。

2. 胎动。有、强为正常，无、弱可能胎宝宝在睡眠中，也可能为异常，需综合判断。

3. 股骨长度。是胎宝宝大腿骨的长度，正常值与相应的怀孕月份的 BPD 值差两三厘米。

4. 羊水。羊水深度在 3~7 厘米之间为正常，小于 3 厘米或大于 7 厘米则意味着羊水减少或羊水增多。

5. 胎盘。B 超单上的位置表明胎盘位于子宫壁的哪个方位，其正常厚度为 2.5~5 厘米，Ⅰ 级为胎盘成熟的早期，Ⅱ 级表示胎盘接近成熟，Ⅲ 级提示胎盘已经成熟。

6. 脊柱。胎儿脊柱连续为正常，缺损为异常，预示着脊柱可能畸形。

7. FL/AC。即股骨长 / 胸围，以此比率来观察胎儿腹部的发育情况，正常比率应在 20%~24%。

8. FL/BPD。即股骨长 / 双顶径，参考值在 60%~85%。

9. HC/AC。即头围 / 胸围，一般大于 1。

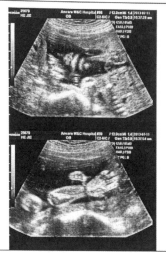
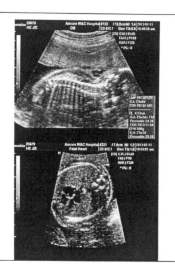

超声检查报告

超声所见：

胎儿：头位　BPD 5.7cm　　　HC 21.4cm　　　LV 0.4cm
　　　　　　AC 19.0cm　　　HC/AC 1.13
　　　　　　FL 4.1cm　　　　脐动脉 S/D=3.28
胎心率：154 次/分
羊水：最大深度 5.7cm
胎盘：位于子宫前壁，下缘位置不低。
其他：胎儿口唇外形及鼻未见明显异常。胎儿颅内结构未见明显异常。
　　　心脏四腔心存在，胃泡、膀胱充盈，双肾可显示，未见明显异常。
　　　脊柱排列整齐，四肢存在，可见活动，双上肢尺、桡骨及双下肢胫、腓骨均可见，未见明显异常。
　　　胎儿可见两根脐动脉回声；脐带与腹壁连接处可见，未见明显异常。
　　　胎儿颈周可见脐带环状血流。

Q 大排畸检查可以查出什么？

大排畸检查能够清楚地显示胎宝宝各器官的情况，查看胎宝宝头、四肢、脊柱等是否有畸形，了解胎宝宝的生长发育情况。一般来说，大排畸检查能查出大的畸形，像先天性心脏病、唇腭裂、水肿胎、多指（趾）、脊柱裂等畸形可以检查出来。

Q 检查出胎盘前置怎么办？

正常胎盘一般附着在子宫的前壁、后壁或侧壁。前置胎盘是指胎盘的位置距宫颈内口近，容易导致无痛性出血，影响胎宝宝发育。前置胎盘的孕妈妈注意避免搬重物，不要太劳累，不过度运动；注意胎动，每日留意胎动是否正常，如果觉得胎动明显减少，需尽快就诊检查。

孕6月

孕6月的产检依然是每月一次，孕妈妈要定期产检，了解胎宝宝和自身的发育情况。这个月，孕妈妈的不适症状比较多，会觉得十分辛苦，不过，畅想一下胎宝宝的模样，感受胎动的变化，你会发现幸福很近。有些不适反应可能提示胎宝宝的异常，孕妈妈要注意判断，及时就医。

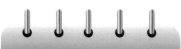

孕 **24** 周

孕妈妈必做妊娠糖尿病筛查。

孕6月的产检项目

本月有一项非常重要的检查项目——妊娠糖尿病筛查。如果这项检查提醒高危，建议继续做葡萄糖耐量试验，以确诊有无妊娠糖尿病。

产检项目	检查内容或目的	标准值
B超检查	本月，羊水相对较多，胎儿在子宫内有较大的活动空间。此时进行B超检查，能清晰地看到胎儿的各个器官，可以对胎儿进行全身检查	孕21周：双顶径为5.22±0.42；腹围为15.62±1.84；股骨长为3.64±0.40； 孕22周：双顶径为5.45±0.57；腹围为16.70±2.23；股骨长为3.82±0.47； 孕23周：双顶径为5.80±0.44；腹围为17.90±1.85；股骨长为4.21±0.41； 孕24周：双顶径为6.05±0.50；腹围为18.74±2.23；股骨长为4.36±0.51（单位：厘米）
葡萄糖耐量试验	检测是否存在妊娠葡萄糖不耐症，以确定是否患有妊娠糖尿病	空腹<5.1毫摩尔/升； 服糖后1小时<10毫摩尔/升； 服糖后2小时<8.5毫摩尔/升
测量宫高、腹围	了解胎儿是否发育迟缓或为巨大儿	宫高正常：24（22~25.1）厘米； 腹围正常：85（80~91）厘米

注：以上产检项目和数值可作为孕妈妈产检参考，具体产检项目以各地医院及医生提供的建议为准。

产检前需要注意这些

妊娠糖尿病筛查和葡萄糖耐量试验不是一回事，妊娠糖尿病筛查有问题才会做葡萄糖耐量试验，不过有些医院会直接要求做葡萄糖耐量试验。妊娠糖尿病筛查需空腹8小时，前一天晚上12点过后就不要进食，第二天早上不吃早餐，具体方法是：将50克葡萄糖粉溶于200毫升水中，5分钟内喝完，从第一口开始计时，1小时后抽血查血糖，血糖值≥7.8毫摩尔/升为异常，需要做葡萄糖耐量试验。

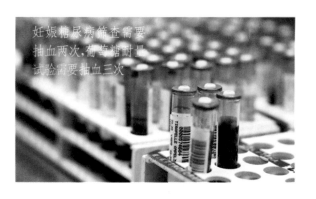

妊娠糖尿病筛查需要抽血两次，葡萄糖耐量试验需要抽血三次

看懂葡萄糖耐量检测报告单

正常值标准为：空腹小于 5.1 毫摩尔 / 升，1 小时后小于 10 毫摩尔 / 升，2 小时后小于 8.5 毫摩尔 / 升。其中有 2 项或 2 项以上达到或超过正常值，则可诊断为妊娠糖尿病。

你知道吗

在做妊娠糖尿病筛查或葡萄糖耐量试验的前几天，孕妈妈要保证正常饮食，不能刻意控制糖分的摄入，不然就反映不出真实结果了。

Q 葡萄糖耐量试验为什么第一次没过，第二次就过了？

有些孕妈妈做葡萄糖耐量试验时，会出现第一次不通过的问题。一部分是患上了妊娠糖尿病，也有一小部分是由于检查前一天吃了过量的甜食，身体摄取的糖量高出日常饮食，从而影响孕妈妈血糖值，导致结果异常。

Q 检查出妊娠糖尿病，怎么治疗？

有 60%~80% 的妊娠糖尿病可以靠饮食调整来控制住血糖水平。你可以这样做：

➥ 培养良好的饮食习惯，不偏食，保持食物种类多样性。

➥ 少食多餐，每日的饮食总量要控制好，饮食清淡，控制植物油及动物脂肪的摄入量，定时、定量、定餐、定性，不过饥、过饱。

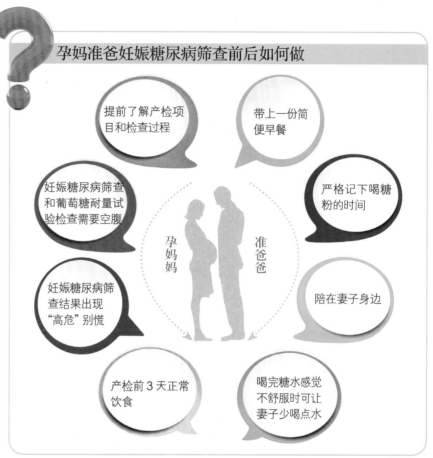

孕妈准爸妊娠糖尿病筛查前后如何做

- 提前了解产检项目和检查过程
- 带上一份简便早餐
- 严格记下喝糖粉的时间
- 妊娠糖尿病筛查和葡萄糖耐量试验检查需要空腹
- 孕妈妈
- 准爸爸
- 陪在妻子身边
- 妊娠糖尿病筛查结果出现"高危"别慌
- 产检前 3 天正常饮食
- 喝完糖水感觉不舒服时可让妻子少喝点水

➥ 在可摄取的分量范围内，多摄取高膳食纤维食物，增加蔬菜的摄取量，吃新鲜水果，不喝饮料等，但千万不可无限量地吃水果。

➥ 少吃甜食，山药、红薯、芋头、莲藕等可以算作主食。

除了饮食控制之外，还要注重心理调节，由于孕期精神和心理上的一些变化，孕妈妈会出现紧张、焦虑、忧郁等情绪，血糖水平也会随之波动。此时应进行适当的运动，以促进血液循环，缓解焦虑、抑郁。

15%

据统计，有 15% 的孕妈妈会出现妊娠糖代谢异常。

孕 7 月

　　这个月,胎宝宝大脑发育迅速,胎动更加明显了,孕妈妈跟胎宝宝交流时,他都能有所回应,这种感觉太奇妙了。至此月末,孕妈妈的产检时间开始变化,孕 28 周前每 4 周检查 1 次,孕 28 周开始每 2 周检查 1 次,孕妈妈必须定期到医院做检查。

孕 7 月的产检项目

　　本月产检会增加胎位检查的项目,为孕妈妈分娩做准备。另外,这一时期贫血的发生率增加,孕妈妈应坚持做血常规检查,一旦发现贫血,要在分娩前治愈。

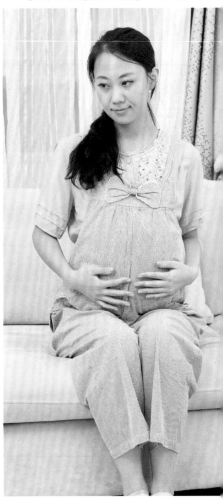

平稳状态下测血压更准确,刚到医院的孕妈妈先坐下休息 15 分钟。

产检项目	检查内容和目的	标准值
胎位检查	检查有无胎位不正	正常应为头位
水肿检查	防止妊娠高血压	指压时下肢不凹陷且血压不偏高为正常
血压检查	是否患有高血压或低血压	收缩压(即高压)90~140 毫米汞柱 舒张压(即低压)60~90 毫米汞柱
测量宫高、腹围	了解胎宝宝的大小及增长情况	宫高正常值:26(22.4~29)厘米 腹围正常值:87(82~94)厘米
尿常规	了解肾脏情况	尿蛋白及酮体为阴性
血常规	是否有贫血迹象	血红蛋白计数 110~160 克 / 升,低于 110 克 / 升表示有贫血迹象

注:以上产检项目和数值可作为孕妈妈产检参考,具体产检项目以各地医院及医生提供的建议为准。

产检前需要注意这些

　　本月是妊娠高血压疾病的高发期,孕妈妈不能忽略量血压这个小检查。一般血压有 2 个高峰,1 个是在早上 6~10 点,另 1 个在下午 4~8 点,一般在这 2 个时间段量的血压比较能反映血压的情况。量血压时一定要放松,孕妈妈因为在医院里交各种费用而走来走去,使得量出来的血压有些失常。碰到这样的情况,医生会建议你先休息 15 分钟,安静下来再进行测量。

看懂是否为妊娠高血压疾病

血压标准范围：收缩压 90~140 毫米汞柱；舒张压 60~90 毫米汞柱。

轻度妊娠高血压的判断：孕妈妈在未孕或孕 20 周前，基础血压不高，而孕 20 周后血压开始升高，大于或等于 140/90 毫米汞柱，或收缩压超过原基础血压 30 毫米汞柱，舒张压超过原基础血压 15 毫米汞柱，并有水肿。

中度妊娠高血压的判断：血压超过轻度妊娠高血压，但不超过 160/110 毫米汞柱；尿蛋白呈阳性；无自觉症状。

妊娠高血压疾病的判断：妊娠高血压疾病是妊娠高血压病情的进一步发展，血压高达 160/110 毫米汞柱甚至更高；24 小时内尿蛋白量达到或超过 5 克，可有不同程度的水肿，并有一系列自觉症状出现。妊娠高血压疾病分为先兆子痫和子痫两个阶段。发作时，孕妈妈头痛、眼花、恶心、呕吐甚至抽搐、昏迷。妊娠高血压疾病发生率约占所有孕妇的 5%。筛查妊娠高血压疾病需做的检查包括：血液检查、肝肾功能、尿液检查、眼底检查、损伤性血流动力学监测，必要时监测中心静脉压；另外还有心电图、超声心动图、脑 CT 或 MRI、胎心监护、胎盘功能和胎儿成熟度等检查。

Q 何为胎位不正？

胎位是指胎宝宝先露的指定部位与母体骨盆前、后、左、右的关系，正常胎位多为枕前位，本月通过 B 超可查出是否为异常胎位。除了枕前位是正常胎位外，其他如臀位、横位、枕后位、颜面位等称为胎位不正，其中以臀位最为常见。

胎位不正如果不纠正，分娩时可造成难产。孕 28 周以前，由于胎宝宝小，羊水多，他在子宫内有比较大的活动范围，胎位易于变动，所以位置不容易固定。而在孕 32 周以后，胎宝宝长大，与子宫壁贴近，胎位相对比较恒定，如果这时胎位不正，就比较难纠正了，只能选择恰当的分娩方式。胎位不正最合适的纠正时间为孕 30~32 周。所以，孕 7 月的孕妈妈检查胎位，可做到心中有数，方便抓住时机，在医生的指导下纠正胎位，利于顺利生产。

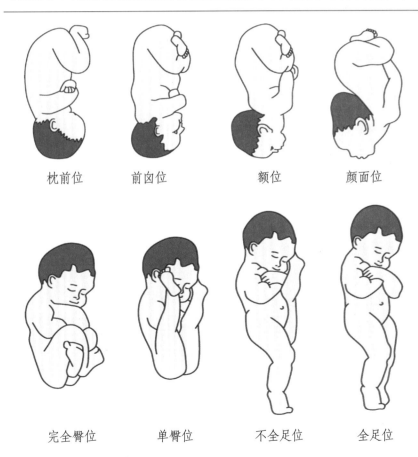

枕前位　　　前囟位　　　额位　　　颜面位

完全臀位　　　单臀位　　　不全足位　　　全足位

孕8月

从本月开始，进入孕晚期了，这时孕妈妈的心要细致再细致，密切观察，随时注意自己的身体有什么"风吹草动"。孕8月的体检为每2周1次，孕妈妈一定要坚持按时去医院进行产检。在这个时候，孕妈妈的身体越发笨重起来，准爸爸要多花精力和时间照顾好孕妈妈，尽量每次都陪孕妈妈去产检。

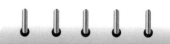

孕 32 周

孕妈妈做骨盆测量，开始为分娩做准备。

孕8月的产检项目

产检项目	检查内容和目的	标准值
骨盆测量	检查骨盆形态、大小	形态、大小正常
胎心监护	一般从孕32周开始，借助仪器记录下短时间内胎宝宝的心率变化，推测出宫内胎儿有无缺氧	胎心率正常为 120~160 次/分钟
白带检查	判断孕妈妈是否有生殖道感染	正常 pH 为 4.5
B超检查	主要目的是监测胎儿发育情况、羊水量、胎盘位置、胎盘成熟度及胎儿有无畸形，了解胎儿发育与孕周是否相符	个人有差异，羊水等值或多或少都不要过于担心，听医生"指挥"
体重检查	通过孕妈妈的体重增长情况对孕妈妈进行合理的饮食指导	每周可以稳定增加 0.45 千克
血常规	例行检查孕妈妈身体状况，是否有贫血现象	蛋白计数 110~160 克/升

注：以上产检项目和数值可作为孕妈妈产检参考，具体产检项目以各地医院及医生提供的建议为准。

产检前你需要注意这些

做胎心监护时要把胎宝宝叫醒。孕妈妈可以轻轻摇晃你的腹部或者抚摸腹部，把胎宝宝唤醒。也可以在检查前的30分钟内吃些巧克力、小蛋糕等甜食，胎宝宝或许会动一动。胎宝宝不动或者动得太多，都不能通过检测，需要重新做一次胎心监护。

骨盆内测量时要放松。在进行骨盆内测量时，有些孕妈妈会感到不舒服，甚至疼痛。所以，在医生检查时，孕妈妈应先做深呼吸运动，同时放松腹部肌肉。因为越紧张，医生的操作越困难，你的痛苦也越大，需要的时间就会更长。孕妈妈还应注意，在做测量时，不要大喊大叫，更不要把臀部抬得很高，这都会增加检查难度。这时孕妈妈需要做的就是放松再放松。

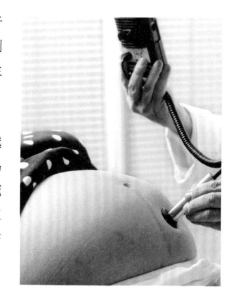

看懂骨盆测量情况单

骨盆测量是为了检查骨盆的大小和形态是否正常，这是胎儿能否通过骨盆顺利分娩的先决条件。骨盆测量分为外测量和内测量，医生会先为孕妈妈进行骨盆外测量，如果骨盆外测量各径线或某径线结果异常，会在孕晚期进行骨盆内测量，并根据胎儿大小、胎位、产力选择分娩方式。骨盆内测量时，医生会将食指和中指伸到孕妈妈的骨盆内，摸孕妈妈的骶骨结节。

髂棘间径（IS）：孕妈妈仰卧，用骨盆测量尺测两髂前上棘外缘间的距离，正常值为 23~26 厘米。

髂嵴间径（IC）：孕妈妈仰卧，测两髂嵴外缘间的最宽距离，正常值为 25~28 厘米。髂棘间径和髂嵴间径这两条径线可相对地反映骨盆入口横径的大小。

骶耻外径（EC）：孕妈妈侧卧，下腿弯曲，测耻骨联合上缘中点到第五腰椎棘突下的距离，正常值为 18~20 厘米。此径线可间接推测骨盆入口前后径的大小。

坐骨结节间径（TO）：两坐骨结节内侧间的距离，正常值为 8.5~9.5 厘米，代表骨盆出口的横径。

耻骨弓角度：正常值约 90°，小于 80° 为不正常。此角度反映骨盆出口横径的大小。

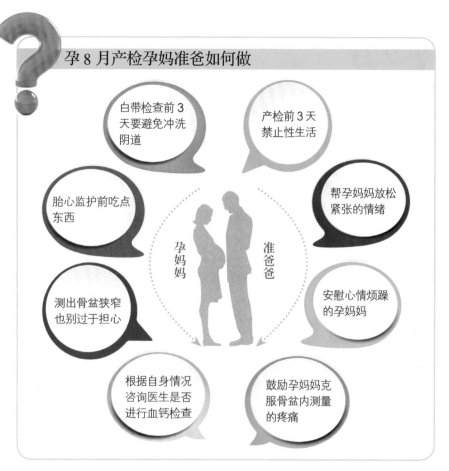

孕 8 月产检孕妈准爸如何做

白带检查前 3 天要避免冲洗阴道

产检前 3 天禁止性生活

胎心监护前吃点东西

帮孕妈妈放松紧张的情绪

孕妈妈　准爸爸

测出骨盆狭窄也别过于担心

安慰心情烦躁的孕妈妈

根据自身情况咨询医生是否进行血钙检查

鼓励孕妈妈克服骨盆内测量的疼痛

骨盆测量小百科

骨盆测量是产检中最疼的，但它又非常重要，为必做项目，所以孕妈妈一定要放松心情，配合医生。

Q 骨盆狭窄能顺产吗？

测出骨盆狭窄先别忧心，随着孕周的增长，孕妈妈的韧带和肌肉会适应子宫的增大并为分娩做准备而进一步松弛，所以一些早期检查发现骨盆不够宽的孕妈妈在孕晚期再次检查时，也有骨盆变为正常的可能，所以孕妈妈千万别太担心。

骨盆狭窄不利于顺产，但是能否顺产，具体情况要等临产时医生根据各种检查结果方才知道。切不可刻意要求顺产，要遵循医生的建议，他们会给出一个对孕妈妈和胎宝宝都十分有利的分娩方案。

孕9月

胎宝宝已经占满了整个子宫空间，开始为分娩做准备了。孕妈妈越来越感到疲倦了，各种不适症状也会不期而至。便秘、痔疮、静脉曲张等不适会困扰着孕妈妈，胎宝宝的成长状况也牵动着孕妈妈的心。本月，孕妈妈需要每2周做1次产检，以密切观察胎宝宝的状态。

孕9月的产检项目

产检项目	检查内容和目的	标准值
心电图	判断孕妈妈的心脏是否能承受分娩压力	孕妈妈正常心率为 60~100 次 / 分钟
水肿检查	防止妊娠高血压	指压时下肢不凹陷且血压不偏高为正常
胎心监护	动态监护胎宝宝 20 分钟内活动情况	胎动计数＞ 30 次 /12 小时为正常
听胎心音	有无胎心，胎心速率是否正常	正常值为：120~160 次 / 分钟
测量宫高、腹围	了解胎宝宝的大小及增长情况	宫高正常值：32（29.8~34.5）厘米 腹围正常值：92（86~98）厘米
体重检查	体重超标或过低都不好	孕晚期每周可增加 0.5 千克

注：以上产检项目和数值可作为孕妈妈产检参考，具体产检项目以各地医院及医生提供的建议为准。

产检前你需要注意这些

有的孕妈妈本来心脏没有什么问题，但是做心电图的时候没有注意，影响了检查结果，可能会重复做两三次检查，人为地造成紧张情绪。那么，做心电图需要注意什么呢？

1. 不要空腹做心电图，以免出现低血糖，可能会引起心跳加速，影响心电图的结果。

2. 不要在匆匆忙忙的状态下去做心电图，检查前最好先休息一会儿，等平静下来再做检查。

3. 在检查时既不要紧张，也不要说话，否则会产生干扰现象。

4. 做心电图时，最好穿一些容易穿脱的衣服，最好别穿连衣裙。

5. 如果身上有手表、手机，最好取下来放在一边，以免产生干扰。

看懂心电图报告单

心电图是记录心脏每一心动周期所产生的电活动变化的图形，孕中期做心电图检查是为了查看孕妈妈的心脏负担情况。因为随着孕期进展，胎宝宝的成长，孕妈妈需要的能量和营养也就越多，对心脏功能要求也就越高。做心电图检查可以确定是否存在异常，及时发现并预防妊娠并发症。孕晚期做心电图检查主要是为分娩做准备，判断孕妈妈的心脏是否能承受分娩压力。

孕妈妈的心率在 60~100 次 / 分钟为正常。PR 期间 145 毫秒，说明心房功能好，没有传导阻滞。ST 没有异常，说明心肌供血正常。心电图要完全看懂很有难度，孕妈妈最好询问医生。

孕 10 月

孕妈妈要做好临产的准备。这个月的胎宝宝即使比预产期提前 2 周出生，也能够完全适应子宫外的生活了，孕妈妈不用担心早产问题。如果各项检查指标正常，符合顺产的条件，孕妈妈尽量选择顺产吧！在这个月，孕妈妈应该每周去一次医院，以便在第一时间了解宝宝的变化。

孕 10 月的产检项目

产检项目	产检内容和目的	标准值
羊膜镜检查	判断胎儿安危的检查，主要用于高危妊娠以及出现胎儿窘迫征象或胎盘功能减退的检测	正常：羊水清亮，无色透明，可透见胎先露及胎发在羊水中呈束状微动，并可见白色光亮的胎脂片
胎心监护	推测宫内胎儿有无缺氧	胎动计数> 30 次 /12 小时为正常
胎位检查	确定孕妈妈是自然分娩还是手术助产	—
胎儿成熟度检查	一般临床采用测量子宫底高度和腹围，按公式计算胎儿体重，根据羊水来推测胎龄	胎头双顶径大于 8.5 厘米，孕周在 36 周以上，体重 2.5 千克左右，可作为胎儿成熟度的指标
手摸宫缩	宫缩的频度和强度是指导医生进行相应处理的依据	通常临产时，宫缩至少为五六分钟 1 次，每次持续不少于 30 秒。一般手摸宫缩的时间为 20 分钟

注：以上产检项目和数值可作为孕妈妈产检参考，具体产检项目以各地医院及医生提供的建议为准。

产检前你需要注意这些

羊膜镜检查前要调整好自己的情绪，防止因过度紧张而影响检查结果。此时孕妈妈肚子笨重，产检时准爸爸最好陪在身边。

看懂最后一 次 B 超单数据

胎位：胎先露部分与母体骨盆的位置关系，正常多为枕前位。

脐带情况：脐带漂浮在羊水中为正常，若在胎儿颈部看到脐带影像，则可能为脐带绕颈。

胎盘成熟度：最后一个月，胎盘成熟度应为 III 级，表示完全成熟，胎盘厚度在 2.5~5.0 厘米。

羊水情况：浑浊，深度在 3~7 厘米，羊水指数在 8~18 厘米。

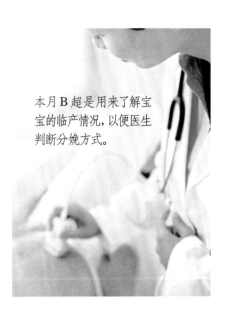

本月 B 超是用来了解宝宝的临产情况，以便医生判断分娩方式。

控制孕期体重

怀孕后，孕妈妈为了更多地给胎宝宝提供营养，往往不加控制地进补，其实这样做是不正确的。孕期体重管理关系到胎宝宝的健康发育，也关系到孕妈妈的孕期高血压、糖尿病以及产后恢复等问题。那么，孕期体重应该增长多少，又该如何控制体重呢？下面就一起来学习吧。

孕妈妈体重应该长多少

在整个孕期，孕妈妈的理想体重是增加 10~14 千克，体重增加过快或过慢都会影响母子的健康。不过体重增加这回事也是因人而异，不能一概而论。

孕期体重都长在了哪儿

孕妈妈不要以为所有增长的重量都是自己身上的肉，也不要以为你增加的重量就等同于胎宝宝的重量。孕期你增加的体重可参照下表，不过，这只是一个平均值，仅供孕妈妈参考。

孕期子宫的肌肉层迅速增长，会让孕妈妈增重	约 0.9 千克
孕妈妈的胎盘	约 0.6 千克
孕妈妈的乳房在整个孕期会增加	约 0.4 千克
孕妈妈的血容量会增加	约 1.2 千克
孕妈妈的体液会增加	约 2.6 千克
孕妈妈会储备一些脂肪以供哺乳	约 2.5 千克
出生时宝宝的体重	约 3.3 千克
整个孕期，孕妈妈增加的重量	约 11.5 千克

体重增长过慢的危害

胎宝宝所赖以生长的养分，是由孕妈妈从食物中摄取并经过消化后，再随着血液通过胎盘经由脐带输送而来的。因此，如果孕妈妈缺乏健康的饮食，营养摄取不足，体重增加不够，就可能会产生以下的危害。

贫血

孕妈妈没有充足的养分供给，可能会造成母体营养不良，导致贫血的发生，影响胎宝宝正常的成长与发育。

胎儿生长受限

原本体重就偏轻的孕妈妈，怀孕期间又缺乏适当的营养，如果在孕 28 周之后体重就不再增加，母体供给胎宝宝的养分自然会不够，胎宝宝的生长和发育会因此而减缓甚至于停顿。胎宝宝体重小于相应月份，为胎宝宝宫内发育迟缓。这样的胎宝宝出生后就是我们平时所说的低体重儿。

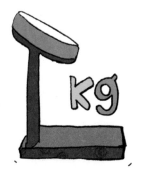

体重超标的危害

很多孕妈妈从怀孕初期就开始进食一些高蛋白质、高能量、高脂肪的食物，使得自己的体重在初期就有了突飞猛进的增长，更别说孕后期的迅猛增长了。其实，孕期超重会带来一些危险。

妊娠高血压疾病

怀孕期间如果体重增加过速，容易发生妊娠高血压疾病。孕妈妈会出现高血压、水肿或是蛋白尿的临床病症，常常会造成胎宝宝生长受限、胎盘早期剥落等情况。

妊娠糖尿病

孕妈妈大吃特吃，容易使血液中的血糖值上升，使得妊娠糖尿病突然出现，从而导致巨婴症、新生儿血糖过低等合并症的发生。

难产

如果孕妈妈不加节制地进食，胎宝宝也会很大，不利于分娩时胎头的下降和胎头进入骨盆腔，延长产程，引起难产。

产后肥胖

怀孕期间，孕妈妈体重的增加超过了正常值，大量的脂肪就会囤积在体内，生产完后又需要母乳喂养，不能立即减肥。而当可以瘦身时，这时脂肪早已根深蒂固地留在身体里，减肥也越加困难了，要想尽快恢复以前的苗条身材可是难上加难了。

孕期体重增长多少最合适

BMI 是目前常用的用来判断胖瘦的数据。它是通过人的身高和体重的比例来估算一个人的标准体重的方法。BMI 在 18.5~23.9 之间是我们国家成人标准的体重范围。

$$BMI= 体重（千克）\div 身高（米）^2$$

怀孕前 BMI 指数	< 18.5	18.5~23.9	> 23.9
胖瘦类型	偏瘦	标准	偏胖
孕期体重增加目标	12~15 千克	10~14 千克	7~10 千克
这样管理体重	要特别注重饮食的均衡，防止营养不良	正常饮食，适度运动即可	一定要严格控制体重，不可暴饮暴食，定期产检

 产科医生真心话

有些体重严重超标的孕妈妈，不得已选择了剖宫产，但殊不知剖腹也有很大风险。因为超重的孕妈妈肚皮上的脂肪太过于充盈，手术视野暴露不充分，胎宝宝取出变得困难。脂肪组织厚、伤口张力大还可能发生脂肪液化等。这对胎宝宝和孕妈妈而言，可都是极为不利的，所以孕妈妈要合理控制体重增长，不可掉以轻心。

孕妈妈这样控制体重

由于孕期体重增加过快或过慢都有不小的麻烦，因此孕妈妈在整个孕期都要合理地控制体重。怎么控制呢？别着急，专家给您来支招。

体重增加过快的原因

若孕妈妈体重增加过快，宜调整饮食，适当增加和缓的运动量。造成孕妈妈体重增加过快的原因大多是运动少而摄入营养太过丰富。孕妈妈可适当调整饮食，减少油腻食物摄入，适当多吃一些清淡的蔬菜、水果，不要挑食，也不要刻意节食，以保证胎宝宝获得均衡的营养。另外，不少孕妈妈不喜欢运动和锻炼，多吃少动，自然体重就会飙升。

同时，孕期肾脏功能的生理性降低，体内水潴留过多，也会造成体重增加过快的假象，孕妈妈宜多加注意，如果发觉自己体重增加过快时，可以用手指在全身按一按，如果凹进去恢复缓慢，可能是水潴留过多，可通过适当多吃利尿食物或向医生咨询解决。

0.5 千克

孕早期的 3 个月每月增加 0.5 千克左右较为适宜；孕中期，每周增重不宜超过 0.5 千克；孕晚期最容易超重，最好控制在每半个月增长 0.5 千克。

如果怀孕前就偏胖

怀孕前就偏胖的孕妈妈一定要在孕期严格控制体重，摒弃"一人吃两人补"的陈旧观念，多摄入优质蛋白质和蔬菜水果，并注意适度运动，少吃甜食，饮食和睡眠要规律，定期产检，防止妊娠并发症发生。

孕期不同阶段，如何管理体重

孕早期

孕吐反应期，孕妈妈不用过分地控制体重，只要能吃下去就可以，但也不要吃得过多，尤其是油炸等高热量的食物。剧烈的运动一定要禁止，这段时间不可以通过运动来控制体重。

孕中期

饮食要讲究营养均衡，不偏食不挑食，此外还要适度运动，简单的家务也可以做，让自己的身体更加灵活，为分娩做好充足准备。

孕晚期

60% 的多余体重一般都是在孕晚期增长的，所以，孕妈妈一定要在饮食上讲究"少而精"。还要注意少食多餐的饮食原则，尤其不要在晚上吃得太多，此时孕妈妈的体重增长应控制在每周 500 克左右。

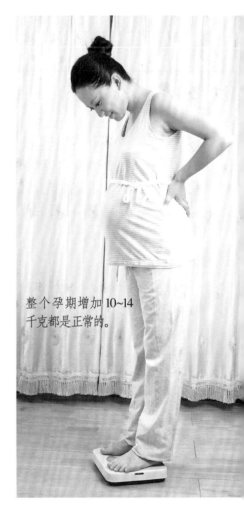

整个孕期增加 10~14 千克都是正常的。

体重增加过慢的原因

孕期体重增加过慢，很大程度上跟饮食有关，孕妈妈营养不良，尤其是蛋白质和热量摄入不足，就会使体重增加过慢。另外，不良的生活习惯（如熬夜）以及孕妈妈长期压力过大，也会导致体重增加过慢。

另外，禁止在孕期盲目用药瘦身。因为很多瘦身食品都含有刺激肠脏的成分，会引起腹泻，这对自身和胎儿都有不良影响。

体重管理好方法

日记记录法：将每日的饮食内容和体重一一记下来，时刻提醒自己是否吃了过量的食物，可以达到控制体重和保健的双重目的。

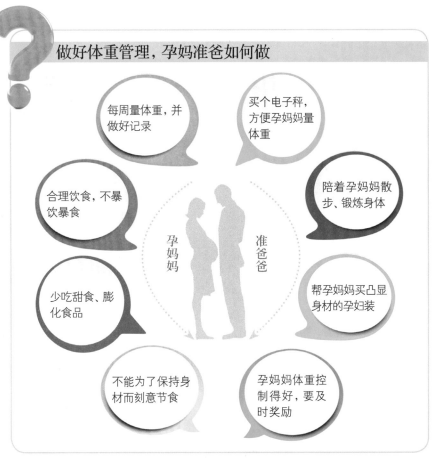

做好体重管理，孕妈准爸如何做

每周量体重，并做好记录

买个电子秤，方便孕妈妈量体重

合理饮食，不暴饮暴食

陪着孕妈妈散步、锻炼身体

孕妈妈   准爸爸

少吃甜食、膨化食品

帮孕妈妈买凸显身材的孕妇装

不能为了保持身材而刻意节食

孕妈妈体重控制得好，要及时奖励

Q 孕妈妈吃水果不长胖吗?

孕妈妈不知从哪里听说的吃水果不长胖，而且宝宝皮肤会白，于是就拼命吃水果，结果引发了妊娠糖尿病，这可不是我们医生危言耸听，门诊里的确有这样的事例。因为成熟的水果中含大量果糖、葡萄糖及其他单糖，特别容易被人体快速吸收。所以长期大量吃水果，可导致妊娠糖尿病、肥胖症的出现，胎宝宝也可能会长成巨大儿，因此，每天控制食用水果在200~300克就好。

Q 只长胎不长肉的秘密有哪些?

有些孕妈妈体重增加了不少，但是做B超却显示胎宝宝很小，肉全长在自己身上了；而有些孕妈妈虽然体重没增加多少，但是胎宝宝体重却很正常，让人羡慕不已。那么，怎样才能做到只长胎不长肉呢?

1.孕中期每日谷类摄入量为300~500克，谷类适当选择杂粮，如小米、玉米、燕麦等；肉、禽、蛋、鱼100~150克；豆制品50克；动物血每周一两次，每次50~100克；

蔬菜500克，深色蔬菜占一半以上；牛奶250毫升。

2.孕期对钙的需求量大大增加，应经常食用虾皮、海带、紫菜等含钙、碘丰富的食物。

3.孕晚期谷物摄取量不变，蛋白质摄取量增加。肉、禽、蛋、鱼增至150~200克，牛奶500毫升。

4.由于胎宝宝较之前增大，宜少食多餐减轻胃部饱胀感，有水肿高血压的孕妈妈要控制盐的摄入量。

这样吃，只长胎不长肉

如何做好孕期的饮食调养是孕妈妈关心的问题，下面我们就会及时准确地告诉孕妈妈在怀胎十月里，能吃什么、不能吃什么、怎么吃、吃多少，让孕妈妈只长胎不长肉，让宝宝拥有一个最棒的先天好体质。

长胎不长肉的30种食材

孕妈妈需要的大部分营养物质都来源于家常食物。以下是关于30种食材的详细介绍，这些食材都适合孕妈妈补充孕期所需营养，构建完美的膳食结构，将体重控制在合理的范围内，实现长胎不长肉的目标。

产科医生真心话

有的孕妈妈听说吃苹果好，于是就跟完成任务似的，每天必吃苹果，这就有点过于机械了。孕妈妈可以换着种类吃水果，今天吃橙子、草莓，明天吃苹果、猕猴桃，不用那么刻意。

世界上"没有最好的食物，只有最合理的食物"。所以，根据身体需要再结合孕期饮食特点，全面、均衡、适量的饮食，才是王道。

苹果

苹果是健康之果，智慧之果，美容之果，瘦孕之果。它能够缓解孕吐、孕期水肿等多种妊娠反应。

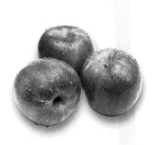

消除孕吐
孕早期，多数孕妈妈会发生呕吐现象。适量吃苹果，可消除孕吐，并可补充维生素C、钾等营养素。

预防妊娠高血压疾病
苹果含有较多的钾，钾可以促进体内钠盐的排出，对消除水肿、维持正常血压有较好的作用。

橙子

橙子清香味甜，是深受孕妈妈喜爱的水果之一，可代替甜品，满足孕妈妈对甜食的欲望。橙子还可提高孕妈妈的免疫力，是孕期的一种保健水果。

提高免疫力
橙子中含有大量的维生素C，易于孕妈妈吸收，并有预防感冒、提高免疫力的作用，孕妈妈常吃不仅身体好，还可预防妊娠斑。

促进食欲
女性怀孕后，胎盘会分泌HCG，可抑制胃酸的分泌，导致孕妈妈胃口减弱、消化功能下降，这时候吃点橙子可有效促进食欲。

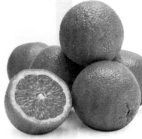

红枣

红枣具有益心润肺、理脾健胃、补血养颜的功效。将红枣与其他食物搭配食用，既能补充营养又有助于控制热量，长胎不长肉。

补气养血
红枣中含有丰富的维生素、有机酸、铁、磷、钙等营养成分，常食可使孕妈妈气色红润并精力充沛。

健脾益胃
红枣中的氨基酸、糖类、有机酸可起到补中益气、健肠胃的功效。孕期易出现脾胃虚弱、倦怠无力的现象，孕妈妈可以通过吃红枣来调理。

燕麦

燕麦是一种低糖、高营养、高能量的食物，其中丰富的锌和 B 族维生素有利于孕妈妈肠胃健康。

调理肠胃，控制体重
燕麦中富含膳食纤维，能大量吸收人体内食物残渣，使之排出体外，从而起到调理消化道功能的作用。此外，燕麦给人以饱腹感，有助于控制体重。

美白去斑
燕麦中含有大量的抗氧化成分，可以有效地减少黑色素的形成，使孕妈妈保持白皙靓丽的皮肤。

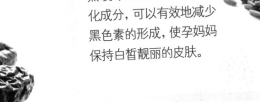

南瓜

南瓜味甘适口，含有维生素、蛋白质、碳水化合物及钙、磷、硒等营养素，且食用后易产生饱腹感，利于控制体重。

预防水肿、高血压
用南瓜煮粥喝，不仅能促进胎宝宝的脑细胞发育，增强其活力，还可帮助孕妈妈防治孕期水肿、高血压等孕期并发症。

预防糖尿病
南瓜中的营养成分钴参与人体内维生素 B_{12} 的合成，是人体胰岛细胞所必需的矿物质。

胡萝卜

胡萝卜含有丰富的 β- 胡萝卜素，是孕期餐桌上不可少的营养美味。

利膈宽肠
胡萝卜含有膳食纤维，吸水性强，在肠道中体积容易膨胀，是肠道中的"充盈物质"，可加强肠道的蠕动，从而利膈宽肠，通便润燥，利于控制体重。

增强免疫功能
胡萝卜中的 β- 胡萝卜素可以转变成维生素 A，再加上自身含有的维生素 A，有助于增强机体免疫力，减少孕妈妈孕期患病概率。

西红柿

西红柿颜色鲜艳，味道酸甜，含有丰富的维生素 C、β- 胡萝卜素和 B 族维生素，是孕期保健食物。

润肠通便，排出多余脂肪
便秘是孕期常见的不适症状，西红柿中含有丰富的有机酸，能促使胃液分泌，有润肠通便的作用。西红柿含有丰富的果胶及膳食纤维，不但让人容易有饱腹感，还能吸附体内多余的脂肪，并帮助其排出体外。

清热解毒，生津止渴
西红柿有清热生津、养阴凉血的功效，对发热烦渴、口干舌燥、牙龈出血、胃热口苦、虚火上升有较好的治疗效果。

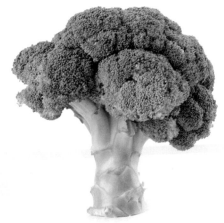

西蓝花

西蓝花质地细嫩，味甘鲜美，含有丰富的叶酸、维生素 K，利于母婴健康。

提高免疫力，美白肌肤
西蓝花中含有的维生素 C，能提高肝脏解毒能力，增强机体免疫力，预防感冒。西蓝花中的二硫酚硫酮，还可以减少形成黑色素的酶及阻止皮肤色素斑的形成，对肌肤有很好的美白效果。

预防高血糖
西蓝花富含膳食纤维，能有效降低肠胃对葡萄糖的吸收，进而降低血糖，可以预防糖尿病的发生，还有助于控制体重。

莲藕

莲藕微甜而脆，可生食也可做菜，富含碳水化合物、蛋白质、膳食纤维等，营养又不增重。

清心安神
孕早期，由于孕吐的影响，孕妈妈容易出现烦躁的心情，还容易上火。莲藕味道鲜美，口感甜脆，孕妈妈适当吃些可以起到清心安神的作用。

健脾和胃
莲藕有独特的清香，还含有鞣质，有一定的健脾止泻作用，能增进食欲、促进消化，孕妈妈胃口不佳时可吃些莲藕。

菜花

菜花质地细嫩，是孕妈妈补充维生素K的首选蔬菜之一，还有提高免疫力、消脂的作用。

提高肝脏解毒能力
菜花中含有丰富的B族维生素和维生素C，能养肝护肝，增进肝脏机能，提高肝脏的解毒能力，预防感冒和坏血病的发生。

保护血管，利于止血
菜花中的维生素K能维护血管的韧性，同时维生素K经肠道吸收，在肝脏内能生产出凝血酶原及一些凝血因子，产前常吃些菜花，有利于保证分娩安全。

产科医生真心话

不管是蔬菜还是水果，孕妈妈都应该选择应季的，尽量避免食用反季节蔬菜。

关于怎么吃，许多孕妈妈都会在问诊时咨询。许多人一怀孕，就变得不知道怎么吃饭了。怀孕是自然的生理现象，依据平时的饮食保健原则，再了解孕期饮食宜忌特点，稍加注意即可。既要慎重，也不要过于紧张。

圆白菜

圆白菜营养丰富，热量低，味道鲜美，孕期食用既可防色素沉着，又能增强皮肤弹性，还不会长胖。

防感冒、抑细菌
圆白菜中富含的维生素具有预防感冒的作用。新鲜的圆白菜还具有杀菌消炎的功效，咽喉疼痛、胃痛、牙痛时可请圆白菜来帮忙。

促进骨骼发育
圆白菜中的维生素C可加强钙的吸收，从而起到促进胎宝宝骨骼发育、预防孕妈妈腿脚抽筋的作用。

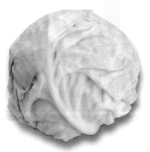

莴苣

莴苣味道清新，可刺激消化酶的分泌，增进食欲，美味、营养又不长胖，是孕期调理胃口的食材。

强壮机体
莴苣中含有丰富的B族维生素和其他多种维生素与矿物质，具有调节神经系统功能的作用。其中富含人体可吸收的铁元素，对缺铁性贫血的孕妈妈十分有利。

利于保持合理体重
莴苣中还含有大量的膳食纤维，能促进肠壁蠕动，帮助排泄，有利于控制体重，避免过度增长。

牛奶

想从日常饮食中摄取钙质，牛奶是最佳的来源之一。

让胎宝宝骨骼健壮

每升牛奶约含有 900 毫克的钙，且容易被人体吸收利用，不易刺激胃肠道，能有效维持人体酸碱平衡，是孕妈妈的理想饮品。牛奶还富含磷、钾、镁等多种矿物质，可提高机体免疫力。

预防妊娠斑

牛奶中的维生素 A、维生素 B_2、乳清蛋白可防止皮肤干燥及暗沉，还能有效预防妊娠斑。

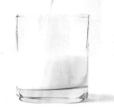

牛肉

牛肉味道鲜美，蛋白质含量高，而脂肪含量低，营养又不增重。孕妈妈不妨多吃牛肉，增强自身体质。

增强免疫，预防贫血

牛肉含维生素 B_6、锌，可帮助增强免疫力，促进蛋白质的新陈代谢合成，既有助于胎宝宝神经系统的发育，又有助于孕妈妈安然度过漫长的孕期，迎接考验体能的生产大事。

牛肉中富含铁，而铁是人体必需的造血原料之一。多吃牛肉能有效预防孕期贫血，这对孕妈妈和胎宝宝都非常有利。

孕妈妈的御寒佳品

牛肉中富含蛋白质，其含有的氨基酸比猪肉更接近人体需要，这使牛肉对增长肌肉、增强力量特别有效。寒冬食牛肉，有暖胃作用，是孕妈妈的寒冬补益佳品。

健脾胃，消除下肢水肿

牛肉具有补中益气、滋养脾胃的作用，可用于防治孕妈妈因内分泌变化而造成的慢性腹泻、食欲缺乏、下肢水肿等症状。

产科医生真心话

有的老人认为孕妈妈吃牛肉，生下的宝宝就会变得很黑，还有的人说孕妈妈吃牛肉，宝宝就会是个犟脾气，这都是毫无科学根据的。

怀孕不是生病，除了螃蟹、马齿苋这些易导致滑胎的食物和那些炸薯条、麻辣烫等不健康的食物外，大部分食物都是可以吃的，只要把握好量就可以了。

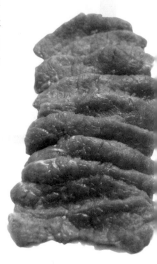

木耳

木耳质地柔软、味道鲜美，孕妈妈常吃可养血驻颜，还有利于保持身材。

祛斑
木耳有淡化黑色素、去斑的作用，同时木耳中含有大量的铁，能养血驻颜，令孕妈妈肌肤红润、容光焕发，并可防治缺铁性贫血。

防辐射
木耳中的胶质可吸附残留在人体消化系统内的灰尘、杂质及放射性物质，集中排出体外，从而起到清胃、涤肠、防辐射的作用。

芝麻

芝麻营养丰富，但每次不能多吃，否则容易长胖。

养血、保胎
芝麻具有养血的功效，常吃芝麻会让皮肤有光泽。其中含有的铜元素还会增强胎膜的弹性和韧性，预防胎膜早破。

滑肠、润肤
芝麻中含有丰富的维生素E、脂肪、蛋白质等，常吃可使皮肤保持柔嫩。习惯性便秘的孕妈妈，肠内留存的毒素会伤害肝脏，也会造成皮肤的粗糙，吃点芝麻能滑肠，缓解便秘情况。

花生

花生有"长生果"的美誉，富含蛋白质、维生素等多种营养成分，孕期吃些花生利于母婴健康。

滋养补气
花生最适宜体质虚弱的孕妈妈食用，有扶正补虚的功效。除此之外，花生还有生乳的功效，是产后妈妈不可或缺的食物。

利水消肿
花生具有健脾和胃、利水消肿的功效，适用于营养不良所致的体虚浮肿、小便不利等症状。

核桃

核桃是被公认的食疗佳品，孕期适当吃些有健脑益智的作用。

润肌肤、增智力
核桃含有 α - 亚麻酸及钙、磷、铁，是人体理想的肌肤美容剂，经常食用有滋润肌肤的作用，同时还能补心健脑，是孕妈妈和胎宝宝的理想食物。

利心脏、助安眠
核桃含有多种不饱和脂肪酸与单一非饱和脂肪酸，能降低胆固醇含量，利于孕期心脏的健康。吃些核桃，还有利于缓解失眠的症状。

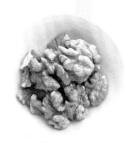

鸡蛋

鸡蛋含有丰富的维生素、矿物质和蛋白质，可满足孕期营养的需要。

健脑益智

鸡蛋对胎宝宝的神经系统和身体发育有很大的促进作用，有利于胎宝宝脑细胞的增长。

安胎止痒

随着腹部的增大、皮肤的抻拉，容易出现瘙痒的症状，适当吃鸡蛋有利于缓解此症状，其中含有的营养成分还利于安胎。

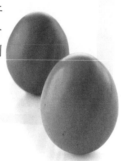

鸡肉

鸡肉肉质细嫩，滋味鲜美，适合多种烹调方法，而且脂肪含量相对少，孕妈妈适当吃些鸡肉，有滋补养身、温中益气的作用。

养心安神，滋阴润肤

鸡肉营养丰富，有温中益气的功效，孕妈妈常吃还可养心安神、滋阴润肤。同时，鸡肉也适用于贫血孕妈妈的身体调理。

健脾胃，增体力

鸡肉中的维生素、蛋白质含量很高，而且消化率高，很容易被人体吸收利用，有增强体力、强壮身体的作用。另外，鸡肉中还含有对胎宝宝生长发育有重要作用的磷脂。

养虚劳，强身体

鸡肉中蛋白质含量非常高，而且有益五脏、活血脉、强筋骨、补虚损的功效，能够帮助孕妈妈预防营养不良、乏力疲劳、贫血、虚弱等症状。

提高免疫力，预防感冒

鸡肉中含有大量的磷脂和维生素 A，对促进胎宝宝生长发育、帮助孕妈妈提高免疫力有重要意义。经常喝清淡的鸡汤，有助于预防感冒。

产科医生真心话

鸡肉是有营养，但是也分做法。那种油炸或者是加工重烤过的鸡肉不建议孕妈妈吃。孕妈妈最好是选择煲汤、炖食或炒食等方式，营养价值高，也利于吸收。鸡皮含脂肪较多，为了避免过多地摄入脂肪，可将鸡肉炖熟后，去掉鸡皮后食用。许多孕妈妈喜欢喝鸡汤，为了避免油腻可先将汤上的油撇去再食用。

鲫鱼

鲫鱼肉质细嫩，营养全面，是高蛋白质、高钙、低脂肪的食物，也是孕妈妈滋补的上好食材。

温中补虚，强身健体
鲫鱼所含的蛋白质质优、齐全、易于消化吸收，常食可增强机体的抗病能力。

健脾利湿，温中下气
孕妈妈在孕期易出现脾胃虚弱、水肿等症状，鲫鱼对此有很好的滋补食疗作用。鲫鱼对患有糖尿病的孕妈妈也有补益功效。此外，产后喝鲫鱼汤，还可补虚通乳。

鲤鱼

鲤鱼肉质细嫩、鲜美，有滋补、健胃、利水的作用，可预防和缓解孕期水肿。

安胎养胎
鲤鱼中富含维生素E、钾、镁、锌等，有利于胎宝宝的健康成长，是安胎养胎的好食材。

温补肠胃
鲤鱼中的蛋白质不但含量高，而且质量也很高，人体消化吸收率约可达到96%，常食有利于肠胃的健康。孕妈妈吃些鲤鱼还有助于提高免疫力。

虾

虾不腥无刺、口味鲜美，其肉质和鱼一样松软、易消化，孕妈妈常吃既补钙又补磷。

提精力、益体力
孕妈妈容易出现体倦、腰膝酸痛的症状，适当吃虾有利于症状的改善，并能长时间保持精力集中。虾中的磷、钙还有助于体力的恢复，减轻孕妈妈的疲惫。

保护心脏
胎宝宝的生长会使孕妈妈的内脏器官受到挤压，容易使孕妈妈出现心慌气短，心跳加速的现象。虾中含有的营养成分能很好地调节心血管系统，有利于心脏的健康。

紫菜

紫菜中的碘、钙、磷、蛋白质、核黄素、β-胡萝卜素等含量居各种蔬菜之冠，是孕妈妈应当摄取的"营养宝库"。

抗辐射
紫菜中含有硒，硒是一种重要的矿物质，能增强机体免疫功能，保护人体健康。常吃紫菜还能抗辐射、抗突变、抗氧化。

增强记忆，预防贫血
孕期容易出现记忆力下降、贫血等现象，紫菜中富含胆碱、钙、铁等，适当吃些可增强记忆、预防贫血，并能促进胎宝宝骨骼的生长。

芹菜

芹菜清香爽口，而且还富含膳食纤维、碳水化合物等营养成分，孕妈妈食欲缺乏时可选择食用。

清热解毒，助睡眠
在干燥的季节，孕妈妈会感到口干舌燥、气喘心烦，常吃芹菜有助于清热解毒、平息肝火。失眠的孕妈妈常吃芹菜有助于睡眠。

燃烧脂肪，利尿消肿
芹菜中的膳食纤维可促进肠道蠕动，促进多余脂肪燃烧，其中含有的利尿成分还可消除体内水钠潴留，利尿消肿。

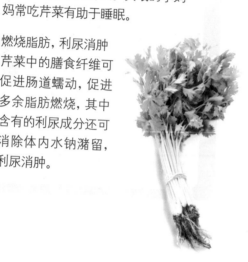

口蘑

口蘑味道鲜美，口感细腻软滑，富含维生素 D 等多种营养成分，是孕妈妈补充体力的最佳选择。

抗病毒、提高免疫力
口蘑中含有多种抗病毒成分，可辅助治疗由病毒引起的疾病。其中含有的硒元素，可促使孕妈妈体内血红蛋白的生成，防止过氧化物损害机体，从而提高免疫力。

利于骨骼健康
口蘑中含有大量的维生素 D，维生素 D 可促进钙的吸收，利于孕妈妈骨骼和牙齿的健康，同时也使胎宝宝受益。

油菜

油菜鲜嫩葱绿，清淡爽口，富含维生素、钙、铁，可保胎、安胎。

滋阴润肠
油菜中含有丰富的维生素、矿物质和膳食纤维，有利于促进孕妈妈的新陈代谢功能，从而起到滋阴润肠、预防上火及便秘、控制体重的功效。

补钙养血
油菜中含有丰富的钙、铁等人体所需的矿物质，可减少孕期缺钙、贫血造成的腿部抽筋、头晕失眠等症状。

产科医生真心话

有的孕妈妈在门诊里向我们反映，书上、网上、电视里经常说吃这个对宝宝好，吃那个对孕妈妈好，可是我不爱吃那些食物，怎么办？最好的办法就是用同类食材代替，比如说孕妈妈不爱吃芹菜，就改吃菠菜或油菜；不爱吃羊肉，那就吃牛肉、猪肉。也可以将不爱吃的食材和喜欢吃的食材搭配到一起，不用为这个发愁。

玉米

玉米不仅是人类粮食的主要来源，也是一种热门的保健食物，补充孕期营养又不会使体重增长过量，还是孕期预防便秘的好食材。

平稳血压
玉米中丰富的膳食纤维可预防便秘，有利于血压的稳定。而且经研究发现，每100克玉米能提供近300毫克的钙，几乎与乳制品中所含的钙差不多，丰富的钙可起到降血压的功效。孕期适当食用玉米可使身体保持健康。

美容养颜
玉米中的膳食纤维能加速排出体内毒素，其中天然的维生素E则有促进细胞分裂、延缓衰老的作用。玉米对孕期出现痘痘的皮肤能起到一定的修复作用，而且还能使肌肤更细嫩。

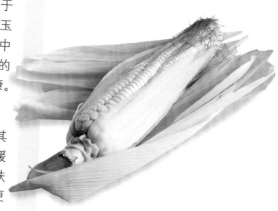

豆腐

豆腐营养丰富，素有"植物肉"之称，是孕妈妈补充营养的重要食物来源，也是素食孕妈妈的最佳食物。

补中益气、清热润燥
豆腐中含有多种矿物质，孕妈妈适当吃些豆腐，可增加营养，补充体力。常吃豆腐还有祛火的作用，因上火而经常便秘的孕妈妈可常吃。

助消化、增食欲
豆腐绵软适口，其中含有的蛋白质利于消化吸收。豆腐还有提振食欲的作用，凉拌或炒食均可。

黄豆

黄豆是"豆中之王"，是高钙、高蛋白质、低脂肪的食物，可作为孕期的补钙食物。

补营养、防抽筋
黄豆中富含钙、磷、钾等营养元素，可以预防孕期腿脚抽筋的情况。为了胎宝宝的健康成长，应适当吃些黄豆。

强健器官，聪明大脑
黄豆中的卵磷脂能促进脂溶性维生素的吸收，有强健人体各组织器官的功能。大豆卵磷脂是大脑的重要组成成分之一，可促进胎宝宝大脑的发育。

妈妈宝宝必需的 20 种营养素

在越来越重视营养补充的今天，孕妈妈对某些营养素的补充就显得特别重要。提示孕妈妈，与其去买各种营养素补品，不如在日常食材中充分摄入，健康又自然。另外，现在年轻的孕妈妈特别关注长胎不长肉的问题，实际上，科学摄入营养素，是壮宝宝、美妈妈的前提。

孕妈妈食用食材讲究新鲜，不论何种食材，新鲜程度越高，富含的营养元素就越多。而久置的食材会随着时间的增加流失很多营养元素，达不到补充营养、滋补身体的目的。而一些孕妈妈喜欢食用一些反季节的食材，反季节食材可能含有一定的激素，孕妈妈不适合长期、大量食用。

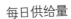

蛋白质

功效
促进胎宝宝生长发育。

每日供给量
每天保证 1 个鸡蛋、1 杯牛奶和 100~200 克肉类的摄入即可。

最佳来源
奶类如牛奶，肉类如牛肉、鸡肉等，蛋类如鸡蛋、鸭蛋等，以及鱼、虾等海产品；还有豆类及豆制品。此外，像芝麻、花生、核桃、松子等坚果的蛋白质含量均较高。

膳食纤维

功效
促进肠蠕动，预防便秘；防治妊娠糖尿病。

每日供给量
建议每天至少吃 3 份蔬菜以及 2 份水果（相当于摄入 500 克蔬菜、250 克水果）。

最佳来源
谷类（特别是一些粗粮）、豆类及一些蔬菜、薯类、水果等富含膳食纤维。如果肠胃不好，难以消化谷薯中的膳食纤维，则可选用绿叶蔬菜代替。

叶酸

功效
预防胎宝宝神经管畸形和唇裂。

每日供给量
怀孕前 3 个月开始补充，按照每天 400~600 微克的摄取量一直补充到孕后第 3 个月。

最佳来源
肝、肾、豆制品、甜菜、蛋类、鱼、绿叶蔬菜（如莴笋、芦笋、菠菜等）、坚果、柑橘以及全麦制品等食物，都含有丰富的叶酸。

碘

功效
甲状腺的重要组成物质；
维持人体新陈代谢。

每日供给量
孕期碘的摄入量应为每日 175 微克，相当于每日食用 6 克碘盐。

最佳来源
含碘丰富的食物有海带、紫菜、海蜇、海虾等海产品，如果因为妊娠反应需要忌口的话，在日常烹饪时要使用含碘食盐。在孕晚期，每周进食 1 次海带或使用含碘食盐，就能为孕妈妈补充足够的碘。

产科医生真心话

有的孕妈妈嫌麻烦，不爱用食补的方法，总是寄希望于各类维生素制剂，这样很容易出现补充过量的情况。维生素摄入如果过量也会造成危害，甚至比维生素缺乏还要严重。

实际上，只要正常均衡饮食，基本不会出现维生素缺乏症。而维生素中毒大都发生在过量服用维生素药片或者维生素保健品上。

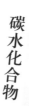

脂肪

功效
孕妈妈的能量储备；
促进胎宝宝大脑发育。

每日供给量
孕期的脂肪摄入量每日约为 60 克（包括烧菜用的植物油 25 克和其他食品中含的脂肪）。

最佳来源
含脂肪较多的食物包括各种油类，如大豆油、菜籽油、香油等；奶类、肉类、蛋类、坚果类、豆类含脂肪也很多。

碳水化合物

功效
为人体提供热能；
维持心脏和神经系统的正常活动。

每日供给量
保证每天摄入 150 克以上的碳水化合物。到孕中、晚期时，如果每周体重增加 350 克，说明碳水化合物摄入量合理。

最佳来源
富含碳水化合物的食物包括全谷类（大米、小麦、燕麦、高粱等）、薯类（红薯、土豆、芋头、山药）、新鲜水果（甘蔗、甜瓜、西瓜、香蕉、葡萄等）以及新鲜蔬菜。

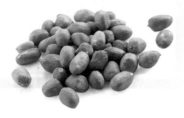

DHA

功效

人体必需的不饱和脂肪酸；
促进胎宝宝大脑细胞的发育。

每日供给量

世界卫生组织推荐，怀孕女性每日 DHA 的摄取量为 300 毫克。孕妈妈每日吃一条手掌大小的鱼，便可摄取足够的 DHA。

最佳来源

鱼虾类如鲈鱼、鲤鱼、沙丁鱼、鳝鱼、竹节虾等；禽类如鸡、鸭等。另外，坚果中含有的 α-亚麻酸也是制造 DHA 的原材料，孕妈妈也不能忽视。

β-胡萝卜素

功效

保护胎宝宝视力；
维持骨骼健康发育。

每日供给量

孕妈妈每日需摄取 6 毫克 β-胡萝卜素，即每天食用 1 根胡萝卜，就能满足自身和胎宝宝的营养所需。

最佳来源

β-胡萝卜素主要存在于深绿色或红黄色的蔬菜和水果中，如胡萝卜、西蓝花、菠菜、空心菜、甘薯、芒果、哈密瓜、杏及甜瓜等。

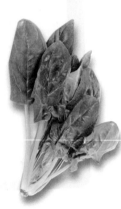

维生素 A

功效

增强机体抗病能力；
促进胎宝宝视力发育。

每日供给量

孕期维生素 A 的日摄入量以 3300 个国际单位(相当于 1000 毫克)为宜。80 克鳗鱼、65 克鸡肝、75 克胡萝卜、125 克圆白菜或 200 克金枪鱼中的任何一种，就能满足孕妈妈的每日所需。

最佳来源

天然维生素 A 只存在于动物体内，如动物肝脏、鱼肝油、奶类、蛋类及鱼卵。胡萝卜、菠菜、苋菜、芒果等富含的胡萝卜素可以在人体内转化成维生素 A。

产科医生真心话

绿色蔬菜富含各种维生素，孕妈妈可以每天将蔬菜和水果榨成汁，作为饮品饮用。这样既能补充维生素和水分，又能提升胃口，减轻孕吐等不适症状。过去不常吃绿色蔬菜的孕妈妈，在孕期更要注意合理食用蔬菜，为胎宝宝的发育提供全面的各类维生素和矿物质，也为自身在产后身体的恢复或哺乳打下良好的物质基础。

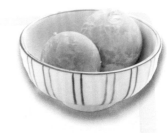

维生素 B₁

功效
调节体内糖代谢；
有助于缓解疲劳。

每日供给量
整个孕期都要求维生素 B₁ 的每日摄入量为 1.5 毫克，定期吃些糙米饭可补充维生素 B₁。

最佳来源
维生素 B₁ 存在于粮谷类、豆类、坚果类中，尤其在粮谷类的表皮部分含量更高。在动物内脏(如猪心、猪肝)、蛋类(如鸡蛋、鸭蛋)、绿叶菜(如芹菜叶、莴笋叶)中含量也较高。

维生素 B₂

功效
维持人体的正常代谢；
利于铁元素的吸收。

每日供给量
孕期维生素 B₂ 的每日摄入标准是 1.7 毫克，孕期的正常饮食都能满足这个需求。

最佳来源
动物性食物中维生素 B₂ 含量较高，尤以肝脏、心、肾脏中最为丰富，奶、奶酪、蛋黄等食物中含量也不少。

维生素 B₁₂

功效
是人体三大造血原料之一；
利于消除疲劳、恐惧、气馁等不良情绪。

每日供给量
孕期推荐量为每日 2.6 毫克，2 杯牛奶(500 毫升)就可以满足孕期一天中维生素 B₁₂ 的需要。

最佳来源
主要存在于动物食品中，如动物肝脏、肉类、乳制品、鱼、贝类和蛋类等，尤其是牛肉和动物肝脏(如牛肾、猪肝、猪心、猪肠等)含量很丰富。

维生素 C

功效
增加抗病能力；
预防胎宝宝发育不良。

每日供给量
孕期推荐量为每日 130 毫克。满足这个需求的有半个番石榴，90 克紫甘蓝，2 个猕猴桃，150 克草莓，1 个柚子，半个番木瓜，150 克菜花或 250 毫升橙汁。

最佳来源
多存在于新鲜蔬果中。水果中的柑橘、草莓、猕猴桃等含量最高；蔬菜中以西红柿、豆芽含量最多。

维生素 D

功效
调节钙和磷的吸收和代谢。

每日供给量
孕期推荐量为每日 10 微克，如果有足够的日照时间，再选择以下食物中的任何一 份，就足够了：50 克鳗鱼或 2 个鸡蛋加 150 克蘑菇。

最佳来源
晒太阳时间以每周 2 次，每次 10~15 分钟。含维生素 D 丰富的食物有鱼肝油、动物肝脏、蛋黄、奶类(脱脂奶除外)、鱼、虾、香菇、白萝卜干等。

维生素 E

功效
延缓衰老；
预防先兆流产，保胎安胎。

每日供给量
孕期推荐量为每日 14 毫克。孕妈妈用富含维生素 E 的植物油炒菜，即可获得所需的摄入量。

最佳来源
各种植物油(麦胚油、葵花子油、玉米油、香油)、谷物的胚芽、绿色蔬菜、肉类、奶油、奶、蛋等都是维生素 E 非常好的来源。

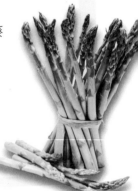

钙

功效分析
人体必需的常量元素；
维持胎宝宝牙齿和骨骼发育。

每日供给量
孕早期每日 800 毫克、孕中期每日 1000 毫克、孕晚期每日 1200 毫克为宜。每日饮用 200~300 毫升牛奶就能满足孕期需求。

最佳来源
奶和奶制品是钙的优质来源，虾皮、芝麻酱、大豆、萝卜缨也能提供丰富的钙质。含钙高的食物要避免和草酸含量高的食物(如菠菜)同时食用，以免影响钙质吸收。

产科医生真心话

虽然孕期补钙很重要，但是盲目补钙不可取。孕妈妈如果大量加服钙片，胎宝宝易得高血钙症，还会影响出生之后的体格和容貌，这绝不是我们医生危言耸听，国外已有"刚出生的宝宝就有牙齿"的报道，这很可能就是怀孕期间补钙过量导致的，所以孕妈妈如要补充钙制剂，一定要在医生的指导下服用。

铁

功效
预防贫血；
改善孕期睡眠质量。

每日供给量
孕期铁的需求达到孕前的 2 倍，孕早期每日至少 15~20 毫克，孕晚期每天摄入量为 20~30 毫克。

最佳来源
食物中的铁分为血红素铁和非血红素铁。血红素铁主要含在动物血液、肌肉、肝脏中。植物性食品中的铁均为非血红素铁，主要含在各种粮食、蔬菜、坚果等食物中。而猪肝、菠菜均含有丰富的铁。

α - 亚麻酸

功效
为人体必需脂肪酸；
组成大脑细胞和视网膜细胞的重要物质；
优化遗传基因。

每日供给量
世界卫生组织建议孕产期日补充 1000 毫克 α - 亚麻酸为宜。

最佳来源
亚麻子油是从亚麻的种子中提取的油类，其中富含超过 50% 的 α - 亚麻酸。含 α - 亚麻酸多的食物还包括核桃，深海鱼虾类（如石斑鱼、鲑鱼、海虾等）。

锌

功效
提高人体免疫力；
预防胎宝宝畸形、脑积水等疾病。

每日供给量
孕期每日推荐量为 20 毫克，从日常的海产品、肉类、鱼类中可以得到补充。如果缺锌，可以按照医生给开的补剂来补充。

最佳来源
锌在牡蛎中含量丰富，鲜鱼、牛肉、羊肉、贝壳类海产品中也含有比较丰富的锌。谷类中的植酸会影响锌的吸收，孕妈妈补锌应以动物性食品为宜。

镁

功效
促进对钙的吸收；
对胎宝宝的肌肉、骨骼发育至关重要。

每日供给量
孕妈妈对镁的摄入量每日约为 450 毫克。每星期可吃两三次花生，每次 5~8 颗便能满足对镁的需求。

最佳来源
可在馒头、面包上抹些花生酱，或者适当吃一些绿叶蔬菜、坚果类、全麦食品等，都可以补充镁。

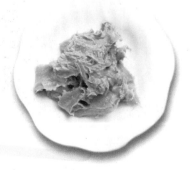

孕1月饮食方案

孕早期是胎宝宝脑细胞形成数目能否达到正常的关键期。胚胎所需的营养是直接从子宫内膜储存的养料中获得的，而子宫内膜所含营养的状况是在孕前就形成的，它的营养也自然影响着胚胎发育的质量，可以说孕妈妈早期的营养和补充是胎宝宝能否健康发育的关键。

孕1月饮食宜忌

宜

宜继续补充叶酸

孕妈妈不要忘记继续补充叶酸，这有助于预防胎宝宝神经管缺陷。多吃一些含叶酸多的食物，如菠菜、油菜等绿叶蔬菜以及动物肝脏，有益于胎宝宝神经系统和大脑的发育。

增加蛋白质和维生素的摄入

足量、优质的蛋白质可保证受精卵的正常发育，而维生素对保证早期胚胎器官的形成发育有重要影响，及时补充蛋白质和维生素，还可以帮助孕妈妈增强物质代谢的热能所需，让孕妈妈尽快适应怀孕的需要。孕妈妈要吃天然的五谷杂粮、新鲜果蔬补充这些营养。

宜每天喝一杯牛奶

牛奶中含有较多的钙、维生素A、维生素D等营养元素，牛奶中的钙最容易被孕妈妈吸收。因此，孕妈妈应每天摄入一杯牛奶。

宜适量吃些豆类食品

豆类食品可以补充蛋白质、脂肪、钙及B族维生素、不饱和脂肪酸、磷脂等，有助于胎宝宝大脑及神经系统的发育，因此多吃豆类食品可保证胎宝宝健康成长，使胎宝宝更聪明。

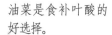

油菜是食补叶酸的好选择。

产科医生真心话

有些孕妈妈是意外怀孕，当我们告诉她们已怀孕时，她们第一反应就是"完了，还没吃叶酸呐，对孩子会不会有影响"。其实即便孕前没有补充叶酸，但是从发现怀孕时再开始补充仍然可以降低胎宝宝发育异常的危险。因为怀孕后的前3个月正是胎宝宝神经管发育的关键时期，补充足够的叶酸可以明显降低神经管畸形。

不宜

不宜吃生冷食物

生冷食物因没有经过高温加热，可能会有细菌，孕妈妈食后易引起肠胃不适。此外，孕妈妈的肠胃对冷的刺激非常敏感，常吃生冷食物易引起肠胃血管收缩，造成食欲缺乏、消化不良。而且胎宝宝对冷刺激也很敏感，容易导致流产。

不宜草率服用感冒药

怀孕初期，有些孕妈妈会出现类似感冒的症状，不要草率地去吃药，因为这可能是小宝宝到来的前兆。此外，当出现犯困、嗜睡时，也不要以为是工作太累而用咖啡来激发身体的动力，而应该考虑到可能是怀孕了。

不宜吃罐头食品

孕妈妈不宜多吃罐头食品。罐头食品在生产中往往是经过高温蒸煮等杀菌程序，其营养价值不如新鲜食物。此外，为了保持产品的新鲜程度以及美观性，大多数罐头食品在制作过程中会加入防腐剂、人工色素、甜味剂等添加剂。长期大量食用罐头食品，摄入有害物质过多，易对孕早期胚胎组织产生不良影响。

不宜喝久沸或反复煮沸的开水

水在反复沸腾后，水中的亚硝酸银、亚硝酸根离子以及砷等有害物质的浓度相对增加，所以长期饮用久沸的开水后，会导致血液携氧能力下降，从而危害孕妈妈和胎宝宝的健康。

早餐不宜吃油条、油饼

孕妈妈整个孕期最好都不要吃油条、油饼。因为经高温加工的油炸淀粉类食物中丙烯酰胺含量较高，此类物质经人体吸收后易与DNA上的鸟嘌呤结合，形成加合物，导致遗传物质损伤和基因突变，对胎宝宝产生不良影响；同时，炸油条、油饼使用的原料明矾中含有铝，可通过胎盘侵入胎宝宝大脑，影响胎宝宝智力发育。

经常吃油条、油饼还会增加热量的摄入。因为食物经油炸后，原本不含或含脂肪极少的，其脂肪会成倍地增加。比如 100 克富强粉含脂肪为 1.1 克，制成油条后脂肪含量增至 25.9 克，制成油饼后脂肪含量可增至 40 克。脂肪是高热能的食物，而且吸收率高，过多摄入必然导致热量过剩，孕妈妈的体重增长就会超标。

冰激凌中含有多种色素和添加剂，孕妈妈不宜吃。

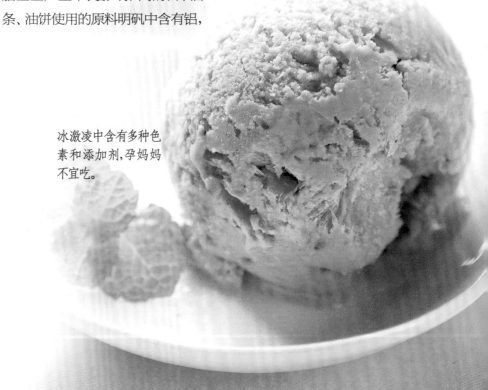

长胎不长肉营养食谱

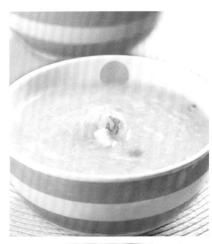

鲜虾豆腐汤

原料：豆腐 1 块，鸡蛋 2 个，虾、胡萝卜、盐、高汤、淀粉各适量。

做法：① 将豆腐切小丁；虾去皮后在背部切一刀；胡萝卜切丁；鸡蛋打散。② 高汤倒锅中煮开后，加入胡萝卜丁、豆腐丁、虾仁，调入盐，再倒鸡蛋液煮熟。③ 最后用淀粉勾芡即可。

营养功效：豆腐和虾仁都是优质蛋白质的好来源，极易被人体吸收。这道汤营养丰富不油腻，是一道滋补又不会长肉的美食。

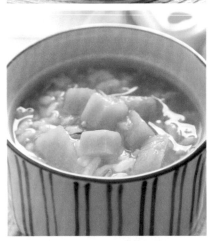

燕麦南瓜粥

原料：燕麦、大米各 50 克，南瓜 1 块。

做法：① 南瓜洗净削皮，切成小块；燕麦、大米洗净，浸泡半小时。② 燕麦、大米加水适量，大火煮沸后换小火煮 20 分钟；然后放入南瓜块，继续用小火煮 10 分钟即可。

营养功效：南瓜和燕麦含丰富的膳食纤维，同时还含有丰富的碳水化合物，能为受精卵的形成提供充足的营养和热量。同时，常食此粥还能预防便秘，排毒养颜。

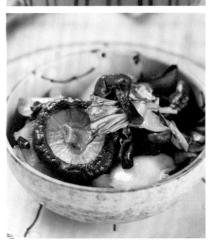

香菇炒油菜

原料：油菜 8 棵，干香菇 5 朵，盐、淀粉、白砂糖各适量。

做法：① 油菜洗净，沥干水分，掰开；干香菇泡发后洗净。② 油锅烧热，放入油菜与盐，快炒均匀后，盛盘。③ 另起油锅，烧热，以中火先将香菇炒香，放入所有调料和少许水略烧，盛入油菜盘即可。

营养功效：油菜含有丰富的维生素，尤其是叶酸的含量较高，特别适合孕妈妈孕早期补充叶酸食用。

鱿鱼炒茼蒿

原料：鲜鱿鱼 2 条，茼蒿 3 棵，葱花、姜丝、盐、香油各适量。

做法：① 鱿鱼去头，洗净切丝，氽水捞出；茼蒿择洗干净切段。② 油锅烧热，下入葱花、姜丝爆炒出香味，放入茼蒿煸炒至变软，加入鱿鱼丝、盐、稍加翻炒，淋上香油，出锅装盘即可。

营养功效：鱿鱼炒茼蒿含有丰富的蛋白质和叶酸，能为受精卵的着床以及胚胎的快速发育提供充足的营养。

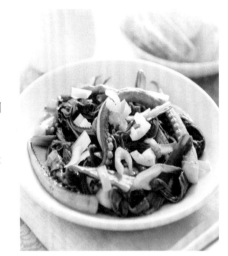

甜椒炒牛肉

原料：牛里脊肉 100 克，甜椒 200 克，淀粉、盐、蛋清、姜丝、酱油、高汤、甜面酱各适量。

做法：① 牛里脊肉洗净、切丝，加盐、蛋清、淀粉拌匀；甜椒切丝；酱油、高汤、淀粉调成芡汁。② 油锅烧热，下甜椒丝炒至断生，盛出备用；另起油锅烧热，下牛肉丝炒散，放入甜面酱，加甜椒丝、姜丝炒香，勾芡翻炒均匀即可。

营养功效：牛肉营养丰富且脂肪含量相对低，具有补脾和胃、益气补血的功效，对强健孕妈妈的身体、长胎不长肉十分有益。

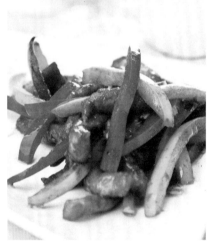

蛋肉糕

原料：三分肥七分瘦的猪肉馅 100 克，鸡蛋 1 个，盐、酱油、香油、淀粉、葱末各适量。

做法：① 在猪肉馅中加入葱末，再倒入适量酱油，调入淀粉和盐；倒入适量香油搅拌均匀。② 把搅好的肉馅用小勺在碗里(或者用模具固定)按平。③ 在上面打上一个生鸡蛋；把蛋肉糕的雏形放到已经上汽的蒸锅里，大火蒸 15 分钟。

营养功效：鸡蛋和猪肉相结合，能够给孕妈妈提供丰富的蛋白质。

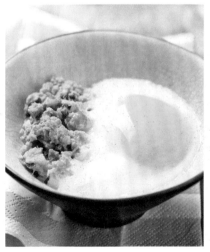

孕2月饮食方案

孕2月往往是妊娠反应最强烈的阶段，有的孕妈妈还会出现体重下降的情况，所以此时孕妈妈不用刻意让自己多吃些什么，只要根据自己的口味选择喜欢吃的食物就可以了。少吃多餐，能吃就吃，是这个时期孕妈妈饮食的主要方针。

孕2月饮食宜忌

宜

宜多吃开胃清淡食物

孕早期是妊娠反应较严重的时期，孕妈妈可以多吃些开胃的清淡食物，有助于减轻孕吐反应。妊娠反应严重的孕妈妈，因为剧烈的呕吐容易引起体内的水盐代谢失衡，所以，要注意补充水分，多吃新鲜水果和蔬菜。为了减轻妊娠反应带来的恶心、厌食，避免影响孕妈妈的正常饮食，可以通过改变烹饪方法和食物种类，采取少食多餐的形式，来保证孕妈妈的营养需求。

宜多吃天然酸味食物

不少孕妈妈在孕早期嗜好酸味食物，但要注意一定要选择天然酸味食物。加工过的酸味食品中含有某些有害物质，母体摄入过量可影响胚胎细胞的正常分裂增生，孕妈妈不宜多吃。生活中有很多天然酸味的食物，如橘子、草莓、西红柿、樱桃、杨梅、石榴、海棠果、葡萄等，孕妈妈想吃酸味食物时，不妨多吃这些天然食物。

孕早期宜及时补充水分

妊娠反应严重的孕妈妈，因为剧烈的呕吐容易引起体内的水和电解质代谢失衡，所以要注意补充水分。要多吃新鲜水果和蔬菜，饮食不可过咸，应多食用清淡可口、易消化的米粥、汤类。

宜吃鱼，宝宝更聪明

孕妈妈多吃鱼，有益于胎宝宝机体和大脑的健康发育。淡水鱼里常见的鲈鱼、鲫鱼、草鱼、鲢鱼、黑鱼，深海鱼里的三文鱼、鳕鱼、鳗鱼等，都是不错的选择。孕妈妈尽量不要只吃一种鱼，而要吃不同种类的鱼。保留营养最佳的方式就是清蒸，用新鲜的鱼炖汤也是保留营养的好方法，并且特别易于消化。

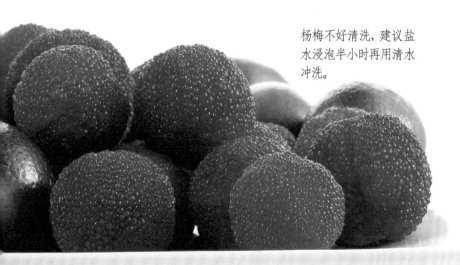

杨梅不好清洗，建议盐水浸泡半小时再用清水冲洗。

不宜

不宜过饥

孕早期，孕妈妈可能会经常感到饥饿，还会感觉胃灼热。为了避免这种情况，孕妈妈要准备一些零食，如小蛋糕、面包、坚果等，可以在饿的时候食用。

不宜马上进补

有的孕妈妈知道自己怀孕之后，马上就开始进补。其实现在胎宝宝还很小，对营养需求也不大，孕妈妈只要维持正常饮食，保证质量就可以了。如果孕妈妈经常服用温热性的补药、补品，如人参、鹿茸、桂圆等，会加剧孕吐、便秘等症状。

不宜强迫自己进食

孕妈妈尽量避免可能觉得恶心的食物或气味。如果觉得好像吃什么都会恶心，那就吃些能提起胃口的东西，哪怕这些食物不能达到营养均衡也不要紧。不要想着为胎宝宝补充营养而强迫自己进食，这样只会适得其反。

不宜过量吃鱼肝油

鱼肝油对胎宝宝的骨骼发育有诸多好处，但是鱼肝油切勿滥用，以免对宝宝不利。

维生素D补充过多，会引起胎宝宝主动脉的硬化，对其智力发育造成不良影响，还会导致肾损伤及骨骼发育异常，使胎宝宝出现牙滤泡移位，出生不久就有可能萌出牙齿，导致宝宝早熟。所以孕妈妈不宜过量服用鱼肝油，可经常到户外晒晒太阳，在阳光的照射下，自身制造的维生素D就可以保证胎宝宝的正常发育，健康又自然。

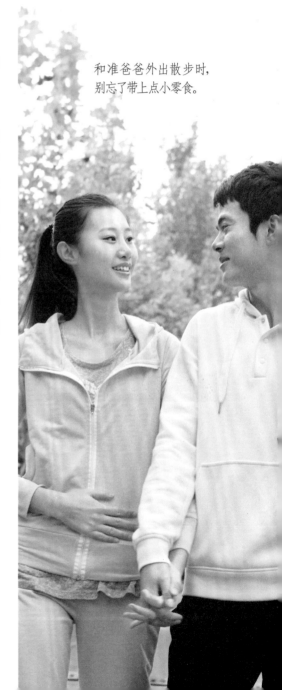

和准爸爸外出散步时，别忘了带上点小零食。

产科医生真心话

孕吐是正常的生理反应，孕妈妈切不可自行用止吐药止呕，这样会妨碍胎宝宝的生长发育。另外，尿频也是孕妈妈最常有的症状。这是由于子宫变大，向前压迫了膀胱，导致膀胱容量减少，反射性尿意增强。这是生理性的，不需要特别治疗，而且会持续整个孕期。孕妈妈尽量不要憋尿，以免造成尿路感染，加重尿频。

长胎不长肉营养食谱

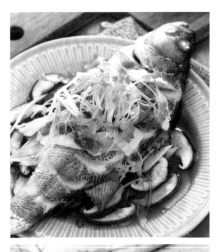

清蒸鲈鱼

原料：鲈鱼1条，香菇2朵，蒸鱼豉油、火腿片、笋片、香菜叶、姜丝、葱丝、盐各适量。

做法：① 将鲈鱼去鳞、去腮、去内脏，洗净，两面划几刀，抹匀盐后放盘中腌5分钟。② 将葱丝、姜丝、火腿片、笋片铺在鲈鱼身上；香菇洗净、切片，放入盘中，上蒸锅蒸15分钟。③ 取出，加入蒸鱼豉油，点缀上香菜叶即可。

营养功效：鲈鱼肉质白嫩，常食可滋补健身，提高孕妈妈免疫力，是增加营养又不会长胖的美食。

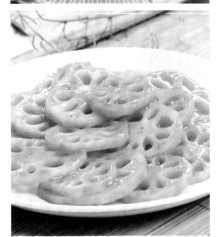

糖醋莲藕

原料：莲藕200克，盐、白糖、米醋、香油、花椒、葱花各适量。

做法：① 将莲藕削皮，洗净，切成薄片。② 油锅烧热，投入花椒，炸香后捞出，再下葱花略煸，倒入藕片翻炒，加入盐、白糖、米醋，继续翻炒，待藕片成熟，淋入香油即可。

营养功效：此菜味道酸甜适中，可缓解孕吐。莲藕含有丰富的维生素C及钙、磷、铁等多种营养素，有止血、止泻的功效，有利于保胎，防止流产。

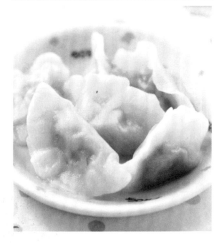

蔬菜虾肉饺

原料：饺子皮15张，猪肉150克，干香菇3朵，虾5只，鲜玉米粒50克，胡萝卜40克，盐、五香粉、泡香菇水各适量。

做法：① 胡萝卜切小丁；干香菇泡发后切小丁；去头、去壳的虾切丁。② 将猪肉和胡萝卜丁一起剁碎，放入香菇丁、虾丁、玉米粒，搅拌均匀；再加入盐、五香粉、泡香菇水制成肉馅。③ 饺子皮包上肉馅，煮熟即可。

营养功效：这道主食中含有丰富的蛋白质、卵磷脂，除此之外，还含有B族维生素，可为胚胎的健康发育提供充足的营养。

琥珀核桃

原料：核桃 4 颗，冰糖、蜂蜜各适量。

做法：① 把冰糖放入水中煮溶，糖水有点黏稠的时候关火。② 把蜂蜜放入糖水中，搅拌均匀。③ 核桃洗净，擦去水分放入蜂蜜糖水中搅拌均匀。④ 将糖水核桃放入烤箱，温度调到 160~170℃，烘烤 10 分钟左右即可。

营养功效：本月胎宝宝神经系统开始分化，核桃中的不饱和脂肪酸和多种矿物质能滋养脑细胞，帮助脑细胞增殖。

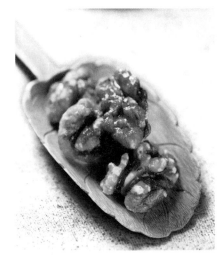

菠菜鱼片汤

原料：鲫鱼肉 250 克，菠菜 100 克，葱段、姜片、盐各适量。

做法：① 将鲫鱼肉切成 0.5 厘米厚的薄片，加盐腌 30 分钟。② 菠菜择洗干净，切成 5 厘米长的段，用沸水焯一下。③ 油锅烧至五成热，下葱段、姜片爆香，放鱼片略煎，加水煮沸，用小火焖 20 分钟，投入菠菜段，稍煮片刻即可。

营养功效：菠菜中含有丰富的矿物质、维生素及膳食纤维，可以为孕妈妈补充丰富的营养。

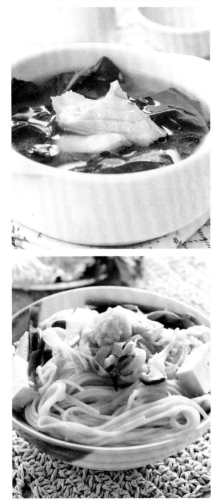

什锦面

原料：面条 100 克，鸡肉、胡萝卜各 50 克，香菇、海带丝各 20 克，豆腐 30 克，鸡蛋 1 个，油菜 1 棵，香油、盐、鸡骨头各适量。

做法：① 将鸡骨头和洗净的海带丝一起熬汤；香菇、胡萝卜、油菜洗净切丝；豆腐洗净切条。② 把鸡肉剁成肉馅加入鸡蛋清后揉成小丸子，在开水中余熟。③ 把面条放入熬好的汤中煮熟，放入香菇丝、胡萝卜丝、油菜丝、豆腐条和小丸子煮熟，最后调入盐、香油即可。

营养功效：什锦面营养均衡，含有多种营养素和膳食纤维，开胃、易消化，适合孕妈妈补充体力之用。

孕3月饮食方案

这个月是胎宝宝脑细胞发育非常活跃的时期，应该大量摄取有益于促进大脑发育的食物。孕妈妈虽然会有诸多不适应和不舒服的时候，但一定要坚强应对，尽量为胎宝宝多储备一些优质的营养物质，以满足他的成长所需。

孕3月饮食宜忌

宜

宜吃抗辐射的食物

在工作和生活当中，电脑、电视、空调等电器都能产生辐射。孕妈妈应多食用一些富含优质蛋白质、磷脂、B族维生素的食物，例如鱼、虾、粗粮、深绿色蔬菜等，可抗辐射，保持身体健康。具有防护效果的鲜艳蔬菜：红色蔬果有西红柿、红葡萄柚等；绿色蔬果有油菜、芥菜、圆白菜、猕猴桃等。另外，白色食物如蘑菇、海产品、大蒜，黑色食物如黑芝麻等也有抗辐射效果。

宜每周吃两三次猪肝

猪肝富含铁和维生素A。为使猪肝中的铁更好地被吸收，建议孕妈妈坚持少量多次的原则，每周吃两三次，每次吃25~30克。因为大部分营养素摄入量越大，则吸收率越低，所以不要一次大量食用。

宜每天吃一个苹果

在孕早期，孕妈妈的妊娠反应比较严重，口味比较挑剔。这时不妨吃个苹果，不仅可以生津止渴、健脾益胃，还可以有效缓解孕吐。

不宜

不宜多吃鸡蛋

鸡蛋中含有孕妈妈和胎宝宝都需要的蛋白质以及多种营养元素。从中医角度来说，鸡蛋可以安宫养胎。但是如果孕妈妈过多食用鸡蛋，容易引起腹胀、食欲缺乏等症状，还可能导致胆固醇增高，不利于孕期保健。所以，建议孕妈妈每天吃1个鸡蛋为宜，最多不要超过2个。

不宜吃腌制食品

腌制食品，如香肠、腌肉、熏鱼、熏肉等食物中含有可导致胎宝宝畸形的亚硝胺，所以孕妈妈不宜多吃、常吃，最好是不吃。另外，这类食品营养匮乏，维生素含量较少，且容易滋生细菌，会影响孕妈妈和胎宝宝的健康。

同样，各种咸菜、咸甜菜肴和其他过咸的食物也尽量少吃，逐渐养成清淡饮食，能减少孕期水肿和高血压的危险。

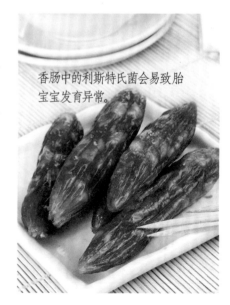

香肠中的利斯特氏菌会易致胎宝宝发育异常。

长胎不长肉营养食谱

松仁玉米

原料：鲜玉米粒 100 克，胡萝卜 50 克，豌豆、松仁各 20 克，葱花、盐、白糖、水淀粉各适量。

做法：① 胡萝卜洗净切丁；豌豆、松仁洗净，备用。② 油锅烧热，放入葱花煸香，然后下胡萝卜丁、鲜玉米粒翻炒，再下豌豆翻炒至熟，加盐、白糖调味，加松仁，出锅前用水淀粉勾芡即可。

营养功效：玉米富含膳食纤维，可清除宿便，利于控制体重；松仁含有维生素 E、DHA 和镁元素，能满足本月胎宝宝骨骼、肌肉和大脑快速发育的需求。

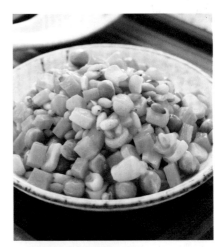

鲍汁西蓝花

原料：西蓝花 1/2 棵，百合 20 克，鲍鱼汁适量。

做法：① 西蓝花洗净，切小块，用沸水烫过；百合洗净。② 油锅烧热，倒入西蓝花和百合翻炒，再加入适量水，炒 2 分钟后起锅，浇入适量鲍鱼汁即可食用。

营养功效：西蓝花吸入鲍鱼汁的鲜美之味，口感极佳。另外，西蓝花中的维生素 E 可帮助孕妈妈安胎保胎。

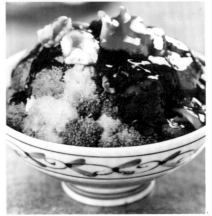

三色肝末

原料：猪肝 30 克，胡萝卜 40 克，洋葱 1/2 个，西红柿 1 个，菠菜 20 克，高汤、盐各适量。

做法：① 将猪肝、胡萝卜分别洗净，切碎；洋葱剥去外皮切碎；西红柿用开水烫一下，剥去外皮，切丁；菠菜择洗干净，用开水烫过后切碎。② 分别将切碎的猪肝、洋葱、胡萝卜放入锅内并加入高汤煮熟，再加入西红柿丁、菠菜碎、盐略煮片刻即可。

营养功效：此菜清香可口，明目补血功效显著。洋葱可补充硒元素，保护胎宝宝心脑发育。

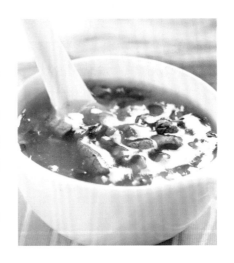

孕4月饮食方案

进入孕4月，大多数孕妈妈的妊娠反应逐渐消失，胃口也渐渐变好，而胎宝宝的发育开始加速，所需营养大大增加，孕妈妈需要摄入的营养也应逐步增加。如果孕妈妈摄入的营养素不足，胎宝宝就会同母体抢夺营养素，因此孕妈妈要注意营养的补充。

产科医生真心话

来门诊定期产检的孕妈妈对均衡饮食特别关注，现将孕中、晚期孕妈妈每日饮食结构列举如下。

谷类：350~450克，其中杂粮不少于1/5；鱼、禽、瘦肉：交替选用约150克；鸡蛋：每日1个；蔬菜：500克，其中绿叶菜不少于300克；水果：200克；牛奶、酸奶：250~500克，或相当量的奶制品（如奶粉35~70克）；植物油：20~25克。

孕4月饮食宜忌

宜

宜饮食均衡

进入孕中期，孕妈妈会觉得舒服多了，孕吐减轻，有精神了，也有胃口了，这时就好好地享受美食吧。在享受美食的同时还要认真了解各种食物所含营养，尽量做到注意饮食均衡，满足胎宝宝的成长需要。

宜喝煮开的豆浆

豆浆不但要煮开，煮的时候还要敞开锅盖，煮沸后继续加热3~5分钟，使泡沫完全消失，让豆浆里的有害物质随着水蒸气挥发掉。每次饮用250毫升为宜。另外，自制豆浆尽量在2小时以内喝完。

不宜

不宜过量补钙

孕妈妈缺钙可诱发手足抽筋，胎宝宝也易得先天性佝偻病和缺钙抽搐。但是如果孕妈妈补钙过量，胎宝宝可能患高血钙症，不利于胎宝宝发育，且有损胎宝宝颜面美观。一般来说，孕妈妈在孕早期每日需钙量为800毫克，孕中后期，增加到1100毫克。这并不需要特别补充，只要从日常的鱼、肉、蛋、奶等食物中合理摄取即可。

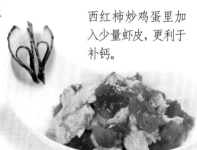

西红柿炒鸡蛋里加入少量虾皮，更利于补钙。

不宜多吃火锅

大家在吃火锅时，习惯把鲜嫩的肉片放到煮开的汤料中稍稍一烫即食，这种短暂的加热不能杀死寄生在肉片细胞内的弓形虫幼虫，进食后幼虫可在肠道中穿过肠壁随血液扩散至全身。孕妈妈受感染时多无明显不适，或仅有类似感冒的症状，但幼虫可通过胎盘传染给胎宝宝，严重者可发生流产、死胎，或影响胎宝宝大脑的发育而发生小头、大头（脑积水）或无脑儿等畸形。因此，孕妈妈最好不吃火锅，如果特别想吃，可在家吃，而且尽量避免用同一双筷子取生食物及进食。

长胎不长肉营养食谱

西红柿猪骨粥

原料：西红柿 2 个，猪骨 300 克，大米 100 克，盐适量。

做法：① 猪骨剁成块；西红柿洗净，切块；大米洗净，浸泡。② 锅置火上，放入猪骨和适量水，大火烧沸后改小火，熬煮 1 个小时。③ 放入大米、西红柿块，继续熬煮成粥；待粥熟时，加盐即可。

营养功效：此粥黏糯适口，含有丰富的蛋白质、脂肪、碳水化合物和钙、胡萝卜素等，孕妈妈常喝可预防宝宝软骨病的发生。

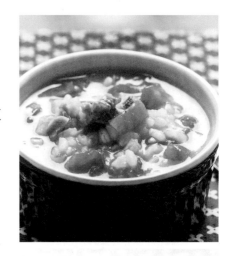

凉拌空心菜

原料：空心菜 200 克，蒜末、盐、香油各适量。

做法：① 空心菜洗净，放入沸水中焯 1 分钟，捞出，切段。② 蒜末、盐与少量水调匀后，浇入热香油；再和空心菜拌匀即可。

营养功效：空心菜中的膳食纤维含量极为丰富，可为孕妈妈轻松排毒。同时富含胡萝卜素，能够为胎宝宝视力发育提供助力。

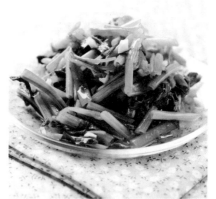

紫薯山药球

原料：紫薯 1 根，山药 1/2 根，炼奶适量。

做法：① 紫薯、山药洗净，去皮，蒸烂后压成泥。② 在紫薯山药泥中混入适量蒸紫薯的紫水，然后分别拌入炼奶后混合均匀。③ 揉成球形即可。

营养功效：山药含有氨基酸、胆碱、维生素 B_2、维生素 C 及钙、磷、铜、铁、碘等多种营养素，能满足胎宝宝本月身体发育所需。

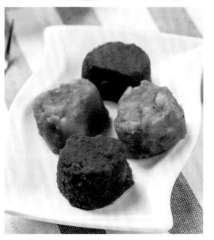

孕 5 月饮食方案

这个月，孕妈妈能更加真切地感受到胎宝宝了。为适应孕育宝宝的需要，孕妈妈需要充足的蛋白质和能量。考虑到胎宝宝骨骼发育和即将开始的视网膜发育，孕妈妈还应注意补充维生素 A 和钙。此阶段孕妈妈可由三餐改为五餐，实行少吃多餐的原则。

产科医生真心话

到了孕 5 月，不少孕妈妈向我们反映最近食欲不好了，这是因为随着胎宝宝的生长，孕妈妈胃部受到挤压，容量减少，解决的办法就是选择体积小、营养价值高的食品，要少食多餐，可将全天所需食物分五六餐进食。在热能的分配上，早餐的热能占全天总热能的 30%，要吃得好；午餐的热能占全天总热能的 40%，要吃得饱；晚餐的热能占全天总热能的 30%，要吃得少。

孕 5 月饮食宜忌

宜

宜食芹菜缓解失眠

有些孕妈妈为了免受失眠的困扰，会选择服用安眠药，但大多数具有镇静、抗焦虑和催眠作用的药物会对胎宝宝产生不利影响，所以这是绝对禁止的。平时可以选择一些具有镇静、助眠作用的食物进行食疗，如芹菜可分离出一种碱性成分，对孕妈妈有镇静作用，有安神、除烦的功效。如果睡眠质量差到忍无可忍，可以适当选用安神的中药，但一定要在医生的指导下服用。

宜控制外出用餐次数

孕妈妈要注意控制外出用餐次数，因为大部分餐厅提供的是多油、多盐、多糖、多味精的菜肴。不得不在外就餐时，应减少红色肉类的摄入量，就餐时间控制在 1 小时内。

不宜

不宜只吃精米精面

许多孕妈妈把精米、精面当成高级食品，在怀孕期间只吃精细加工后的精米、精面，殊不知这样容易导致营养失衡。长期食用精白米或出粉率低的面粉，如富强粉，会造成维生素和矿物质的缺乏，尤其是 B 族维生素的缺乏，影响孕妈妈的身体健康和胎宝宝的生长发育。孕妈妈多吃些粗粮，无论是对母体还是对胎宝宝的发育均有益处。建议日常饮食要做到粗细搭配，精米、精面作为调剂生活的食品是可以的，但不要过多食用。

不宜吃松花蛋，谨防血铅高

孕妈妈的血铅水平高，可直接影响胎宝宝正常发育，尤其会对胎宝宝的神经系统发育产生影响。所以一定要注意食品安全，松花蛋及罐头食品等都可能含有铅，孕妈妈尽量不要食用。

如果实在想吃，可以买无铅松花蛋尝鲜。

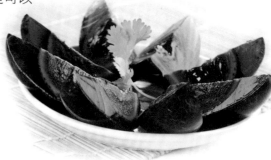

长胎不长肉营养食谱

三丁豆腐羹

原料：豆腐1块，鸡胸肉50克，西红柿1/2个，豌豆30克，盐、香油各适量。

做法：① 豆腐切成块，在开水中煮1分钟。② 鸡胸肉洗净，西红柿洗净、去皮，分别切成小丁。③ 将豆腐块、鸡肉丁、西红柿丁、豌豆放入锅中，大火煮沸后，转小火煮20分钟。④ 出锅时加入盐，淋上香油即可。

营养功效：此羹富含蛋白质，且脂肪含量低，能很好地满足本月胎宝宝骨骼和牙齿发育的营养需求。

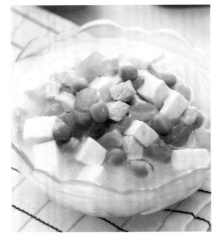

奶炖木瓜雪梨

原料：牛奶250毫升，梨100克，木瓜150克，蜂蜜适量。

做法：① 梨、木瓜分别用水洗净，去皮，去核(子)，切块。② 梨、木瓜放入炖盅内，加入牛奶和适量水，盖好盖子，先用大火烧开，改用小火炖至梨、木瓜软烂，晾温后加入蜂蜜调味即可。

营养功效：奶炖木瓜雪梨是孕妈妈补充蛋白质、β - 胡萝卜素和维生素的很好选择，孕妈妈常吃既能提高免疫力，又能美容养颜，而且对胎宝宝的视网膜发育很有益。

五彩蒸饺

原料：紫薯1个，南瓜80克，芹菜、菠菜各50克，面粉200克，猪肉馅100克，葱末、姜末、盐各适量。

做法：① 紫薯、南瓜处理好后蒸熟捣成蓉；菠菜洗净后焯水，切末；芹菜洗净，稍煮切成末。② 面粉添加适量水，和成面。③ 将紫薯蓉、南瓜蓉、菠菜末分别与和好的面粉揉成团。④ 将猪肉末、芹菜末、盐、葱末、姜末拌匀，做成馅儿。⑤ 将面团擀成面皮，放入馅料包成饺子，蒸熟即可。

营养功效：丰富的食材可提供多种营养素，尤其是不吃蔬菜的孕妈妈对这道好看又好吃的蒸饺也一定会青睐有加。

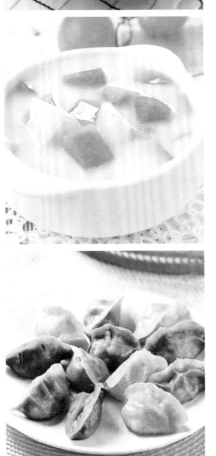

孕6月饮食方案

这个月胎宝宝通过胎盘吸收的营养是初孕时的五六倍，孕妈妈比之前更容易感觉到饿，除了正餐要吃好之外，加餐的质量也要给予重视。这一时期孕妈妈应注意食用润肠食物，以缓解子宫增大压迫直肠所形成的便秘。

孕6月饮食宜忌

宜

宜为宝宝储备营养

现在是胎宝宝发育中期，胎宝宝的生长发育明显加快，孕妈妈也开始进行蛋白质、脂肪、钙等营养素的储备。充足的营养储备，不仅能保证胎宝宝的正常发育，而且能提高孕妈妈的抵抗力，免受疾病困扰。同时，这个时期的胎宝宝要靠吸收铁质来制造血液中的红细胞，如果铁摄入不足，孕妈妈还会出现贫血现象。所以为预防缺铁性贫血的发生，孕妈妈也应该多吃富含铁质的食物。

宜多吃蔬果，缓解胀气

孕妈妈应多吃蔬菜、水果和适量粗粮，可促进肠胃蠕动；适当运动，补充足量水分，养成每天排便的习惯；避免食用油炸食物、汽水、泡面等易产生胀气的食物；从右下腹开始，以轻柔力道做顺时针方向按摩，每次10~20圈，一天两三次，可帮助舒缓腹胀感。

不宜

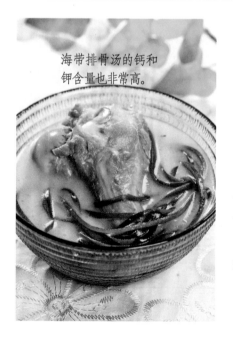

海带排骨汤的钙和钾含量也非常高。

不宜喝长时间熬制的骨汤

不少孕妈妈爱喝骨头汤，而且认为骨头汤熬制的时间越长越好，这样不但味道更好，对滋补身体也更为有效。其实这是错误的观念。动物骨骼中所含的钙质是不易分解的，不论经过多高的温度，也不能将骨骼内的钙质溶化，反而会破坏骨头中的蛋白质。因此，熬骨头汤的时间过长，不但没有益处，反而有害。

不宜吃饭太快

食物未经充分咀嚼，进入胃肠道之后，与消化液的接触面积就会缩小。食物与消化液不能充分混合，就会影响人体对食物的消化、吸收，使食物中的大量营养不能被人体所用就排出体外。久而久之，孕妈妈就得不到足够多的营养，会形成营养不良，健康势必受到影响。所以吃饭时要做到细细嚼，慢慢咽。

长胎不长肉营养食谱

红薯饼

原料：红薯 1 个，糯米粉 1/3 碗，豆沙馅、蜜枣、白糖、枸杞、葡萄干各适量。

做法：① 红薯洗净煮熟去皮，捣碎后加入适量糯米粉和成红薯面团。② 葡萄干、枸杞用清水泡后沥干水，加入蜜枣、豆沙馅、白糖拌匀。③ 将红薯面团揉成丸子状，包馅，压平，用小碗压成圆形。④ 油锅烧热，放入包好的饼煎至两面金黄熟透即可。

营养功效：红薯饼含有丰富的膳食纤维，可增加肠胃蠕动，减少便秘，保持孕妈妈消化系统的健康。

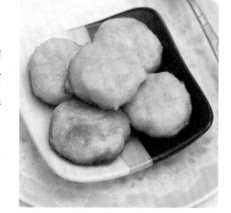

南瓜香菇包

原料：南瓜 200 克，糯米粉 1/2 碗，藕粉 2 小匙，香菇 3 朵，酱油、白糖各适量。

做法：① 南瓜去皮、煮熟、压碎，加入糯米粉和用热水拌匀的藕粉，揉匀；香菇洗净、切丝。② 油锅烧热，下香菇丝炒香，加入酱油、白糖制成馅。③ 将揉好的南瓜糯米团分成 10 份，擀成包子皮，包入馅料，放入蒸锅内蒸 10 分钟即可。

营养功效：香菇和南瓜同食，可以促进铁的吸收，预防缺铁性贫血，而且经常换着花样吃，孕妈妈的食欲会更好。

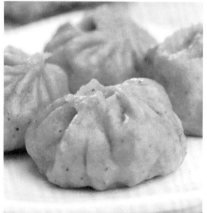

老北京鸡肉卷

原料：面粉 100 克，鸡腿肉 80 克，胡萝卜、黄瓜各 40 克，葱丝、蚝油、生抽、老抽、淀粉、甜面酱各适量。

做法：① 用温开水将面粉、淀粉和成团，饧发 15 分钟；鸡腿肉切条，用蚝油、生抽、老抽腌 20 分钟；胡萝卜洗净切丝；黄瓜洗净切条。
② 油锅烧热，放入鸡肉条，煎至两面金黄。③ 饧好的面团搓成长条，切成剂，擀成薄面皮。④ 将不粘锅烧热，放入面皮烙制成饼皮。⑤ 饼皮铺开，摆上鸡肉条、胡萝卜丝、黄瓜条、葱丝，倒入适量甜面酱，卷起即可。

营养功效：鸡肉富含蛋白质、磷、铁、铜与锌，对胎宝宝各个器官的发育均有好处。

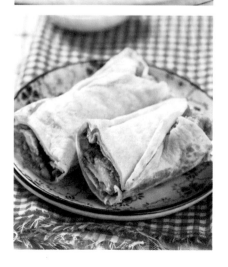

孕 7 月饮食方案

孕 7 月，胎宝宝大脑又一次进入发育高峰期，而大脑细胞迅速生成需要优质蛋白质、维生素 E 等具有补脑作用的营养物质参与，所以孕妈妈宜多吃核桃、芝麻、花生等补脑食物。另外，本月已经临近孕晚期，为了防止妊娠高血压疾病及其并发症，在饮食方面反而要比前几个月更加细心。

产科医生真心话

水肿问题也是在门诊中孕妈妈咨询率很高的一种常见不适。如果孕妈妈清晨起床时水肿会消退，或者把脚抬高 1 小时，腿部和脚踝的水肿会减轻，血压和体重正常，也没有蛋白尿，这就是轻度水肿，可不必处置。如果腿部肿胀严重，用手指按下去会有明显的凹陷，清晨起床时或把腿抬高 1 小时也不会好转，就属于水肿异常，需要来院就诊。

孕 7 月饮食宜忌

宜

宜多吃利尿、消水肿的食物

本月由于胎宝宝增大，压迫孕妈妈的下肢静脉，引起下肢静脉回流受阻，有些孕妈妈在这一时期已经开始出现水肿。本月孕妈妈可以多吃一些利尿、消水肿的食物，这些食物既可以提供各种营养素，同时又不会对孕妈妈和胎宝宝产生不利的因素。

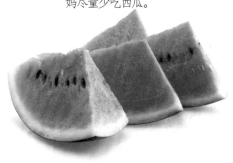

有妊娠糖尿病的孕妈妈尽量少吃西瓜。

孕妈妈每天坚持进食适量的蔬菜和水果，就可以提高机体抵抗力，加强新陈代谢，因为蔬菜和水果中含有人体必需的多种维生素和矿物质，有利于减轻孕期水肿的症状。冬瓜、西瓜、荸荠以及鲫鱼、鲤鱼都有利尿消肿的功效，经常食用能改善孕期水肿。

预防焦虑要选对食物

孕妈妈孕期多摄取富含 B 族维生素、维生素 C、镁、锌的食物及深海鱼等，可起到抗压及抗焦虑的功效。孕妈妈平时可多吃点深海鱼、鸡蛋、牛奶、空心菜、菠菜、西红柿、豌豆、香蕉、梨等。

不宜

不宜过量食用坚果

坚果多是种子类食品，富含蛋白质、油脂、矿物质和维生素等。多数坚果有益于孕妈妈和胎宝宝的身体健康，但因其油性比较大，而孕期，尤其是孕晚期孕妈妈的消化功能相对减弱，过量食用坚果很容易引起消化不良。孕妈妈每天食用坚果以不超过 30 克为宜。

不宜吃刺激性食物

此时孕妈妈常吃芥末、辣椒、咖喱等刺激性食物，容易给胎宝宝带来不良刺激，还可能会加重孕妈妈血热阳盛、口干舌燥、心情烦躁等症状。

长胎不长肉营养食谱

香椿苗拌核桃仁

原料：核桃仁 8 颗，香椿苗 1 把，盐、醋、香油各适量。

做法：① 香椿苗择好后，洗净滤干水分；核桃仁用温开水浸泡后，将皮去掉备用。② 将香椿苗、核桃仁、醋、盐和香油拌匀。

营养功效：核桃能有效补充 α - 亚麻酸，可使本月胎宝宝大脑、视网膜的发育更加完善，让胎宝宝脑聪目明。

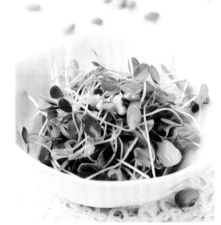

海参豆腐煲

原料：海参 2 只，肉末 80 克，豆腐 1 块，胡萝卜片、黄瓜丝、葱段、姜片、盐、酱油各适量。

做法：① 剖开海参腹部，洗净体内腔肠，用加入姜片的沸水余烫，捞起切寸段；肉末加盐、酱油做成丸子；豆腐切块。② 海参放进锅内，加清水、葱段、姜片、盐、酱油煮沸，加入丸子和豆腐块，煮至入味，最后加胡萝卜片、黄瓜丝稍煮。

营养功效：海参低脂肪、高营养，能提供优质的营养素，让胎宝宝大脑更聪明，身体更健壮。

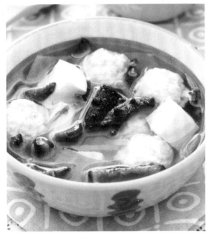

芝麻酱拌苦菊

原料：苦菊 1 棵，芝麻酱、盐、醋、白糖、蒜泥各适量。

做法：① 苦菊洗净后沥干水。② 芝麻酱用少许温开水化开，加入盐、白糖、蒜泥、醋搅拌成糊状。③ 把芝麻酱倒在苦菊上，拌匀即可。

营养功效：芝麻酱含有健康的植物性脂肪，可加速本时期胎宝宝大脑细胞的增殖分化，有助于提升胎宝宝智力水平；苦菊则是孕妈妈清热降火的美食佳品。

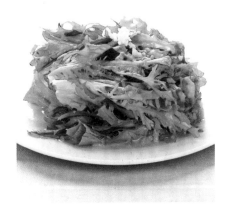

孕 8 月饮食方案

从孕 8 月开始，孕妈妈就进入孕晚期了。这时胎宝宝的生长速度达到高峰，肝脏和皮下开始储存糖原和脂肪，孕妈妈对各种营养的需求量都很大，其中碳水化合物和优质脂肪更是不可缺少的。当然，孕妈妈还要注意避免高热量食品，以免体重增长过快。

产科医生真心话

孕妈妈一般到了中晚期都会有点便秘，这是不断增大的胎宝宝压迫肠胃引起的。建议孕妈妈早上喝杯蜂蜜水，适当吃点儿香蕉，多喝水，多吃水果和蔬菜，另外平时可以多出去散散步，加强一下大肠的蠕动。

轻微的便秘通常不影响正常的作息和生活。但如果比较严重，就要到医院问诊了。

孕 8 月饮食宜忌

宜

孕晚期宜均衡饮食

孕晚期，胎宝宝的体重增加很快，如果营养不均衡，孕妈妈往往会出现贫血、水肿、高血压等并发症。要想达到均衡多样的营养，孕妈妈就要注意平衡膳食。孕妈妈所吃的食物品种应多样化、荤素搭配、粗细粮搭配、主副食搭配，且这种搭配要恰当。副食可以选择牛奶、

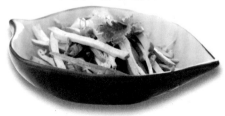

有妊娠高血压的孕妈妈禁止食用豆腐干。

鸡蛋、豆制品、禽肉类、瘦肉类、鱼虾类和蔬果类。

总之，孕妈妈不能挑食，还要适当补充铁，预防贫血；补充钙、磷等，有助于胎宝宝骨骼及脑组织发育。补充钙质可经常吃些牛奶、豆制品、骨头汤和虾皮等。

宜多吃谷物和豆类

从现在到分娩，应该增加谷物和豆类的摄入量，因为富含膳食纤维的食物中 B 族维生素的含量很高，对胎宝宝大脑的生长发育有重要作用，而且可以预防便秘。比如：全麦食品、豆类食品、粗粮等，孕妈妈都可以多吃一些。

不宜

不宜完全限制盐的摄入

虽然孕晚期少吃盐可以帮助孕妈妈减轻水肿症状，但是孕妈妈也不宜忌盐。因为孕妈妈体内新陈代谢比较旺盛，特别是肾脏的过滤功能和排泄功能比较强，钠的流失也随之增多，所以容易导致孕妈妈食欲缺乏、倦怠乏力，严重时会影响胎宝宝的发育。因此，孕晚期孕妈妈摄入盐要适量，不能过多，但也不能完全限制，一点都不吃。

不宜饭后马上吃水果

如果饭后立即吃水果，先到达胃的食物会阻碍胃对水果的消化，水果在胃里积滞时间过长会发酵产生气体，容易引起腹胀、腹泻或便秘等症状，对孕妈妈和胎宝宝的健康不利。

长胎不长肉营养食谱

橙香奶酪盅

原料：橙子 1 个，奶酪布丁 1 盒。

做法：① 在橙子 2/3 处切一横刀，用小勺挖出果肉。② 果肉去筋去膜，撕碎备用。③ 在橙子内填入奶酪布丁与撕碎的橙肉，拌匀即可。

营养功效：奶酪被称为浓缩的牛奶，蛋白质和钙的含量十分丰富，对此时胎宝宝呼吸系统和听力的发育十分有利。

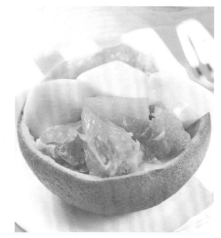

香菇豆腐塔

原料：豆腐 1 块，香菜 1 根，香菇 3 朵，盐适量。

做法：① 豆腐洗净，切成四方小块，中心挖空备用。② 香菇和香菜一起剁碎，加入适量的盐拌匀成馅料。③ 将馅料填入豆腐中心，摆盘蒸熟即可。

营养功效：豆腐低脂又能补钙，对本月胎宝宝骨骼的硬化和脚趾甲的生长极有好处，并有助于维持胎宝宝正常的心肌活动。

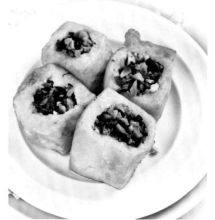

黑豆饭

原料：黑豆 30 克，糙米 20 克。

做法：① 黑豆、糙米洗净，放在大碗里泡几个小时。② 连米带豆及泡米水，一起倒入电饭煲焖熟即可。

营养功效：糙米是没有去皮的大米，表皮含有大量的 B 族维生素。这是一份杂粮主食，孕妈妈可隔几天吃一次，做到营养均衡，而且有利于控制体重。

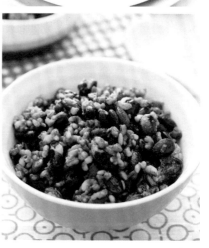

孕9月饮食方案

这个月胎宝宝已经相当成熟，孕妈妈要开始为分娩做准备了。在营养的摄入上，孕妈妈要根据自己的身体情况，来做有针对性的调节，以保证顺利分娩。需要强调的是，胎宝宝在最后2个月需要在体内储存一半的钙，孕妈妈应适当补充一些。

产科医生真心话

产检的时候，总有孕妈妈指着其他孕妈妈的肚子问我们："医生，为什么我的肚子这么小，她的肚子好大啊！"实际上，怀孕的时候肚子大小是不一定的。孕妈妈肚子的大小会受到体型的影响，一般来说，身材娇小的孕妈妈要比身材高大的孕妈妈更显怀。每次产检的时候医生都会测量体重和宫高、腹围，只要在正常值之内就可以，不用过分担心。

孕9月饮食宜忌

宜

宜继续补钙

钙质摄入不足有可能引起抽筋，而且胎宝宝体内的钙一半是在最后2个月储存的，所以在这最后的时刻，孕妈妈依然要保证补充足够的钙。饮食多样化，多吃海带、芝麻、豆类等含钙丰富的食物，每天喝一杯牛奶，均可有效地补钙。除此之外，还应该适当进行户外活动，多进行日光浴，但忌强烈阳光直射。

宜用铁质炊具烹调

胎宝宝肝脏以每天5毫克的速度储存铁。如果此时铁摄入不足，可影响胎宝宝体内铁的存储，出生后易患缺铁性贫血。做菜时尽量使用铁锅、铁铲，这些炊具在烹制食物时会有微量铁溶解于食物中，形成可溶性铁盐，有助于补铁。

不宜

不宜在孕晚期天天喝浓汤

孕晚期不宜天天喝浓汤，尤其是脂肪含量很高的汤，如猪蹄汤、鸡汤等，因为过多的高脂食物不仅让孕妈妈身体发胖，也会导致胎宝宝过大，给顺利分娩造成困难。

比较适宜的汤是富含蛋白质、维生素、钙、磷、铁、锌等营养素的清汤，如瘦肉汤、蔬菜汤、蛋花汤、鲜鱼汤等。而且要保证汤和肉一块吃，这样才能真正摄取到营养。

不宜吃马齿苋

马齿苋性寒凉而滑利，对子宫有明显的兴奋作用，会使子宫收缩强度增大，易造成流产。因此孕晚期的孕妈妈最好不要食用，以免发生意外。

临产前食用马齿苋粥，有助产功效。

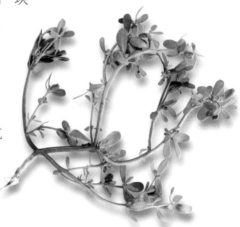

长胎不长肉营养食谱

香菜拌黄豆

原料：香菜 3 棵，黄豆 1/2 碗，盐、姜片、香油各适量。

做法：① 黄豆泡 6 小时以上，泡好的黄豆加姜片、盐煮熟，晾凉。② 香菜切小段拌入黄豆，吃时拌入香油即可。

营养功效：此菜有很好的通气效果，可以消除孕妈妈胃胀气。此外，黄豆含钙丰富，能帮助胎宝宝自身储存一部分钙以供出生后所用。同时，黄豆中还含有少量锌、铜，能降低孕妈妈早产、难产的概率。

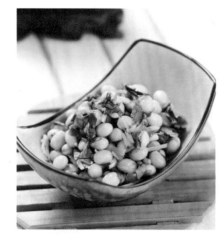

扁豆焖面

原料：扁豆 200 克，面条、猪瘦肉各 100 克，酱油、葱末、姜末、蒜末、香油、彩椒丝各适量。

做法：① 扁豆洗净，切段；猪瘦肉洗净，切小片。② 油锅烧热，炒肉，扁豆段放入锅内翻炒；放入少量酱油、葱末、姜末，放少量水炖熟扁豆。③ 把面条煮至八成熟，均匀放在扁豆表面，盖上盖儿，调至小火焖 15 分钟；待收汤后，搅拌均匀，放入香油，加彩椒丝点缀即可。

营养功效：扁豆的营养成分相当丰富，包括蛋白质、糖类、钙、磷、铁、叶酸及膳食纤维等，可为孕妈妈补充充分的营养素。

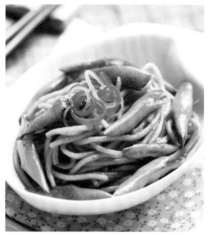

橙香鱼排

原料：鲷鱼 1 条，橙子 1 个，红椒半个，冬笋 1 根，盐、淀粉各适量。

做法：① 将鲷鱼收拾干净，切大块；冬笋、红椒洗净、切丁；橙子取出肉粒。② 油锅烧热，鲷鱼块裹适量淀粉入锅炸至金黄色盛盘。③ 锅中放水烧开，放入橙肉粒、红椒丁、冬笋丁，加盐调味，用淀粉勾芡，浇在鲷鱼块上即可。

营养功效：橙子能补充维生素，还能提高胎宝宝的免疫力，为胎宝宝出生后抵御外界感染做准备。

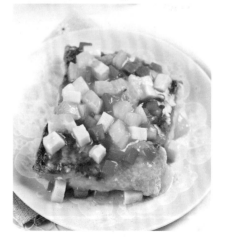

孕 10 月饮食方案

这个月孕妈妈的饮食要照顾到胎宝宝飞速发展的需要，也要为分娩储备能量，所以宜保证足够的营养，特别是在胎头入盆后，孕妈妈胃部不适感减轻，食欲也增加了，可适当多吃富含蛋白质、碳水化合物的食物。

孕 10 月饮食宜忌

宜

饮食宜以清淡为主

产前孕妈妈的饮食要保证温、热、淡，对于养胎和分娩时的促产都有调养的效果。所以，孕妈妈现在的饮食应坚持以清淡为主。

宜坚持少食多餐原则

怀孕最后一个月，孕妈妈胃肠很容易受到子宫压迫，从而引起便秘或腹泻，导致营养吸收不良或者营养流失，孕妈妈最好坚持少吃多餐的饮食原则，而且应吃一些容易消化的食物。

产前宜吃巧克力和木瓜

孕妈妈在产前吃巧克力，可以缓解紧张情绪，还可以储备足够的热量。木瓜有健脾消食的作用，木瓜酶催奶的效果显著，可以预防产后奶少，对于孕妈妈的乳房再发育也很有好处。

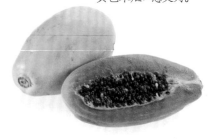

表皮有小斑点的深黄色木瓜口感更好。

不宜

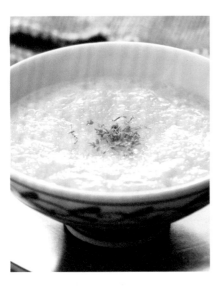

不宜暴饮暴食

孕妈妈暴饮暴食，过量补充营养，会加重肠胃的负担，造成腹胀；还会使胎宝宝过大，造成难产。孕妈妈产前可以吃一些少而精的食物，诸如鸡蛋、牛奶、瘦肉、鱼虾和豆制品等，防止胃肠道过度充盈或胀气，以便顺利分娩。

剖宫产前要禁食

如果分娩方式选择剖宫产，手术前一天，晚餐要清淡，午夜 12 点以后不要吃东西，以保证肠道清洁，减少术中感染。手术前 6~8 小时不要喝水，以免麻醉后呕吐，引起误吸。

不宜剖宫产前进补人参

人参中含有人参糖苷，具有强心、兴奋等作用，用后会使孕妈妈大脑兴奋，影响手术的顺利进行。另外，食用人参后，新妈妈伤口渗血时间会延长，不利于伤口的愈合。

长胎不长肉营养食谱

陈皮海带粥

原料：海带、大米各 50 克，陈皮、白糖各适量。

做法：① 将海带用温水浸软，换清水漂洗干净，切成碎末；陈皮用清水洗净切条。② 将大米淘洗干净，放入锅内，加水适量，置于火上，煮沸后加入陈皮条、海带末，不时地搅动，用小火煮至黏稠，加白糖调味即可。

营养功效：陈皮有理气健胃，燥湿化痰；海带有通经利水，化瘀软坚，消痰平喘等功效。此粥有补气养血、清热利水、安神健身的作用。临产时食之，能积蓄足够力气完成分娩过程。

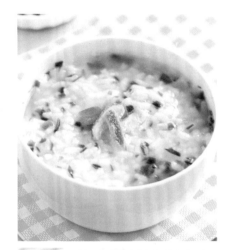

鲷鱼豆腐羹

原料：鲷鱼 1 条，豆腐 1 块，胡萝卜 30 克，葱末、盐、水淀粉各适量。

做法：① 鲷鱼切块，入开水余烫捞出，再用清水洗净；豆腐、胡萝卜洗净，切丁。② 锅内加水，烧开，放入鲷鱼块、豆腐丁、胡萝卜丁，小火煮 10 分钟，放入盐，用水淀粉勾芡后盛入碗中，撒上葱末即可。

营养功效：鲷鱼富含蛋白质、钙、钾、硒等，豆腐可补充钙质和植物蛋白，加上富含维生素的胡萝卜，满足了胎宝宝最后一个月继续增加体重的需要。

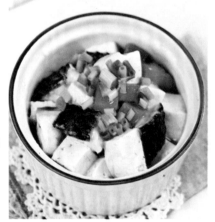

玉米鸡丝粥

原料：鸡胸肉 50 克，大米 100 克，鲜玉米粒 30 克，芹菜、盐各适量。

做法：① 大米、玉米粒洗净；芹菜洗净，切丁；鸡胸肉洗净，煮熟后捞出，撕成丝。② 大米、玉米粒、芹菜丁放入锅中，加适量清水，煮至快熟时加入鸡丝，煮熟后加盐调味即可。

营养功效：玉米鸡丝粥不仅营养丰富，还能帮助孕妈妈缓解紧张感。

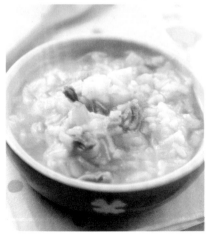

孕期保健和生活细节

为了让胎宝宝在妈妈的肚子里健康地成长，孕妈妈需要从生活和工作的各个方面来为胎宝宝创造一个优质的内外环境，这可不是一朝一夕的事，孕妈妈一定要坚持下去。

孕早期，小心，再小心

从怀孕开始至 12 周末称为孕早期。孕早期是胚胎发育的关键时期，也是致畸的敏感期，要特别注意避免病毒感染，避免有毒有害环境因素影响。怀孕初期最容易流产，孕妈妈得特别小心，避免用力的动作，也不要过度疲劳，一定要小心再小心。

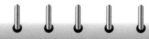

孕 **1~12** 周

怀孕前 3 个月，孕妈准爸应暂时告别性生活。

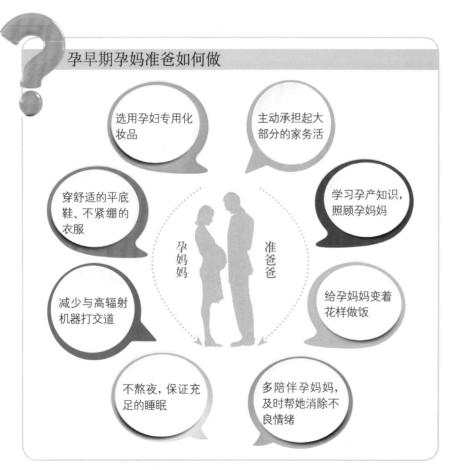

孕早期孕妈准爸如何做

- 选用孕妇专用化妆品
- 主动承担起大部分的家务活
- 穿舒适的平底鞋、不紧绷的衣服
- 学习孕产知识，照顾孕妈妈
- 减少与高辐射机器打交道
- 给孕妈妈变着花样做饭
- 不熬夜，保证充足的睡眠
- 多陪伴孕妈妈，及时帮她消除不良情绪

孕妈妈　准爸爸

远离微波炉

对于孕早期的孕妈妈，微波炉可能是一个敏感的刺激。正常情况下，微波炉是安全的，孕妈妈可以安心使用。但如果家用微波炉使用时间较长，或者密闭性不好，则应尽量远离微波炉。尽量不要将微波炉放在卧室里，不用时要立即拔掉电源。开启微波炉时，不要站在旁边，等停止运行时再过去处理食物。

Q 孕妈妈需要远离噪声吗？

如果孕妈妈每天接触 50~80 分贝的噪声 2~4 个小时，会使胎宝宝大脑受伤；85 分贝以上（重型卡车音响是 90 分贝）强噪音，会对胎宝宝产生不良影响。所以，孕妈妈要远离噪声。

手机辐射不可忽视

手机虽然看起来很小，但在使用时也会产生电磁辐射，而且使用手机时不可能与之保持一定距离，所以更容易对孕妈妈和胎宝宝造成伤害。怀孕早期尽量使用家庭座机。手机刚接通时辐射最大，在接通瞬间应将手机远离头部。信号不好时，辐射也会增加。

防辐射服，穿还是不穿

现代办公多用电脑，很多孕妈妈担心胎宝宝受到辐射影响，在孕期，甚至孕前就开始穿防辐射服了。但实际上防辐射服并不像它所宣传的那么有用。有实验证明，目前市场上的防辐射服对单一来源的辐射有效。单一来源辐射就是指一对一的辐射关系，比如将手机放到折好的防辐射服里，手机很可能没有信号，然而这不能证明防辐射服在生活中能防止所有的辐射。

生活中的辐射环境是复杂的，你的前后左右都有辐射来源。在这种状态下，辐射在防辐射服内经反射，信号反而被防辐射服收集，加大了防辐射服内的辐射量。这个结果也已得到了实验证明。

不过，已经开始穿防辐射服的孕妈妈们也不必担心。由于现代技术的发展，各种电器的辐射量都远远低于安全标准，即使穿上防辐射服也是安全的。穿不穿取决于孕妈妈心情，虽然实验已证明防辐射服对多源辐射没用，但如果孕妈妈觉得穿防辐射服能让自己更安心，那么穿上也无妨。

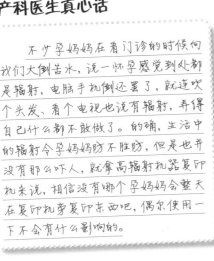

产科医生真心话

不少孕妈妈在看门诊的时候向我们大倒苦水，说一怀孕感觉到处都是辐射，电脑手机倒还罢了，就连吹个头发、看个电视也说有辐射，弄得自己什么都不敢做了。的确，生活中的辐射令孕妈妈防不胜防，但是也并没有那么吓人，就拿高辐射机器复印机来说，相信没有哪个孕妈妈会整天在复印机旁复印东西吧，偶尔使用一下不会有什么影响的。

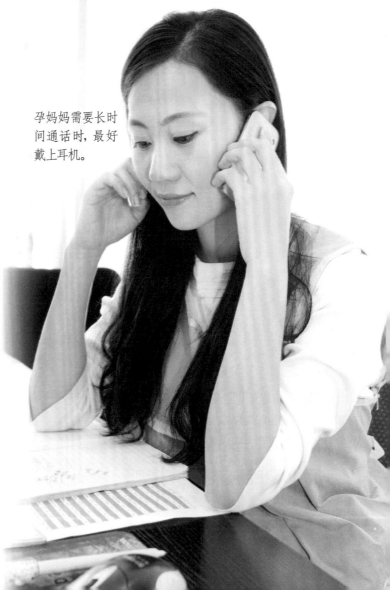

孕妈妈需要长时间通话时，最好戴上耳机。

洗澡，20 分钟足矣

洗澡时间不宜过长，尤其是冬天。在浴室内，温度、湿度较高，氧气供应不足，再加上进行热水浴，全身表面血管扩张，会导致孕妈妈头部供血不足，出现头昏、眼花、乏力等症状，同时易致使胎宝宝缺氧，影响胎宝宝神经系统的发育。因此，孕妈妈洗热水澡一次以不超过20分钟为宜。

用清水清洗私处

很多孕妈妈会在孕3月发现阴道分泌物增加了，这是体内孕激素持续旺盛分泌导致的，是正常现象，孕妈妈不必惊慌。随着糖原的增加和多种激素的影响，孕妈妈可能还会出现外阴瘙痒及灼热症状，此时使用清水清洗外阴，可缓解症状。孕妈妈需要注意的是，激素和糖原的影响会使孕妈妈患上各种阴道炎，所以除非是遵医嘱，孕妈妈最好不要用药物或冲洗液清洗外阴和阴道。

但如果孕妈妈出现外阴瘙痒严重，或者分泌物有异味的情况，可能是炎症影响，应向医生咨询，查明原因后再决定是否治疗。

风油精和清凉油，可以用吗

风油精和清凉油都具有止痒和轻度的消炎退肿作用，可用于防治头痛、头昏、蚊虫叮咬、皮肤瘙痒和轻度的烧伤、烫伤。但是，风油精和清凉油中含有樟脑、薄荷、桉叶油等成分。对孕妈妈来说，樟脑可穿过胎盘屏障，影响胎宝宝正常发育，尤其怀孕前3个月危害更大。所以，孕早期，孕妈妈最好不要用风油精和清凉油。如果孕妈妈用过几次，也不用太过紧张，定期做好产检就好。

对美白祛斑化妆品说"NO"

皮肤增白及祛斑类化妆品中因为含有无机汞盐和氢醌等有毒的化学成分，经常接触会导致染色体畸变率升高，还可能导致DNA分子损伤。这些有毒物质还可经母体胎盘传递给胎宝宝，使细胞生长和胚胎发育速度减慢，导致胚胎异常。孕妈妈在孕期应尽量选用不含香料、不含酒精、无添加剂或少添加剂的优质护肤产品。

孕期痘痘横行，祛痘药膏能用吗

怀孕是女性的特殊生理阶段，这时的女性常常会因为身体状况的变化而变得敏感，身体抵抗力下降，皮肤易出现各种状况。怀孕后受激素的影响，孕妈妈皮肤的皮脂腺分泌量会增加，有些孕妈妈脸上就会长痘痘，但是不可随意涂抹祛痘药膏，因为再好的祛痘霜也不可能与"毒"隔绝，怀孕时应尽量避免使用，以免影响胎宝宝正在成形的神经系统生长发育。

胎宝宝不喜欢口红

口红是由各种油脂、蜡质、颜料和香料等成分组成的。其中油脂通常采用羊毛脂，羊毛脂除了会吸附空气中各种对人体有害的重金属微量元素外，还可能吸附大肠杆菌进入胎宝宝体内，而且还有一定的渗透性。

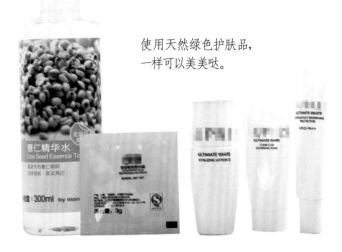

使用天然绿色护肤品，一样可以美美哒。

孕妈妈不宜开车

确定怀孕后，孕妈妈最好不要开车了。开车时路况不明，孕妈妈容易出现焦虑、紧张等情绪，这些情绪会通过内分泌的形式直接作用于胎宝宝，给宝宝将来的性格埋下潜在隐患。

如果有特殊原因，孕妈妈必须在孕早期开车，那么也应注意开车安全，保证系好安全带，时速应保持在每小时 60 公里内，连续驾车时间不宜超过 1 小时。

上班族孕妈妈，注意避免久坐

由于孕妈妈腹部充盈，增大的子宫压迫腔内静脉，阻碍下肢静脉的血液回流，易发生下肢静脉曲张。此外，长时间相同的坐姿会妨碍子宫的血液循环和供给，直接影响胎宝宝的大脑发育。又因为重力的影响，使身体低垂部位的静脉扩张、血容量增加，血液回流缓慢，从而导致下肢静脉曲张。久坐危害多多，所以孕妈妈应时常站起来活动一下，避免长时间坐着不动。

改变你的坐姿，不要再跷二郎腿

孕妈妈想要坐下时，要先确定椅子是否稳固，不能什么也不看就一屁股往后坐。可以先用手确定椅面的位置后慢慢地由椅边往里靠，直到后背笔直地倚靠在椅背上。最好选择有靠背，且有薄垫子的木椅，以上半身和大腿成 90°的坐姿为宜。太往后仰，肚皮肌肉会绷紧，使胎宝宝缺氧；太往前倾，又容易压迫胃部，引起胃部不适。可以在脚下垫个矮凳，让双腿成 45°抬起，支持上身，还有利于下半身血液循环，不易造成水肿。

孕妈妈做家务需小心

孕早期孕妈妈可以从事不需要连续蹲起的家务劳动，比如擦、抹家具，扫地、拖地等，但不能登高，也不要搬抬笨重家具。做家务时也不宜用力过猛，尽量避免使用冷水。洗衣服时最好使用洗衣机，即使是手洗也要保持站姿。晾晒衣服时不要向上用力伸腰，可以借助撑衣杆，或找准爸爸帮忙。

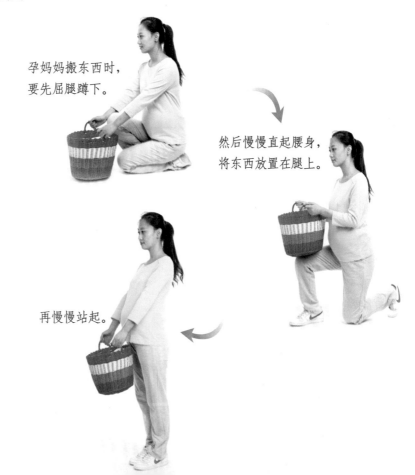

孕妈妈搬东西时，要先屈腿蹲下。

然后慢慢直起腰身，将东西放置在腿上。

再慢慢站起。

当怀孕遇到了甲亢

有些孕妈妈孕期产检时发现自己有甲亢，十分担心甲亢对胎宝宝的影响，焦虑不安。

其实，孕妈妈在查出甲亢后，不要过于紧张。通常情况下，怀孕不会加重甲亢，一般也不必终止妊娠。只需在怀孕期及产后，在对孕妈妈和胎宝宝无影响的条件下，使甲状腺功能恢复正常即可。

孕妈妈首先要适当休息，保持良好的心情，避免精神紧张；注意补充足够的热量和营养，包括糖、蛋白质和 B 族维生素。

由于怀孕后内分泌的变化，甲亢往往会发生在怀孕前 3 个月，如果孕妈妈有甲亢病史或者怀疑有甲亢的，应及时检查，在医生指导下用药。需要注意的是，孕早期得过甲亢的孕妈妈，在整个孕期都要定时监测甲状腺功能，以便及时发现异常。

患上脚气，能用药吗

孕期患上脚气，主要是因为内分泌变化，靠自身的调理短期内很难恢复。怀孕期间除了要承担自身的营养需求外，还要承担胎宝宝的营养供给，对孕妈妈营养的均衡摄入提出了更高的要求，同时很多孕妈妈由于妊娠反应导致营养供给不足，尤其是维生素 B_1 的缺乏，极易引起脚气。

孕期脚气一般是不会影响胎儿的，不需要担心。孕妈妈可以适当外用达克宁，但是注意用药后要洗手，尽可能避免接触脚部。此外，孕妈妈还可以采用以下几种较为安全的方法：适量盐和姜或黄豆，加热至沸，不烫时洗脚；或用米醋泡脚或浸洗，简单有效。

鼻出血，不可大意

怀孕后血中的雌激素量要比怀孕前增加 25~40 倍，在雌激素影响下，鼻黏膜肿胀，易于破损出血。鼻出血时要镇静，因为精神紧张会使血压增高而加剧出血。如果血液流向鼻后部，一定要吐出来，不可咽下去，否则会刺激胃黏膜引起呕吐，呕吐时鼻出血必然增多。如果孕妈妈反复发生鼻出血，需到医院详细检查是否存在局部或全身性疾病，以便针对原因，彻底治疗。

产科医生真心话

在这个阶段，孕妈妈有恶心、呕吐等反应，但忌自行服用止吐药物。虽然孕吐暂时影响了营养的均衡吸收，但孕早期胎宝宝的营养需求相对较少，而且会从孕妈妈的血液里直接获得，因此不用担心孕吐会影响胎宝宝的营养供给。

生姜可以缓解孕吐，孕吐时，不妨冲一些生姜汁饮用，或者口含一片生姜。早上起床后，服一小勺蜂蜜，也可缓解孕吐症状。但如果妊娠呕吐过于厉害，就要及时去医院，由医生根据症状来决定是否需要服用止吐药物。

不宜继续戴隐形眼镜

怀孕期间，孕妈妈角膜的含水量比未怀孕时高，若戴隐形眼镜，容易因为缺氧导致角膜水肿，从而引发角膜发炎、溃疡。如果勉强戴隐形眼镜，容易因为不适而造成眼球新生血管明显损伤，甚至导致角膜上皮剥落。若是有重要活动，可使用日抛式隐形眼镜，用完就扔，可减少对眼睛的伤害。

孕妈妈为什么不适合坐浴

怀孕期间，孕妈妈生殖系统会发生改变，子宫颈口微张，自我免疫能力降低。孕妈妈采取坐浴方式，水中的细菌、病毒易进入阴道，会增加孕妈妈泌尿系统感染的机会。

怀孕≠过度小心翼翼

很多孕妈妈怀孕后由于过于爱护胎宝宝，处处小心翼翼，生怕因为一点不慎影响胎宝宝，因而活动大大减少，甚至停止做一切工作和家务。有些准爸爸将家务活儿全包下来，什么也不让妻子干，甚至有的还不让妻子上班，担心被挤着、被碰着。其实，这样做对母婴健康并不利。孕妈妈活动过少，会使体质变弱，不仅增加难产的发生率，还不利于胎宝宝的生长发育。缺乏锻炼，还会使腹肌收缩力减弱，分娩时产力不足，不利于顺产。

孕妈妈孕期的生活要有规律，每天工作之余、饭后要到室外活动一下，散散步或做一些力所能及的家务活。经常做些锻炼，对增进肌肉的力量、促进机体新陈代谢大有益处。

孕期小百科

孕早期拔牙易引发流产，孕晚期拔牙易诱发早产，如必须拔牙，应在孕中期进行。除非特殊情况，一般孕期尽量避免拔牙。

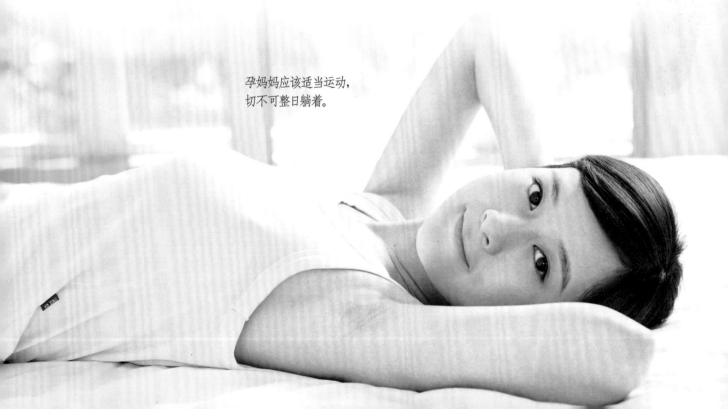

孕妈妈应该适当运动，切不可整日躺着。

皮肤护理有方法

正确选用护肤品

自从一怀孕，很多孕妈妈就舍弃了所有的化妆品包括护肤品，这让那些原本爱美爱保养的孕妈妈很不舒服。其实，孕期不能用护肤品的观念是错误的，因为那样对皮肤的损伤更大，一旦导致皮肤严重缺水或是斑块形成，此后都很难恢复。

怀孕也不能忽视对皮肤的保养，孕妈妈可选择温和、无添加的护肤品。

孕妈妈完全可以选择没有刺激成分、不含香料等的保湿润肤品，也就是人们常说的"基础类护肤品"。现在在市面上有专门的孕妇专用护肤品，孕妈妈需要到正规商场或超市选择正规品牌的产品。

孕期皮肤干燥怎么办

由于孕激素的关系，不少孕妈妈皮肤失去了以前的柔滑，略显粗糙，甚至会很干燥，有些区域甚至会出现脱皮现象，建议皮肤干燥的孕妈妈试试下面的方法来改善皮肤状况。

1. 孕妈妈不要频繁地洗脸，因为皂碱会将皮肤上的天然油脂洗净，最好改用婴儿皂、甘油皂洗脸。

2. 需使用能给皮肤增加水分的护肤品，涂抹在干燥区内并轻轻地加以按摩。

3. 沐浴时不应浸泡太久，否则容易造成皮肤脱水，可以在水中加些浴油，尽可能少用普通肥皂，可使用不含皂质、pH 属中性的沐浴露或婴儿香皂。沐浴后，最好在全身涂抹润肤油。

4. 要特别注意饮食营养平衡，增加镁、钙等矿物质的摄取，如肉类、鱼、蛋，还要增加必要的脂肪酸和维生素，如绿色蔬菜、水果、坚果、谷物、牛奶、鱼油、豆类等；减少咖啡、酒、茶的摄取，并注意多喝水。

 产科医生真心话

都说十个孕妇中有九个是丑的，这是怎么回事呢？其实，也不是说女人一怀孕就变丑，更多的是孕妈妈疏于打理自己，细数来门诊检查的众多孕妈妈，大部分都担心化妆品会影响胎宝宝而拒绝使用，每天只用香皂或洗面奶做基本的洗脸程序，即便脸上干燥到起皮或者长痘、长斑，全当看不见一样。不太忙的时候，我也会提醒孕妈妈注意一下脸部的皮肤保养。有孕妈妈觉得挑选护肤品很麻烦，那就不妨选择适合婴儿用的护肤品，安全性一般会比较高。

正确按摩，预防妊娠纹

　　从怀孕早期就应开始着手预防妊娠纹的产生了。适度按摩肌肤，尤其是按摩那些容易堆积脂肪产生妊娠纹的部位，如腹部、臀部下侧、腰臀之际、大腿内外侧、乳房等，可以有效增加皮肤的弹性，减轻或阻止妊娠纹的产生。

　　按摩的同时也可做些皮肤护理，选用一些橄榄油可保持肌肤滋润，让按摩更容易进行，如果是专业的预防妊娠纹的按摩油，效果会更好。可以自己做按摩，也可以到美容院做，但要注意选择那种天然的能增强皮肤弹性的按摩霜；也可以在洗澡时用软毛浴刷轻轻按摩腹部的皮肤，增强皮肤的弹性。

重点部位预防妊娠纹的方法

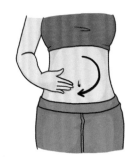 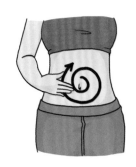

腹部：由肚脐开始，在肚脐周围顺时针方向画圈，慢慢地由小到大，按摩腹部皮肤。

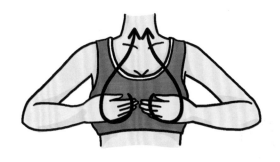

乳房：从乳沟处开始，用指腹由下往上、由内至外轻轻按摩，直到推进至下巴、脖子。

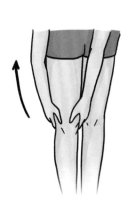 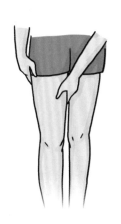

大腿：由膝盖开始，从大腿后侧往上推向髋部。

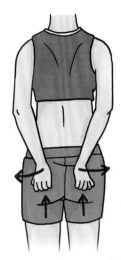

臀部：将双手放在臀部下方，用手腕的力量由下往上、由内向外轻轻按摩。

孕妈妈宜多晒太阳

孕妈妈宜适当多晒太阳。阳光中的紫外线可作用于皮下的脱氢胆固醇，促使合成维生素 D，有助于体内钙质吸收。此外，紫外线还具有杀菌、消毒作用，所以孕妈妈适当晒太阳，不仅可促进健康，还可提高抵抗力，预防感染性疾病，有益于胎宝宝发育。

不过，晒太阳虽好，孕妈妈也不宜多晒，紫外线过强会伤害皮肤，可能会加重孕妈妈皮肤色素沉积情况。夏季尽量避免直晒，冬季则要视情况，南方的孕妈妈需要注意避免直晒，北方的孕妈妈可尽情享受阳光浴。

该买孕妇内衣了

孕 3 月时，孕妈妈受激素影响，乳房开始增大，以往的内衣大小可能已不符合孕妈妈的身体了，此时孕妈妈宜更换合适的内衣。需要注意的是，孕妈妈应选择纯棉质地的内衣。

孕 3 月孕妈妈的腰围也会变粗，以前穿的内裤可能也不太适合了，宜购买孕妇专用的内裤。

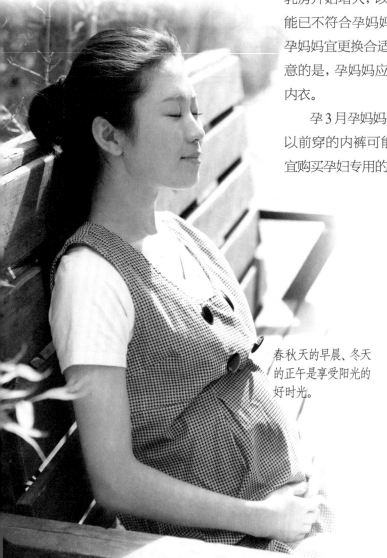

春秋天的早晨、冬天的正午是享受阳光的好时光。

孕妈妈居室宁静很重要

孕妈妈的居室一定要安静，这能使孕妈妈得到良好的休息，并能保持宁静的心境。环境静，人心就静，心静气血就容易调和，这有利于孕妈妈和胎宝宝的健康。如果孕妈妈居住的屋子紧挨马路，声音总是很嘈杂，应想办法改善居住环境。实在不行，最好让孕妈妈转移地方，如到父母家去暂住一段时间。

居住环境要通风、不潮湿

屋子或附近环境如果太潮湿，对孕妈妈和胎宝宝都不好，因为环境过于潮湿，容易滋生细菌病毒，增加患病概率。另外，现在有不少公共场所采用完全密闭形式的窗户，比如机场候机厅、图书馆、阅览室等，这使室内容易积聚人群呼出的废气，新鲜空气却没法流进来，孕妈妈最好避免去这样的场所。如果孕妈妈的工作单位是中央空调，最好工作一两个小时就到户外透透气，呼吸一下新鲜空气。

对于孕期问题，重视而不大惊小怪

孕妈妈刚刚怀孕，属于比较不稳定的状态，容易产生矛盾、恐惧、情绪激动或内向性等心理现象，孕妈妈最担心的就是胎宝宝能否顺利成长，特别是大龄孕妈妈或不容易怀孕的女性，其压力更是不言而喻，这些都是常见的。孕妈妈不仅要有心理准备，还要学会调节自己的心理和情绪，就把这看成是人生中难得的一次心理训练吧。

对于怀孕过程中出现的各种问题，比如头晕、恶心、呕吐、厌食、生理指标不正常等，既要给予足够的重视，又不要大惊小怪。你可以问一问自己的母亲、有怀孕经历的朋友或者看看书，还可以向医生咨询。即使是发生了与别人不一样的现象，只要不会危及你和宝宝的健康，就不用过分担心。因为人与人之间存在个体差异，在正常范围内出现小小的差别是不足为奇的。

对坏情绪说"不"

孕妈妈和胎宝宝之间血脉相通，孕妈妈的情绪会通过内分泌变化直接影响胎宝宝。为了胎宝宝的健康，孕妈妈应自我调整情绪。每次发脾气前，先深呼吸几下，别忘

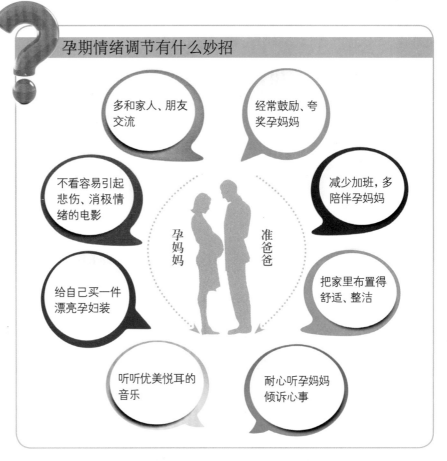

孕期情绪调节有什么妙招

多和家人、朋友交流

经常鼓励、夸奖孕妈妈

不看容易引起悲伤、消极情绪的电影

减少加班，多陪伴孕妈妈

给自己买一件漂亮孕妇装

把家里布置得舒适、整洁

听听优美悦耳的音乐

耐心听孕妈妈倾诉心事

孕妈妈　准爸爸

记告诉自己："这是激素在捣乱，我不应该乱发脾气。"几次下来，孕妈妈就能对自己的情绪进行更有效的控制了。

要戒掉不良习惯

很多准爸爸在计划怀孕时能远离烟酒，可是一旦妻子怀孕，就不那么严格约束自己，开始偷偷吸烟、喝酒了。事实上，孕妈妈对烟味、酒味特别敏感。准爸爸应该始终坚持戒烟、戒酒。另外，准爸爸还要检讨一下自己有没有其他不良习惯，例如不刮胡子、不注意卫生等，这都可能对孕妈妈的健康和心情产生不利的影响。

8%~10%

8%~10% 的孕妈妈会有不同程度的孕期抑郁情绪，只要及时调节就可，不必过于担心。

孕中期，控制体重飙升

孕中期，孕妈妈的肚子开始慢慢"显山露水"了，此时更应该注重日常保健和生活细节，让孕妈妈更加从容地面对孕期的一切。特别是这一时期，孕妈妈的胃口比较好，很容易造成体重飙升，对此一定要多加重视。

散步地点选择有讲究

散步是最适合孕妈妈的运动之一，但孕妈妈在选择散步地点时应注意，尽量选择空气清新的公园、郊外、林荫绿地，或干净的水塘、湖泊边，不宜选择马路边、商场或闹市。因为马路上车辆所排放的尾气多是有害气体，不利于人体健康。商场或闹市中空气不流通，也不利于孕妈妈和胎宝宝的健康。

孕 **13~17** 周

孕中期，孕妈妈小腹隆起，要关注体重增长。

徒步行走不宜太久

徒步行走对孕妈妈有益，能增强腿部肌肉的紧张度，预防静脉曲张，并增强腹腔肌肉，但一旦感觉疲劳，要马上停下来，找身边最近的凳子坐下歇息 5~10 分钟。在走路的姿势上，身体要注意保持正直，双肩放松。要选择舒适的鞋，以低跟、掌面宽松为好。

应选择不需要系鞋带的鞋子，这样可以免去弯腰的麻烦。穿鞋子的时候最好坐着或是扶着墙壁，平衡好身体，这样比较安全。另外，不要穿合成皮质的鞋和尼龙材质的鞋，以防不透气加重双脚水肿。水肿严重和孕 6 个月以上的孕妈妈，建议选择比自己双脚稍大一点的鞋，但也不要过于宽松。

0.5 千克

孕中期孕妈妈每周体重增长不宜超过 0.5 千克。

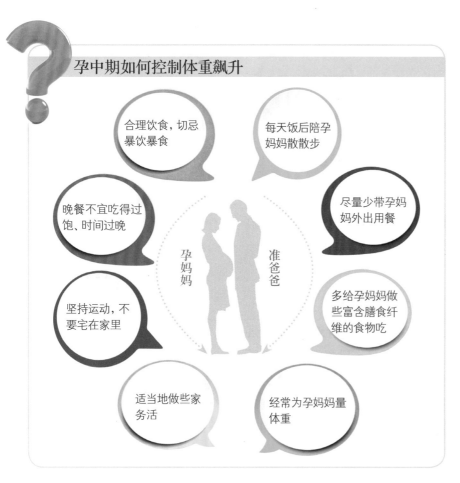

孕中期如何控制体重飙升

- 合理饮食，切忌暴饮暴食
- 每天饭后陪孕妈妈散散步
- 晚餐不宜吃得过饱、时间过晚
- 尽量少带孕妈妈外出用餐
- 坚持运动，不要宅在家里
- 多给孕妈妈做些富含膳食纤维的食物吃
- 适当地做些家务活
- 经常为孕妈妈量体重

孕妈妈　准爸爸

尽量避免俯身弯腰

孕 6 月后，胎宝宝的体重会给孕妈妈的脊椎造成很大压力，并引起孕妈妈背部疼痛。因此，孕妈妈要尽量避免俯身弯腰，以免给脊椎造成过重的负担。

如果孕妈妈要从地面捡拾东西，不要直接俯身，而是慢慢蹲下再捡，动作要慢慢地、轻轻地向前，而且需先屈膝并把全身的重量分配到膝盖上。孕妈妈要清洗浴室或是铺沙发时也要照此动作进行。拖地、洗衣、修剪花草这类常弯腰的家务劳动则尽量少做。如果孕妈妈要从事常弯腰的工作，可以找个稍低的板凳坐下来，在脚下垫一个踏脚板。

留张美丽的大肚照

孕中期，孕妈妈的肚子又圆又大，很有"孕"味，可以去拍一套纪念照了，来纪念怀胎十月的艰辛，就像婚纱照一样，让它成为最美丽的纪念。挺着引以自傲的大肚子，虽然有英雄气概，但腰痛、背痛、便秘、小腿抽筋、静脉曲张、手脚肿胀等这些小问题有可能使孕妈妈"英雄气短"。但不管如何，咬紧牙关，坚持到底吧，拍一套纪念照会让自己心情好一些。

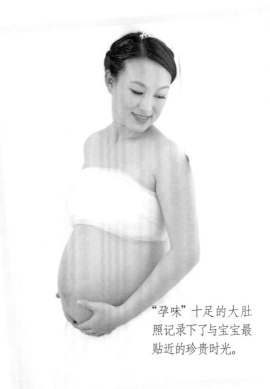

"孕味"十足的大肚照记录下了与宝宝最贴近的珍贵时光。

孕中期去旅行啦

孕中期，孕妈妈和胎宝宝都进入了相对的稳定期。孕妈妈的妊娠反应已经消失，腹部的隆起虽然对孕妈妈的行动有些影响，但还没有到非常不便的地步，无论是乘坐飞机，还是坐车，都没什么问题，此时是孕妈妈最适宜出门旅行的时期。

孕妈妈容易疲劳，所以在旅行前应做好计划，尽量避开人多、嘈杂的地方，旅途也不宜太长，最好选择车程较近的，有青山绿水、新鲜空气的地方。

旅行除了准备宽松舒适、方便替换的衣服外，最好还多带一个小型的海绵枕头或软垫，可以让孕妈妈在乘坐飞机、火车、汽车时靠着休息。行李、食物不需要带太多，以免增加旅途负担。

产科医生真心话

孕中期，孕妈妈站久了就会有眩晕的症状，这是因为此时孕妈妈的血压比正常人低，如果久站，脑部的血液供应不足，会产生眩晕的感觉。所以，孕妈妈最好不要长时间站立，建议每隔30分钟就坐下休息。生活中和工作中如需要变换身体姿势或位置时，应尽量放慢速度。

开始做乳房护理

孕期对乳房多关注一点点，会让你在母乳喂养之路上前行一大步，对，就是这么简单而神奇！适当的孕期乳房护理能够帮助你的乳腺发育，疏通乳腺导管，从而促进分娩后的泌乳。同时，孕期乳房护理能够改善皮肤弹性，防止乳房松弛下垂。

坚持支托

乳房日益增大，此时不能为了舒服和方便就不戴胸罩，要记住胸罩的作用就是维持正常而又美观的乳房外形。所以一定要选购合适的胸罩，并且坚持每天穿戴，包括哺乳期。注意胸罩不能太紧也不能太松，太紧了不舒服且压迫乳房，太松了则起不到支撑的作用。

经常按摩

孕中期时，要经常按摩乳房，方法为：由乳房周围向乳头旋转按摩。每天早晨起床和晚上睡觉前，分别用双手轻柔按摩 5~10 分钟，不仅可以缓解孕期乳房的不适并为哺乳期做准备，还能在产后使乳房日趋丰满而有弹性。

坚持清洁

清洁乳房不仅可以保持乳腺管的通畅，还有助于增加乳头的韧性、减少哺乳期乳头皲裂及并发症的发生。

坚持护理

如果乳房胀得难受，可以每天用毛巾热敷，并进行轻柔的按摩，以促进胸部血液循环和乳腺的发育。

从孕 6 月起，很多孕妈妈的乳房开始有些许乳汁分泌出来，并在乳头上结成痂，所以每天要对乳房做好护理。用橄榄油将乳痂软化，再用温清水（不用香皂）清洁干净。手指涂上橄榄油，捏住乳头轻捻，滋润乳头的皮肤。

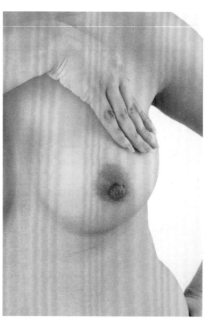

按摩时，用手由乳房周围向乳头旋转按摩。

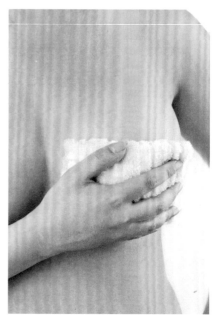

热敷乳房的毛巾宜专用，用完洗净后在阳光下晾干。

纠正乳头凹陷

先天形成的乳头凹陷很可能会影响乳汁的顺畅排出，从而影响产后的哺乳，因此要在孕期及时纠正。孕36周开始，孕妈妈可将拇指和食指相对地放在乳头左右两侧，缓缓下压并由乳头向两侧拉开，牵拉乳晕皮肤及皮下组织，使乳头向外突出，重复多次，随后捏住乳头向外牵拉。每日2次，每次5分钟。或者用一手托住乳房，另一只手的拇指和中指、食指抓住乳头转动并向外牵拉，每日2次，每次重复10~20次。

由于刺激乳头时可能会引起孕妈妈的子宫收缩，过早进行纠正的话有可能会引起流产，所以孕妈妈一定要保证在进入孕晚期之后再进行纠正。

要及时调换文胸

发现胸部有改变即可开始换穿孕妇文胸。无钢圈文胸或运动型文胸较舒适，也可以选择可调整背扣的文胸。最好选择支撑力较强的文胸，以免在孕期胸部变大后自然下垂。在怀孕晚期可以考虑选择哺乳型文胸，为产后哺乳做准备。另外，孕妈妈选对文胸后也要正确地穿文胸，才能最大限度地保护乳房。

产科医生真心话

现在因为奶粉总是出现问题，越来越多的孕妈妈都准备母乳喂养，那些乳头凹陷或扁平的孕妈妈就很着急，担心不能母乳喂养。其实，大多数孕妈妈都可以成功实现母乳喂养，即便是有凹陷和扁平的乳头。除手动牵拉外，可用乳头吸引器帮忙。最好在孕晚期开始使用乳头吸引器，长期可使乳头向外突出。

戴文胸的正确方法

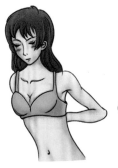 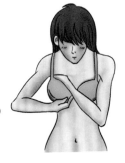

1. 将上身向前弯曲45°，让乳房自然恰当地倾入罩杯内，再扣上背扣。

2. 用手将乳房完全托住放入罩杯，并把胸部侧边的肌肉充分推入罩杯内。

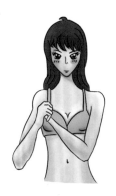 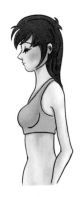

3. 肩带调至适当长度，肩部感觉自然舒适无压力即可。

4. 调整背部的横带和胸前罩杯位底部成水平。

Стоп.

孕妈妈睡软床还是硬床

孕中期孕妈妈腰背部肌肉和脊椎压力大，不适合睡太软的床。孕妈妈可以选择软硬适中的床。挑床垫时，先坐在床垫边，站起来后，若发现床垫刚坐的位置出现下陷，即表示床垫太软。如果是木板床，可以在床上垫两三层厚棉垫或厚薄适宜的海绵垫，以床垫总厚度不超过9厘米为宜。

家中不宜铺地毯

地毯上可吸附人们从外面环境中带回的尘土、细菌等，对胎宝宝的健康有影响。地毯还是螨虫栖身的处所，螨虫在这里排泄出的小颗粒极易被孕妈妈吸入并引发过敏性哮喘。地毯对家用清洁剂的吸附力也很大，即使多年停用后仍有毒物存在，使用吸尘器也无能为力。

不要随意摆放花草

有些花草可能会让孕妈妈产生不适，所以孕妈妈的居室不宜出现这类花草：茉莉、丁香、水仙等具有浓郁香味的花卉，容易引起孕妈妈食欲下降，甚至恶心、呕吐、头痛；万年青、五彩球、洋绣球、迎春花等可能导致孕妈妈皮肤过敏；夜来香、丁香吸进氧气，呼出二氧化碳，会与孕妈妈争抢氧气。

重视上下楼梯时的安全

孕妈妈下楼梯时，腰部要挺直，脚尖先踩地，脚后跟再落地，落地后立即伸直膝关节，并将全身的重量移到该脚上，这时再以同样的方式抬起另一只脚。如果楼梯有扶手，最好扶着扶手，这样比较安全。上楼梯时，要踩稳步伐，手仍然要攀着扶手，不要过于弯腰或挺胸凸肚，看准脚前阶梯再跨步，看得准自然就走得稳。

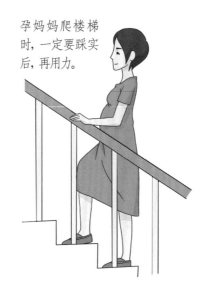

孕妈妈爬楼梯时，一定要踩实后，再用力。

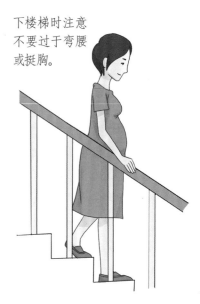

下楼梯时注意不要过于弯腰或挺胸。

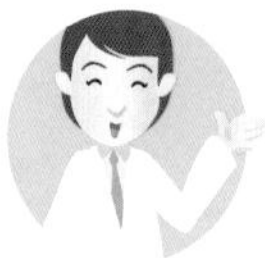

产科医生真心话

如果孕妈妈分不清哪些花草适合在房间里摆放，那就选盆简单的吊兰或绿萝，既可以美化环境，又可以净化空气，还能增加房间内空气湿度。常用电脑的上班族孕妈妈也可以在电脑桌上放盆绿萝，可吸收电脑辐射。

科学地摆放绿色植物可缓解孕妈妈心情，改善居室环境对孕期容易情绪烦躁的孕妈妈很有好处。

孕中期后，最好换上稍软的枕头和床垫。

孕中期保健小百科

孕妈妈不宜使用暖宝宝贴，因为胎宝宝对温度比较敏感，会不适应这种高温，容易引起胎动不安，对胎宝宝发育不利。

科学摆放脚，缓解下肢水肿

孕中期孕妈妈易出现下肢水肿，久坐的孕妈妈可以在座位底下放个脚凳，若没有脚凳，也可用鞋盒代替。坐着时，将脚放到脚凳上，可缓解脚部和下肢的压力。孕妈妈也可以准备一双舒适柔软的拖鞋，工作时穿着宽松的拖鞋也能缓解足部压力。坐一段时间后，适当地做伸展运动，抬腿并适当按摩小腿，以缓解压力。

左侧卧位最舒适

孕中晚期最好采用左侧卧位的睡姿。从生理的角度来讲，在怀孕中晚期，子宫迅速增大，而且大多数孕妈妈子宫右旋，采取左侧卧位睡眠，可减少增大的子宫对孕妈妈腹主动脉及下腔静脉和输尿管的压迫，改善血液循环，增加对胎儿的供血量，有利于胎儿的生长发育。为了更舒服，孕妈妈可以在身体的两侧各放一个靠垫，这样侧卧时腿放上去会舒服点。

但是孕妈妈睡觉也不必刻意采用左侧卧位，怎么睡舒服就怎么睡。很多时候孕妈妈都是睡着睡着就不自觉地翻身了，姿势不舒服了胎宝宝也会有反应的，你感觉到了自然就会调整到宝宝觉得舒服的姿势，孕妈妈不必为此过于纠结。

避免吸二手烟

有研究表明，孕早期二手烟可能会影响胎儿神经系统发育；孕中晚期二手烟会影响胎盘的血液供应、营养输送情况。而且二手烟是导致孕妈妈发生妊娠高血压疾病等妊娠合并症的重要危险因素。因此，孕妈妈应避开人群密集的地方，尽量避免吸入二手烟。准爸爸也应克制自己，不要吸烟。

孕 28 周

孕 28 周后，孕妈妈每天要注意自己的脚和腿，看看有没有水肿的情况。

孕妈妈在家测胎动

胎动是胎宝宝健康状况的一个重要参考指标，每一位孕妈妈都应该学会自我监测胎动。

胎动是什么感觉？

胎动的感觉有许多种：伸手、踢腿、扭动、翻滚、肚子一跳一跳的、冒泡泡、像鱼在游泳、像虾在跳……胎宝宝在肚子里的动作千变万化，所以每个孕妈妈的胎动感觉会有所不同。在不同的孕周，胎动感受也会有所变化。

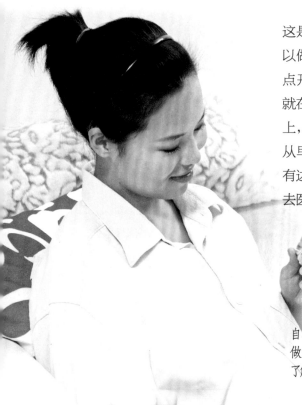

自测胎动要坚持，并做好记录，以便及时了解宝宝的成长情况。

孕16~20周：这个时候胎宝宝运动量不是很大，孕妈妈通常可自测一天的胎动次数：早中晚各测一次胎动，所得总数乘以4，即为每天的胎动次数，这个时候的胎动像鱼在游泳，或是"咕噜咕噜"吐泡泡。

孕21~35周：此时胎宝宝活泼好动，孕妈妈能感觉到拳打脚踢、翻滚等各种大动作，甚至还可以看到肚皮上突出的小手小脚。

孕36周至分娩：此时胎宝宝几乎撑满整个子宫，胎动没以前频繁。

孕妈妈自己怎么数胎动？

方法1：累计每天的胎动次数。这是最简单的计算方法，孕妈妈可以做一个简单的表格，每天早上8点开始记录，每感觉到一次胎动，就在表格里做个记号，累计10次以上，就说明胎宝宝一切正常。如果从早8点到晚8点，胎动次数都没有达到10次的话，建议孕妈妈尽快去医院检查。

方法2：计算固定时间内的胎动次数。孕妈妈每天测试3小时的胎动，如分别在早、中、晚各进行一次。将所测得的胎动总数乘以4，作为每天12小时的胎动记录。正常明显的胎动每小时应不少于3次，12小时胎动数为30~40次，多者达100次以上，都是胎宝宝情况良好的表现。如果每小时少于3次，则要把测量的时间延长至4~6小时。

方法3：晚饭后测量。胎宝宝一般在晚上更加活跃。孕妈妈在晚饭后7~11点测量宝宝的胎动次数，看看出现10次胎动所需要的时间。如果超过3小时，胎动的次数达不到10次的话，就需要尽快去医院检查。

胎动次数说明什么

胎动是胎宝宝健康状况的晴雨表，胎动过多和过少都要警惕。胎动次数过少预示着胎宝宝宫内缺氧，表明胎宝宝有危险；胎动次数过多，也是胎宝宝早期缺氧在子宫内挣扎的信号。孕妈妈若能及时发现胎动的异常，尽快到医院诊治，往往可以使胎宝宝转危为安。

需注意的是，胎动会受到许多因素的影响，如怀孕月份、羊水多少、测定时间、孕妈妈情绪以及用药等，只要胎动规律，变化不大，就算正常。

用蛋清巧除妊娠纹

进入孕中期，胎宝宝和子宫快速变大，孕妈妈的体重也快速增加，孕妈妈皮肤的代谢速度无法跟上子宫增长速度，皮肤的弹性纤维和胶原纤维超过弹性限度的伸长，纤维发生断裂，妊娠纹就出现了。若孕4月没有出现，到孕5月，最晚到孕6月，纵横交错的妊娠纹就会出现在大多数孕妈妈的乳房、腹部、臀部、大腿。下面教给孕妈妈一个巧除妊娠纹的小窍门：洗净腹部后按摩10分钟，把蛋清敷在腹部皮肤上，10分钟后擦掉，再做一次腹部按摩，可让皮肤吸收得更好一些。

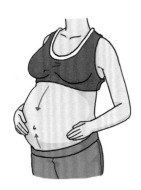
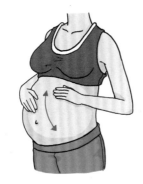

1. 将蛋清从腹部上下两侧分别向肚脐方向均匀抹平。

2. 沿肚皮上下来回轻擦。

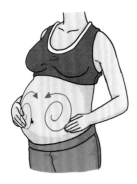
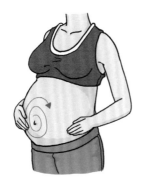

3. 左右手以逆时针方向不断画圈按摩。

4. 以肚脐为起点，以顺时针方向不断画圈按摩。

不可忽视皮肤瘙痒

许多孕妈妈会遭遇皮肤瘙痒的困扰，尤其是随着腹部的增大导致的腹部局部瘙痒，这是由于胶原蛋白断裂，出现了妊娠纹造成的，可用橄榄油按摩缓解。如果异常瘙痒，则属于病理性瘙痒，最好去医院诊治，不可擅自用药止痒。因胆汁酸增高引起的皮肤瘙痒，有可能是妊娠期肝内胆汁淤积症的表现。胆汁淤积可造成胎儿发育不良，所以孕妈妈发现皮肤瘙痒，可到医院抽血化验胆汁酸，排除胆汁淤积的可能。如胆汁酸过高，应在医生的指导下用药，将胆汁酸控制在正常范围内。

不必忧虑会变"丑"

很多孕妈妈会为脸上的蝴蝶斑、肚皮上的妊娠纹、变大的骨盆、变形的乳房、变肥的体态而烦恼。这些担心是必然的，也直接关系到我们今后面对社会和家庭的自信心。但其实，孕妈妈们大可不必为此忧虑。

据统计，大约80%的孕妈妈，只要稍加注意，都可以在产后两年内逐渐恢复到以前的体重。一般能做到自己给宝宝哺乳、产后及时进行恢复性训练、孕期注意控制体重过度增长的孕妈妈，都能够恢复得比较好。

孕中期保健小百科

炎热的夏季，孕妈妈出汗多，借助风扇或空调纳凉是必要的。但出汗后不要马上吹风扇或者空调，因为此时全身毛孔疏松，汗腺大开，邪风易乘虚而入，轻者伤风感冒，重者会引起发热，对孕妈妈和胎宝宝的健康不利。

孕晚期，克服紧张和焦虑

此时的胎宝宝发育已经接近成熟了，孕妈妈的肚子越来越大，生活越来越不方便了，千万不要一个人外出走太远。面对快要到来的分娩，孕妈妈心中可能很忐忑，难免担心宝宝会不会健康，担心自己能否顺产，但过度的紧张和焦虑有害无益，孕妈妈要摆正心态，轻松应对。

孕 29~40 周

孕晚期，宜保持良好心态，轻松应对分娩。

放缓生活节奏

孕晚期，孕妈妈身体负担增加，生活节奏宜放缓，工作量、活动量都应适当减少。如果身体情况不乐观，大龄孕妈妈在孕 32 周后还可以申请休假。

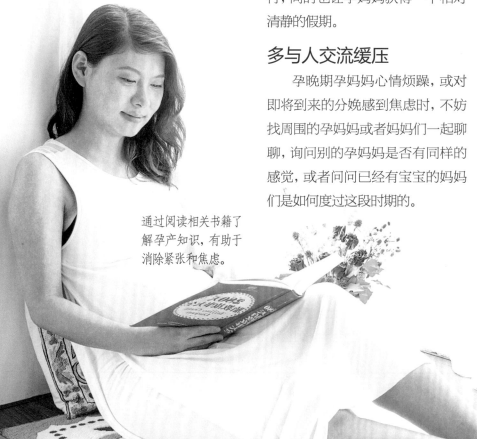

通过阅读相关书籍了解孕产知识，有助于消除紧张和焦虑。

不过，在孕妈妈暂时离开工作岗位前，应为工作交接做好准备。找一个适当的时间，与上司、接任者和同事对细节问题进行沟通，并商量好保持联系的方式、时间，以保证在孕妈妈休假期间工作顺利进行，同时也让孕妈妈获得一个相对清静的假期。

多与人交流缓压

孕晚期孕妈妈心情烦躁，或对即将到来的分娩感到焦虑时，不妨找周围的孕妈妈或者妈妈们一起聊聊，询问别的孕妈妈是否有同样的感觉，或者问问已经有宝宝的妈妈们是如何度过这段时期的。

其实，几乎所有的孕妈妈都经历过孕期焦虑情绪，而几乎所有的焦虑最终都是"无效焦虑"，大多数宝宝都是平安、健康地来到这个世界的。

忌产前过于恐惧分娩

孕妈妈在产前过于恐惧，会使身体产生过多的应激激素，这样一来，疼痛会增加，产程也会拖更久，对分娩不利，甚至会造成难产。焦虑、恐惧等不良情绪均可造成产妇大脑皮质功能紊乱，使得子宫收缩不协调、宫口不开、产程延长等。因此，孕妈妈必须保持良好的情绪，为分娩做好充分的心理准备。下面介绍几种产前放松的小方法：听着轻音乐小睡一会儿；给最好的朋友打个电话；读一本好玩的小说或漫画书；泡个热水澡；拿着食谱给自己做一顿大餐；整理一下买来的宝宝服，以及很多可爱的宝宝用品；给自己未来的宝宝画一张像；继续写怀孕日记；练习深呼吸。

80后、90后孕妈妈警惕患心理性难产

不少年轻孕妈妈产力不错，胎位、产道正常，胎宝宝大小也适中，却因心理压力过大导致难产，这些难产的孕妈妈，以80后、90后出生的独生女居多。这种情况要多与有经验的亲友交流，多听听她们真实的经历，以减轻压力。

孕晚期生活小细节

孕晚期有乳汁分泌是正常现象，但乳汁异常要警惕，如果有化脓的液体流出，同时有类似流感症状，可能是急性乳腺炎，应立即就医。

护腰枕让孕妈妈更舒服

到了孕晚期，由于受到增大的子宫的压迫，影响胎宝宝的氧气供给，采用左侧卧睡眠可以缓解子宫供血不足的状况，有利于胎宝宝生长发育和孕妈妈顺产。孕妈妈可以使用护腰枕，它可以托住腹部和腰部，培养孕妈妈正确的睡姿，减轻孕期不适感。

孕晚期起床动作要缓慢

到了孕晚期，为了避免发生意外早产，任何过猛的动作都是不允许的。孕妈妈起床时，如果睡姿是仰卧的，应当先将身体转向一侧，弯曲双腿的同时，转动肩部和臀部，再慢慢移向床边，用双手撑在床上，双腿滑到床下，坐在床沿上，稍坐片刻后再慢慢起身站立。

孕晚期孕妈准爸必做哪些事

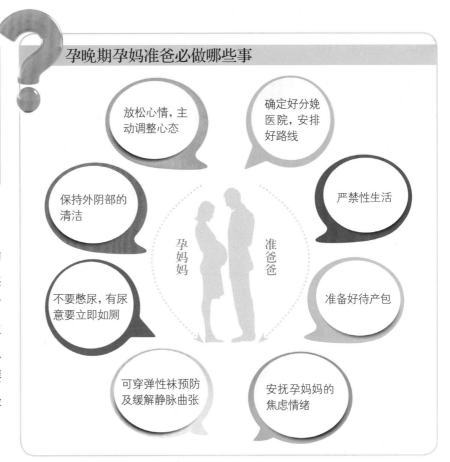

放松心情，主动调整心态

确定好分娩医院，安排好路线

保持外阴部的清洁

严禁性生活

孕妈妈　准爸爸

准备好待产包

不要憋尿，有尿意要立即如厕

可穿弹性袜预防及缓解静脉曲张

安抚孕妈妈的焦虑情绪

孕晚期要禁止性生活

此时胎宝宝已经成熟，子宫已经下降，宫颈逐渐缩短。如果这时性交，会增加胎膜早破、宫内感染的概率，还可能会造成早产和胎儿、新生儿感染。

5%~15%

早产是指在满28孕周至37孕周之间的分娩，一般占分娩总数的5%~15%。

适宜每天洗澡

这个时期，由于内分泌的改变，新陈代谢逐渐增强，汗腺及皮脂腺分泌也会随之旺盛，孕妈妈比常人更需要沐浴。孕妈妈要尽可能每天洗澡，以保持皮肤清洁，预防皮肤、尿路感染，以免影响胎宝宝健康。淋浴或只擦擦身体也可以，特别要注意保持外阴部的清洁。头发也要整理好。洗澡时要注意水温的调节，水温以 38~42℃为宜。

确认入院待产包

小宝宝马上就要来了，没有准备待产包的准爸爸一定要抓紧时间，火速购置，已经准备了待产包的准爸爸也要再次检查一下，以便及时查漏补缺。

待产包什么时候准备

怀孕六七个月的时候准备待产包是最合适的，不仅时间充裕，而且胎宝宝情况稳定，孕妈妈有较好的体力和精力挑选母婴用品。如果是孕晚期准备待产包，孕妈妈行动不便，就需要准爸爸多辛苦些了，一定要在入院前将待产包准备齐全。

待产包准备什么，准备多少

很多医院会提供部分母婴用品，所以，孕妈准爸最好事先向准备分娩的医院了解一下，以免重复；也可以向刚刚生过宝宝的新妈妈请教，她们的经验往往最实用、有效。一般用品不宜大量采购，尤其是奶粉，在不确定新妈妈是否乳汁充足的时候，最好先少买一点，以免浪费。另外，宝宝长得很快，衣服随季节的变化准备两三套就可以了。

待产包如何放置

准爸爸要将新妈妈和小宝宝的用品按照衣服、洗漱、餐具、证件等分别放置在不同的袋子里，然后再一起放入一个大包，这样使用时就不需要大范围翻找了。一旦孕妈妈有临产征兆，拎包就走，方便快捷。

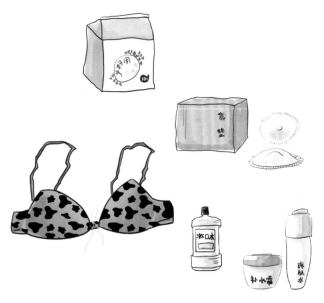

 产科医生真心话

每每看到孕妈妈入院生产，准爸爸大包小包往医院里扛，找个东西都几乎把所有的包翻遍的时候，我们就会上前提醒他最好将新妈妈和小宝宝的用品按照衣服、洗漱、餐具、证件等分别放置在不同的袋子里，然后再一起放入一个大包，这样使用时就不需要大范围翻找了。所以一定要提早做好准备，多充分都不过分。

学会胎位触摸法

孕妈妈摸自己的肚子时，可以通过胎宝宝的胎头位置判断现在的胎位是否正常。正常胎位时，胎宝宝的头可以在下腹的中央即耻骨的联合上方摸到，如果在这个部位摸到圆圆、较硬、有浮球感的东西就是胎头。但要是在上腹部摸到胎头，在下腹部摸到宽软的东西，表明胎宝宝是臀位。在侧腹部摸到呈横宽走向的东西为横位。后两种胎位均需在医生指导下采取胸膝卧位纠正，每次 15~20 分钟，早晚各 1 次。即使胎位纠正过来后还需坚持监测，以防再发生胎位不正。

胎位不正提前两周住院

正常情况下，胎宝宝在母亲腹中是"头朝下，屁股朝上"的，但有 3%~4% 的胎宝宝是"头朝上，屁股朝下"，这就属胎位不正中的臀位。

这种情况在胎位不正中较多见，但危害不是最严重的。臀部易造成难产，需要比预产期提早两周左右住院，并在医生帮助下进行纠正，以自然分娩或剖宫产结束妊娠。

胎膜早破怎么办

如果孕妈妈尚未到临产期，从阴道突然流出无色无味的水样液体，为胎膜早破。胎膜早破可刺激子宫，引发早产，并会导致宫内感染和脐带脱垂，甚至可能发生意外。孕妈妈一旦发现有水样液体留出，一定要及时就医。另外，发生胎膜早破的孕妈妈，要将臀部垫高，保持头低臀高位，以防脐带脱垂。

过期妊娠怎么办

孕期达到或超过 42 周称为"过期妊娠"。应对过期妊娠的方法有如下几种。

1. 及时住院。明确有无胎儿宫内缺氧、巨大儿及羊水过少情况，并进行胎心监护。

2. 做好胎动检测。若胎动过频或过少就表明有异常，应及时就医。

3. 时刻观察有无腹痛、阴道见红及流液等临产征兆。

4. 适时终止妊娠。对于宫颈成熟度好，无产科合并症和并发症的孕妈妈，可以用人工破膜、催产素引产。对于有胎儿缺氧、胎儿生长受限、羊水过少、巨大儿或其他产科合并症和并发症者，可以进行剖宫产终止妊娠。

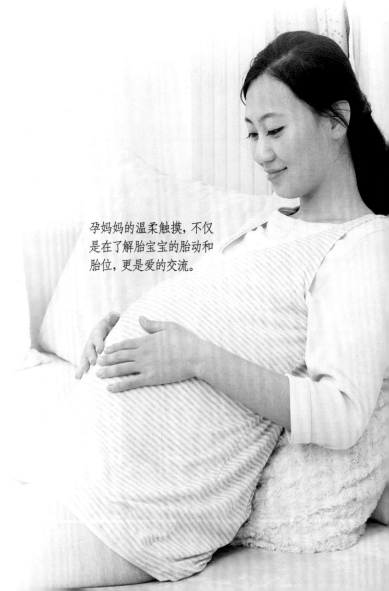

孕妈妈的温柔触摸，不仅是在了解胎宝宝的胎动和胎位，更是爱的交流。

孕妈妈安全运动

怀孕期间，适当、适度的锻炼对于孕妈妈和胎宝宝都十分有利。但孕期锻炼要讲究方式、方法，安全运动，不可盲目、鲁莽地进行操作，孕妈妈运动前一定要了解并掌握这些事项。

运动让妈妈宝宝都受益

孕期运动的意义主要有两个方面：一方面是适当适时地对胎宝宝进行运动刺激和训练，促进胎宝宝的身心发育；另一方面是孕妈妈进行适当的运动可增强自身体质，并且保证正常妊娠及顺利分娩。

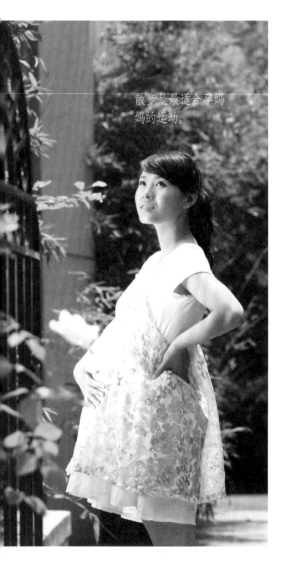

散步是最适合孕妈妈的运动。

适当运动，母子更健康

孕妈妈在怀孕阶段根据个人的具体情况进行适当的运动和锻炼，对自己和胎宝宝都是有好处的。

增强心肺功能

适当的运动能增强心肺功能，可以预防和减轻由怀孕带来的气喘或心慌等现象，增强身体耐力，为最后的顺利分娩做好准备。

帮助消化防便秘

运动能帮助消化和排泄，促进新陈代谢，减轻和改善孕期的便秘现象，同时增进食欲。

减少水肿、失眠等不适

运动可促进腰部及下肢的血液循环，减轻孕期的腰酸腿痛、下肢水肿等压迫性症状；适当的运动还能帮助孕妈妈改善睡眠不佳的状况。

胎宝宝更健康

医学专家还发现，孕妈妈在运动时，胎宝宝也随之运动，胎心每分钟会增加 10~15 次，表明胎宝宝对运动的适应性反应很好，出生时的健康状况会比一般新生儿好。

运动让顺产更轻松

适度的运动能增强腹肌、腰背肌和盆腔肌肉的力量与弹性，不仅能防止因腹壁松弛而导致的胎位不正或难产，还能缩短分娩时间，减少产道撕裂伤和产后大出血等可能。

而且，孕妈妈的身体锻炼得越好，在分娩的时候就越有力气，可以使分娩轻松些，甚至能缩短生宝宝的时间。

产后快速恢复体形

孕期运动可以消耗过多的脂肪，避免孕期体重过快增长，也能减少生育巨大儿的可能。同时，孕妈妈在怀孕期间保持强壮的力量和结实的肌肉，产后就更容易迅速地恢复怀孕前的曼妙身材。

运动前需要注意这些

孕妈妈对运动的选择要慎重。比如说，孕妈妈练习瑜伽可增强体力和盆骨、肌肉张力，增强身体的平衡感。但有些孕妈妈的柔韧度并不适合瑜伽运动，就不应强求。

> **孕期运动小百科**
>
> 雾霾天或者扬尘天，孕妈妈不适合到户外运动，可以在室内做做瑜伽。

不同孕期的运动方式

孕妈妈在选择运动项目时不能只从自己的兴趣、爱好出发，而是应该考虑到活动的强度，尤其在孕早期 3 个月和孕晚期 3 个月，应严禁做跳跃、旋转等激烈、大运动量的锻炼，以免引起流产和早产。

在整个怀孕期间都应避免腹部挤压、剧烈震动腹部的运动，如快跑、跳跃、仰卧起坐、跳远、突然转向等。那些易发生危险的运动，如滑雪、潜水、骑马等也不要参加。

孕妈妈可以选择散步、慢跑、骑自行车、跳舞、游泳、孕妇瑜伽、孕妇操、孕晚期的分娩操、太极拳等运动。

不适合做运动的孕妈妈

并非所有的孕妈妈都适合做运动。如果有心脏病或是肾脏泌尿系统的疾病，或是曾经有过流产史，是不适合做孕期运动的。

前置胎盘或是孕妈妈阴道出现了不规则出血、提前出现宫缩等现象，是绝不能做任何运动的，必须静养。

每次不宜超过 15 分钟

一般人运动需维持 30 分钟以上才会燃烧脂肪，但孕妈妈需在运动 15 分钟后就稍作休息，即使体力可以负荷，也必须在稍为休息过后再开始运动。这是因为孕妈妈必须避免过度劳累与心动过速，并且孕期运动的目的并不是在燃烧脂肪，而是在训练全身的肌力，因此孕妈妈每次运动 15~20 分钟就要停下来稍作休息。

4~7 点

城市中，下午 4~7 点间空气污染相对严重，孕妈妈要注意避开这段时间外出去锻炼。

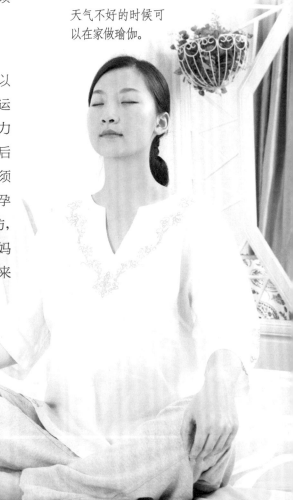

天气不好的时候可以在家做瑜伽。

适合孕妈妈的运动

适合的才是最好的,孕妈妈一定要根据自己孕前的运动和身体情况选择适合自己的运动,千万不可强求。

骨盆摇摆

❋作用

锻炼骨盆,增强骨盆肌力量。

❋做法

身体直立,随着自己的呼吸节奏扭动骨盆,顺时针方向画圈,保持节奏稳定、呼吸均匀,10圈后换反方向再做10圈。

肩部练习

❋作用

可改善上半身血液循环,缓解劳累,还可改善孕期失眠。

❋做法

跪坐在垫子上,双臂抬起,双手指尖搭在肩膀,然后转动肩轴,最大限度地活动肩肘,使肩部放松。

蹲式

❋作用

加强两踝、双膝、两大腿内侧和子宫的肌肉,增强腹部脏器的功能。长期做这个练习可以让分娩更加容易。

❋做法

双脚分开,双脚脚尖指向外侧站立。双臂伸直向前举平,双膝弯曲,慢慢将身躯降低,然后恢复站立姿势。

动作要轻柔、缓慢,不宜追求速度

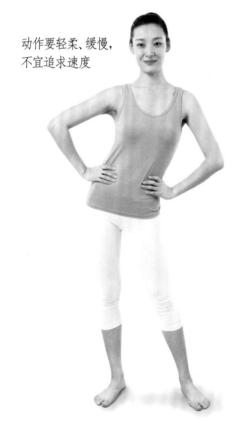

腋窝打开

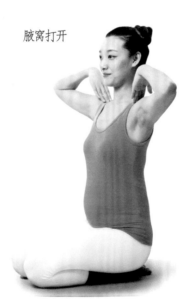

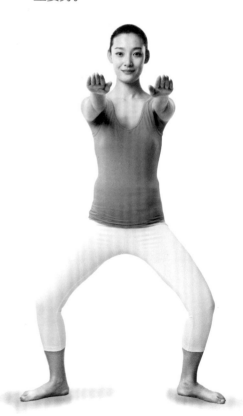

放松运动

❋作用

　　锻炼腰部及骨盆，在活动腰部的同时，也可以使下肢和全身得到放松。

❋做法

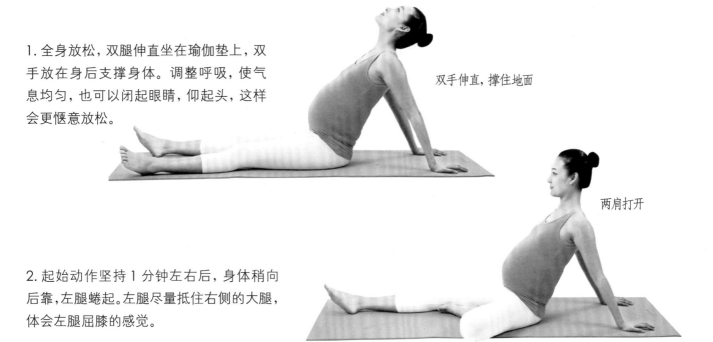

1. 全身放松，双腿伸直坐在瑜伽垫上，双手放在身后支撑身体。调整呼吸，使气息均匀，也可以闭起眼睛，仰起头，这样会更惬意放松。

双手伸直，撑住地面

2. 起始动作坚持 1 分钟左右后，身体稍向后靠，左腿蜷起。左腿尽量抵住右侧的大腿，体会左腿屈膝的感觉。

两肩打开

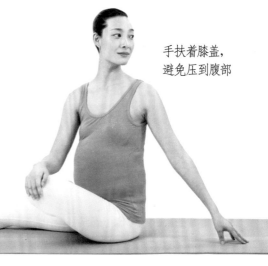

手扶着膝盖，避免压到腹部

3. 左腿蜷起放于右腿上面，上半身在左胳膊的带动下向左稍转，右手放于左膝盖上，然后再依照此动作向右转。然后恢复到盘腿动作，双手放在膝盖上，放松一下。

孕期舒缓瑜伽

孕妈妈练习瑜伽可以增强体力和骨盆、肌肉张力，增强身体的平衡感，提高整个肌肉组织的柔韧度和灵活度，同时加快血液循环，还能够很好地控制呼吸。练习瑜伽还可以起到按摩身体内部器官的作用，有益于改善睡眠，让孕妈妈感到健康、舒适，有助于形成积极健康的生活态度。

孕妈妈需要特别注意，对于那些谁都能做到的初级瑜伽动作，孕妈妈可以自己练练，但是一旦动作有难度，练习时必须有专业人员的指导，什么时候开始做，什么时候不宜做，哪些动作不适宜，应听从专业人员的指导。

墙上俯卧撑

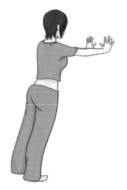

1. 面对墙一臂距离站立，双脚分开，与肩同宽，两手掌贴墙。

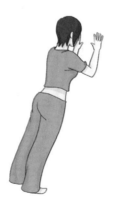

2. 慢慢呼气的同时屈臂，注意从头到脚保持一条直线。

站立蹲式

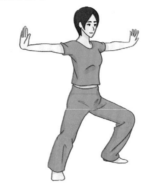

1. 双脚分开大约 1.5 个肩宽，双臂平伸，掌心朝外，掌根用力向外推，呼气时屈腿下蹲。

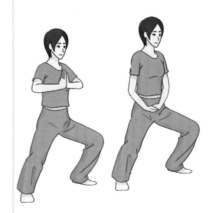

2. 如果感觉以上动作有难度，可以将双手在胸前合十，或者放于身体前方。

面朝上的桌式

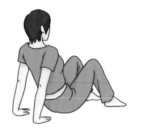

1. 坐在瑜伽垫上，双腿弯曲，双脚打开，与肩同宽，双手放于臀部后方一掌的位置，手指朝向臀部。

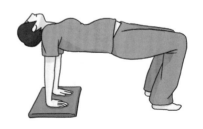

2. 吸气，臀部上抬，让膝盖、髋骨、头在同一个平面上，并且与地面平行，保持 3~5 个呼吸。（一定要有家人保护，如果孕妈妈觉得手腕用不上劲儿，可以在手下面垫上毯子或薄被来缓解手腕的不适感。）

分娩前的助产运动

为了更安全顺利地迎接小宝宝，孕妈妈最好是在预产期前两周开始练习分娩促进运动，这对顺产大有裨益。

分娩前的准备运动

方法 1：浅呼吸。孕妈妈仰卧，嘴微微张开，进行吸气和呼气，呼气与吸气之间要间隔相等的轻而浅的呼吸。这个方法可以解除腹部的紧张感。

方法 2：短促呼吸。孕妈妈仰卧，双手握在一起，集中体力连续做几次短促呼吸，这个动作是要集中腹部的力量使胎宝宝的头慢慢娩出。

方法 3：肌肉松弛法。肘关节和膝关节用力弯曲，接着伸直并放松。该动作是利用肌肉紧张感的差异进行放松肌肉的练习。这个方法如果每天练习 30 分钟，会收到很好的效果。但是运动因人而异，如果孕妈妈觉得不适，请立即停止运动。

直立扩胸运动促使胎宝宝入盆

如果到了预产期还没有动静，孕妈妈可以加强运动。直立扩胸运动能促使胎宝宝入盆，同时还能锻炼盆底肌肉，增加产力。不过，一定要让准爸爸陪在身边，以免有意外发生。

练习方法：两脚站立，与肩同宽，身体直立，两臂沿身侧提至胸前平举，挺胸，双臂后展，坚持 30 秒。做这一动作时注意扩胸时呼气，收臂时吸气。

散步是最好的放松运动

在分娩之前，最好的运动方式就是在准爸爸的陪同下多散步。在散步的同时，孕妈妈稍稍调整一下自己的步伐，还可以达到减压的效果。

首先要以放松短小的步伐向前迈，一定要以一个感觉舒适的调子进行，手臂自然放在身体两侧。同时，散步时还可训练分娩时的呼吸方法：用鼻子深吸气，然后用口呼气。

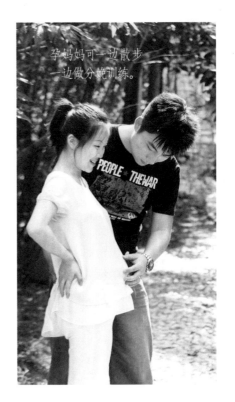

孕妈妈可一边散步一边做分娩训练。

产科医生真心话

如果到了预产期或者过了预产期胎宝宝还没有动静，孕妈妈不妨试着洗个澡或者轻柔地刺激自己的乳房，可以帮助催生。有的孕妈妈以为预产期过了宝宝在肚子里就会不健康，千方百计求我们赶紧给剖宫产，其实剖宫产不是万能的，既然是手术就一定存在风险。还是建议孕妈妈要配合医生的检查，听取医生的建议。

促顺产运动

❋作用

　　帮助孕妈妈顺利分娩。

❋做法

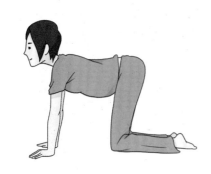 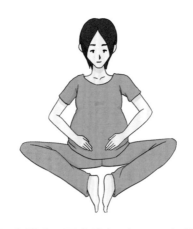 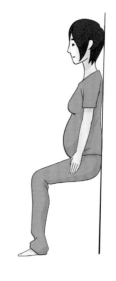

1. 跪在床上或垫子上，用双臂支撑，上下轻轻摇摆骨盆，可加强腰部肌肉与骨盆的力量。

2. 盘腿坐，两脚掌相对，双手轻按腹部或膝盖，可拉伸大腿与骨盆肌肉。

3. 背部靠墙站立，两脚分开，与肩同宽，靠着墙慢慢上下滑动身体，有助于打开骨盆。

下肢运动

❋作用

　　加强腿部的肌肉，对孕妈妈顺产大有裨益。

❋做法

　　1. 盘腿坐在地上，背部挺直，双手握住脚掌，使两脚脚底靠在一起。大腿外侧下压，数5下放松，重复10次。

　　2. 靠墙坐在矮椅子上，双脚尽量分开，持续约15分钟。每天可进行两三次。

扭骨盆运动

❋作用

　　孕妈妈在分娩前经常进行适宜的扭动骨盆运动，可以减轻耻骨分离引起的疼痛。

❋做法

　　1. 仰卧在床上，两腿与床成45°，双膝并拢。

　　2. 双膝并拢带动大小腿向左右摆动。可以使用瑜伽球。摆动时双膝好像是一个椭圆形，要缓慢有节奏地运动。双肩和双脚板要紧贴床面。

　　3. 左腿伸直，右腿保持原状，右腿的膝盖慢慢向左倾倒。

　　4. 右腿膝盖从左侧恢复原位后，再向右侧倾倒。此方法两腿交换进行。

骨盆运动

❋作用

可以锻炼孕妈妈骨盆底的肌肉，增强肌肉的弹性，让孕妈妈的骨盆在分娩时充分地打开，让胎宝宝顺利娩出。

❋做法

1 以舒适的姿势侧卧在垫子上，上身抬起，右小臂着地，并屈肘做支撑动作，右腿向内屈膝，左手臂自然地放在胸前，左腿抬起并向前伸直，心里从 1 默数至 10，先深吸气，再呼气，身体恢复原状。然后换另一侧进行。

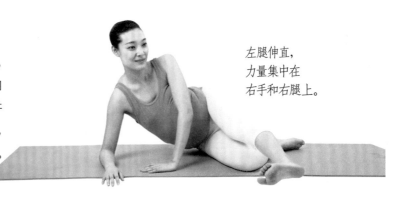

左腿伸直，
力量集中在
右手和右腿上。

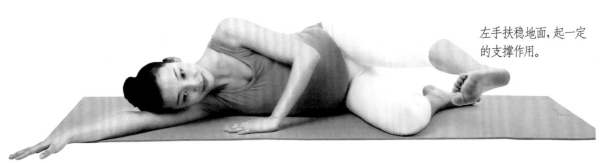

左手扶稳地面，起一定
的支撑作用。

2 以舒适的姿势侧卧在垫子上，右手臂平放在垫子上并伸直，头枕在右臂上，右腿向前屈膝弓起，左手臂自然地放在胸前，屈肘并手掌着地，左腿抬起伸直，保持腿部肌肉的张力和弹性，使骨盆得到活动。然后换另一侧进行。

3 取舒适的姿势端坐在垫子上，左腿屈膝盘起，右腿向前伸直，右手臂放在身体旁边，左手臂放在右腿旁边，弯腰，上身向前倾，头低下。心里从 1 默数到 10，先深吸气，再呼气，恢复到起始姿势后换另一侧进行。

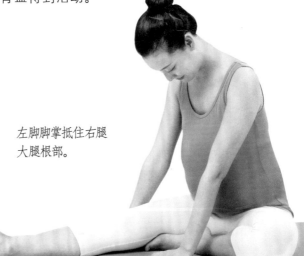

左脚脚掌抵住右腿
大腿根部。

缓解阵痛的运动

临近预产期，孕妈妈越来越担心阵痛，其实这意味着终于要和宝宝见面了。抱着这样的信念，孕妈妈一定能扛过去。不过，如果能掌握几招缓解阵痛的小方法，帮助孕妈妈减轻疼痛，则能让分娩更加顺利。

孕妈妈推崇的缓解阵痛小运动

从阵痛开始到正式分娩，还需经历好几个小时，孕妈妈不要一味地坐等一波又一波阵痛的来临，而是要让身体动起来，以分散注意力，缓解阵痛。

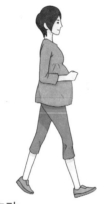

来回走动

在阵痛刚开始还不是很剧烈的时候，孕妈妈可以下床走动，一边走一边匀速呼吸。

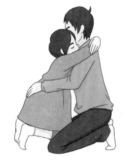

和准爸爸拥抱

双膝跪地，坐在自己脚上，双手抱住准爸爸，可放松心情。

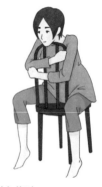

抱住椅背坐

像骑马一样坐在有靠背的椅子上，双腿分开，双手抱住椅背。

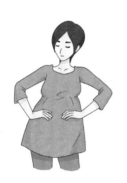

扭腰

双脚分开，与肩同宽，深呼吸，闭上眼睛，同时前后左右大幅度地慢慢扭腰。

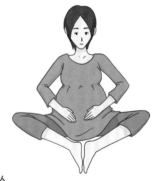

盘腿坐

盘腿坐，双脚相对，双手放在肚子或膝盖上，这不仅可以缓解阵痛，还有助于孕妈妈打开骨关节，顺利分娩。

生孩子到底是哪里痛

在第一产程中，疼痛主要来自子宫收缩和宫颈扩张。疼痛冲动系通过内脏传入纤维与交感神经，使人感觉到疼痛。其性质属于"内脏痛"。疼痛的部位主要在下腹部、腰部，有时髋、骶部也会出现牵拉感。当宫颈扩张到七八厘米时，疼痛最为剧烈。

在第二产程中，疼痛来自阴道和会阴部肌肉、筋膜、皮肤、皮下组织的伸展、扩张和牵拉的冲动，疼痛性质尖锐，定位明确，属于典型的"躯体痛"。孕妈妈会出现强烈的、不自主的"排便感"。

拉梅兹呼吸法，必须要学会

拉梅兹呼吸法是一种效果良好的分娩心理缓解法，它可以分散孕妈妈的注意力，令分娩的疼感减轻，从而使分娩更加轻松顺利。准爸爸可以和孕妈妈一起练习拉梅兹呼吸法，这样不仅会让孕妈妈更有安全感，而且有益于生产时准爸爸对孕妈妈进行提醒和抚慰。

第一步——胸部呼吸

在宫颈口刚刚打开时，孕妈妈会体会到阵痛的初次来袭。这时候，不要慌，放松你的身体，用鼻子深深地吸一口气，尽量挺起胸部，好像把这口气暂时储存在胸部一样，然后用嘴吐出这口气。

第二步——"嘻嘻"式浅呼吸

当宫颈口开到 3~7 厘米时，阵痛几乎三四分钟 1 次。这时候，努力放松身体，集中注意力，用嘴吸一小口气，暂时储存在喉咙，然后轻轻用嘴呼出，就像欢快地笑着，发出"嘻嘻"的声音似的。

第三步——喘息呼吸

当宫颈口几乎完全打开时，阵痛每隔 1 分钟左右 1 次。这时，孕妈妈先深呼气，然后深吸气，接着迅速连做 4~6 次浅呼气。

第四步——哈气

这时候，强烈的疼痛感几乎让孕妈妈难以忍受，但不要喊叫，因为这不但会消耗你的体力，而且对分娩毫无益处。先深吸气，然后快速有力地连吐 4 口气，接着使劲吐出所有的气。

第五步——推气

这时候，胎宝宝正在努力向宫颈口移动，孕妈妈要用力把肺部的气向腹部下压，呼气要迅速，接着继续吸满满一口气，像大便时一样，努力将气向腹部下压，直到分娩结束。

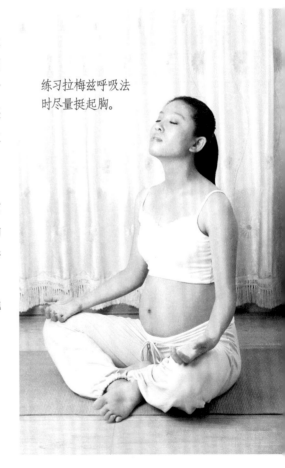

练习拉梅兹呼吸法时尽量挺起胸。

孕期不适的预防和处理

孕期不适在所难免，孕妈妈要做好心理准备，并学习一些预防及应对不适的方法，以使自己的孕期平安、顺利地度过。

流产

流产是指怀孕 28 周以内，由于某种原因而发生妊娠终止的现象。如果发生在怀孕 12 周以内，称为早期流产，如果发生在 12 周以后，则称为晚期流产。出现轻微腹痛、阴道出血等先兆流产症状后，该不该保胎、如何保胎都要经过医生的检查再做决定，自行盲目保胎是十分危险的。

自然流产，无须遗憾

自然流产排出的胚胎，约有 50% 有先天缺陷或遗传病。胎宝宝方面的异常是自然流产的主要因素。这些有缺陷的胚胎即使继续妊娠，生出的胎宝宝也是有缺陷的。因此，自然流产在一定程度上未必是一件坏事。虽然事情的结果令人难过，但是要理智地看待这个问题，

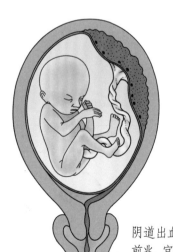

阴道出血可能是流产前兆，宜谨慎对待。

为孕育下一个健康的宝宝调养好身体、调整好心情，才是合格的准爸爸和孕妈妈。

造成流产的原因

造成流产的原因有很多，例如母体全身性疾病、过度精神刺激、生殖器官畸形及炎症、内分泌失调、母子血型不合等，都可导致先兆流产。

如果母体卵巢黄体功能不足，孕卵发育受限，可致胚胎死亡。如果孕期发生急性传染病或染上各种病毒感染高热等，毒素可通过胎盘使胎儿患病，导致异常。

孕妈妈如果有子宫发育不良、畸形、子宫肌瘤、子宫颈口松弛等问题，胚胎或胎儿会因为子宫肌的发育不良及宫内压异常而致流产。

此外，手术外伤、药物、放射线，甚至情绪过度紧张，都可能造成流产。还有些流产是不明原因的，也可能是现在的医疗手段无法查明的。

流产的信号

流产最主要的信号就是阴道出血和腹痛（主要是因为子宫收缩而引起腹痛），出血的颜色可为鲜红色、粉红色或深褐色，主要根据流量和积聚在阴道内的时间不同而有所变化。

如果孕妈妈发现自己阴道有少量流血，下腹有轻微疼痛、下坠感或者感觉腰酸，可能就是流产的前兆，也是胎宝宝给你传递的"危险信号"，要引起注意，及时治疗。

为什么会习惯性流产

习惯性流产是指连续自然流产3次或3次以上。习惯性流产每次流产多发生于同一妊娠月份，其表现与自然流产相同。习惯性流产常见原因有黄体功能不全、胚胎染色体异常、环境因素、母体因素以及免疫因素等。

发生习惯性流产的夫妻一定不要盲目治疗，应到正规医院接受全面检查，查找病因对症治疗，才能使疾病得到痊愈。夫妻双方应做全面的体格检查，特别是遗传学检查。习惯性流产的女性，切忌精神压力过大，应放松心情，同时保持健康的生活习惯。

流产小百科

保胎药不能擅自服用，否则会适得其反，孕妈妈阴道出血时一定要到正规医院就诊。

先兆流产如何保胎

对于先兆流产的孕妈妈来说，应该如何保胎呢?

1. 注意休息：卧床休息，严禁性生活，避免重复的阴道检查，少做下蹲动作，避免颠簸和剧烈运动，尽可能避免便秘和腹泻。

2. 注意个人卫生：多换衣，勤洗澡，但不宜盆浴、游泳；注意阴部清洁，防止病菌感染；衣着应宽大，腰带不宜束紧；平时应穿平底鞋。

3. 选择合适的饮食：食物要易于消化，尤其要选富含各种维生素及微量元素的食品，如各种蔬菜、水果、豆类、蛋类、肉类等。

4. 保持心情舒畅：焦虑、恐惧、紧张等不良情绪易加重流产症状，家人应给予孕妈妈精神鼓励，让孕妈妈保持心情舒畅，以利安胎。

原则上保胎时间为2周，2周后症状还没有好转的，则表明胚胎可能出现了发育异常，需进行B超检查及 β-HCG 测定，以判断胚胎的情况，并采取相应的处理办法。必要时应该终止妊娠。

需不需要保胎，一定要听取医生的意见。

15%

流产分为自然流产和人工流产，自然流产的发病率占全部妊娠的 15% 左右，多数为早期流产。

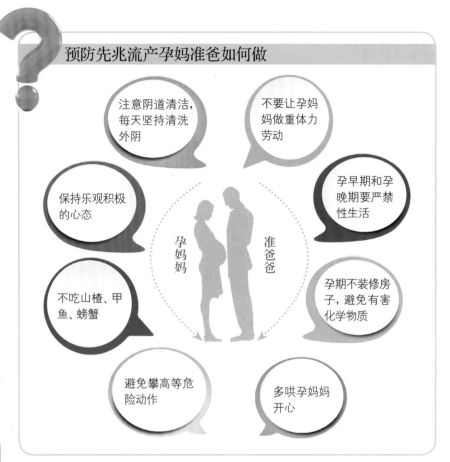

预防先兆流产孕妈准爸如何做

注意阴道清洁，每天坚持清洗外阴

不要让孕妈妈做重体力劳动

保持乐观积极的心态

孕早期和孕晚期要严禁性生活

不吃山楂、甲鱼、螃蟹

孕期不装修房子，避免有害化学物质

避免攀高等危险动作

多哄孕妈妈开心

孕妈妈　准爸爸

宫外孕

宫外孕又称异位妊娠，也就是在子宫以外的其他位置妊娠。正常的妊娠应该是精子和卵子在输卵管相遇而结合形成受精卵，然后游向子宫，在子宫着床发育成胎儿。如果受精卵在子宫腔以外的其他地方"安营扎寨"，便是异位妊娠。

宫外孕的主要症状

宫外孕的典型症状可归纳为 3 点，即停经、腹痛、阴道出血，但其症状常常是不典型的。有的孕妈妈因大出血而发生休克，面色苍白，血压下降，这时应考虑是否发生了宫外孕，要及时救治。

停经：月经过期数天至数十天，常常是未察觉的时候发病。

腹痛：下腹坠痛，有排便感，有时呈现剧痛，伴有冷汗。

阴道出血：常是少量出血。

其他症状：可能出现恶心、呕吐、尿频。检查妊娠试验阳性，B 超扫描或腹腔镜可协助诊断。

预防方法

减少盆腔感染

约 90% 以上的宫外孕发生在输卵管，约 60% 的输卵管妊娠患者曾患过输卵管炎，所以应预防输卵管的损伤及感染，做好日常保健工作。尽量减少盆腔感染是防止宫外孕的关键。

防止病原体的滋生

绝大多数盆腔感染患者是由于上行性感染造成的，即由阴道内的病原体沿着黏膜上升而感染到盆腔器官，主要是输卵管。

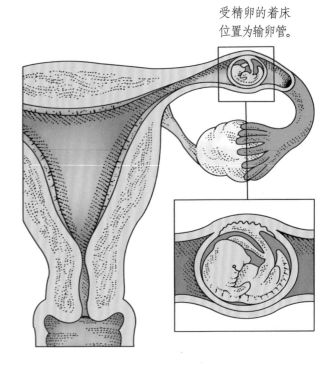

受精卵的着床位置为输卵管。

产科医生真心话

患过宫外孕的女性，其输卵管常常不是完全畅通的，极有可能再次发生宫外孕，所以要特别留意。在停经超过 7 天时，要警觉自己是否怀孕，并尽早明确妊娠位置，及时发现是否为宫外孕。

宫外孕对孕妈妈的身体危害极大，一定要警觉。如果怀疑是宫外孕，应立即送医院救治，千万不可耽误。

腿脚抽筋

每位孕妈妈几乎都有机会"体验"到腿抽筋的感受，尤其在晚上睡觉时，会突然疼醒。腿抽筋可以预防，只要饮食、保健得当，完全可以缓解、消除此症状。若检查有缺钙，应注意补钙。

多是缺钙所致

孕期全程都需要补充钙，尤其是在孕中晚期，孕妈妈的钙需求量更是明显增加，一方面母体的钙储备需求增加，另一方面胎宝宝的牙齿、骨骼钙化加速，都需要大量的钙。

当孕妈妈的钙摄入量不足时，胎宝宝就会争夺母体中的钙，致使孕妈妈发生腿抽筋、腰酸背痛等症状，甚至会导致软骨病。

另外，孕期腹内压力的增加，会使血液循环不畅，也是造成腿易抽筋的原因。寒冷、过度劳累也会使腿部肌肉发生痉挛。

孕期抽筋巧应对

孕妈妈应适当进行户外活动，多进行日光浴。

饮食要多样化，多吃海带、木耳、芝麻、豆类等含钙丰富的食物，如海带炖豆腐、木耳炒圆白菜、鱼头炖豆腐等。

睡觉时调整好睡姿，采用最舒服的侧卧位。伸懒腰时注意两脚不要伸得过直，并且注意下肢的保暖。

从怀孕第 5 个月起就要增加钙的摄入量，每天总量为 1000~1200 毫克。

泡脚和热敷也有效

睡前把生姜切片加水煮开，待温度降到脚可以承受时用来泡脚。生姜水泡脚不但能缓解疲劳，还能促进血液循环，帮助入睡。

用湿热的毛巾热敷一下小腿，也可以使血管扩张，减少抽筋，同时，因为脑部和内脏器官中的血液会相对减少，大脑就会感到疲倦，也有助于睡眠。

如果你不是偶尔的小腿抽筋，而是经常肌肉疼痛，或者你的腿部肿胀、触痛，应该去医院检查，这可能是出现了下肢静脉血栓的征兆，需要立即治疗。

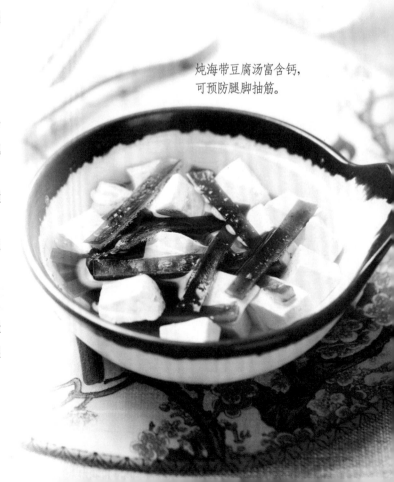

炖海带豆腐汤富含钙，可预防腿脚抽筋。

妊娠高血压疾病

在怀孕 20 周以后，尤其是在怀孕 32 周以后，是妊娠高血压疾病的多发期，发生率约占所有孕妈妈的 5%，表现为高血压、蛋白尿、水肿等。

对孕妈妈和胎宝宝的影响

对母体的影响

妊娠高血压疾病易引起胎盘早期剥离、子痫、心力衰竭、凝血功能障碍、脑出血、肾功能衰竭及产后血液循环障碍等。

对胎宝宝的影响

早产、胎儿窘迫、胎儿生长受限等。

易患妊娠高血压的人群

➤ 初产妇。

➤ 体形矮胖者。

➤ 营养缺乏者。患有原发性高血压、慢性肾炎、糖尿病合并妊娠者，其发病率较高，病情可能更为复杂。

➤ 双胎、羊水过多及葡萄胎的孕妈妈，发病率较高。

➤ 有家族史，如孕妈妈的母亲有子痫前期史，孕妈妈发病的可能性较高。

预防方法

注意休息

正常的作息、足够的睡眠、保持心情愉快，对于预防妊娠高血压有重要作用。

注意血压和体重

平时注意血压和体重的变化。可每日测量血压并做记录，若有不正常情况，应及时就医。

均衡营养

勿吃太咸、太油腻的食物；孕期补充钙和维生素，多吃新鲜蔬菜和水果，适量进食鱼、肉、蛋、奶等高蛋白、高钙、高钾及低钠食物。

坚持体育锻炼

散步、太极拳、孕妇瑜伽等运动可使全身肌肉放松，促进血压下降。

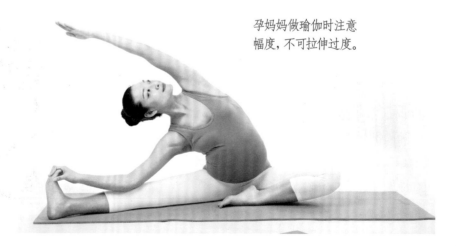

孕妈妈做瑜伽时注意幅度，不可拉伸过度。

妊娠糖尿病

妊娠糖尿病发病率从以前的不到 1% 已经提高到目前的 5%，所以，孕妈妈要积极预防这种病症的发生。

为什么会得妊娠糖尿病

遗传因素

糖尿病属于遗传性疾病。

激素干扰胰岛素

女性受孕以后，激素分泌增多，它们在人体组织外周有抵抗胰岛素的作用，可能会导致糖代谢异常或者胰岛素敏感性不够。

精糖饮食

过多的食糖、精炼碳水化合物会使血糖不平衡，产生胰岛素问题，从而使身体对体内胰岛素不能做出正确反应。

妊娠糖尿病隐患多多

容易导致胎宝宝过大，不但会增加孕妈妈的负担，同时也会增加宫内窘迫和剖宫产的发生率。

导致胎宝宝胎肺成熟减慢，易患肺透明膜病，也容易造成早产。

新生儿容易发生低血糖，出现吞咽困难、苍白、颤抖、呼吸困难、躁动等症状。严重时可能导致新生儿猝死。

饮食预防

注意餐次分配

少食多餐，将每天应摄取的食物分成五六餐。特别要避免晚餐与隔天早餐的时间相距过长，所以睡前要加餐。每日的饮食总量要控制好。

多摄取膳食纤维

在可摄取的总量范围内，多摄取高膳食纤维食物，如以糙米或五谷米饭取代白米饭，增加蔬菜的摄取量，吃新鲜水果，不喝饮料等，但千万不可无限量地吃水果。

饮食清淡

控制植物油及动物脂肪的用量，少用煎炸的烹调方式，多选用蒸、煮、炖等烹调方式。

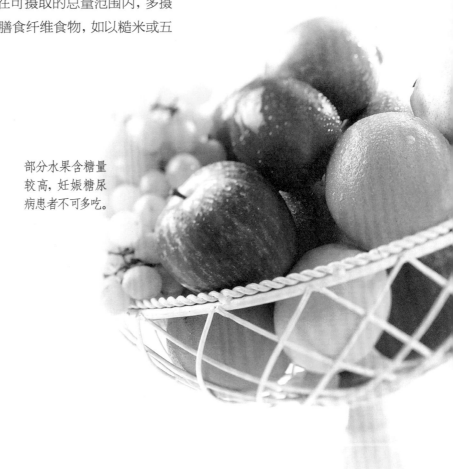

部分水果含糖量较高，妊娠糖尿病患者不可多吃。

失眠

良好的睡眠质量对孕妈妈非常重要。但是对于孕晚期的妈妈来说，睡眠往往成了一件可望而不可即的事。这是由体内激素水平的改变引起的。在孕期影响人体的激素主要是雌激素和孕酮，这会令孕妈妈情绪不稳，因此怀孕的女性在精神和心理上都比较敏感，对压力的耐受力也会降低，常会抑郁和失眠。另外，尿频、饮食不当和腿脚抽筋也会引起失眠。

不要焦虑，下面介绍一些促进睡眠的好方法，孕妈妈可以试着做一下。

孕妈妈睡眠姿势有讲究

也许孕妈妈已经听其他妈妈说过左侧睡对胎宝宝好，那么这种说法有依据吗？是不是真的对胎宝宝好呢？

通常而言，睡觉对孕中晚期的孕妈妈常是一种痛苦与负担，尤其会因肚子过重不容易翻转而造成彻夜难眠的情况。而孕妈妈只有休息好了，才能保证胎宝宝的健康成长，因此孕期要选择一个舒适的姿势。

最好采取左侧卧睡

孕中晚期最好采用左侧卧位的睡姿，因为从生理的角度来讲，在怀孕中晚期，子宫迅速增大，而且大多数孕妈妈子宫右旋，采取左侧卧位睡眠，可减少增大的子宫对孕妈妈腹主动脉及下腔静脉和输尿管的压迫，改善血液循环，增加对胎宝宝的供血量，有利于胎宝宝的生长发育。

尽量不要仰卧

当孕妈妈仰卧时，增大的子宫就可压迫脊柱前的腹主动脉，导致胎盘血液灌注减少，使胎宝宝出现由于缺氧、缺血引起的各种病症，如宫内发育迟缓、宫内窘迫，甚至还可造成死胎。对孕妈妈来说，由于腹主动脉受压，回心血量和心输出量均降低，而出现血压降低，孕妈妈会感觉头晕、心慌、恶心、憋气等症状，且面色苍白、四肢无力、出冷汗等，严重时还可引起低血压，也可引起排尿不畅、下肢水肿、下肢静脉曲张、痔疮等。

为自己选个侧卧枕

肚子大了之后，孕妈妈发现一侧躺肚子就会跟着下坠，会有些不舒服，此时孕妈妈不妨为自己选一个舒服的侧卧枕，放在肚子下面，以填补腹部与床面的空间，撑起扭曲下垂的肚子，保持正确的睡姿，让自己安心舒适地进入梦乡，轻松地睡个好觉，这样白天就不容易觉得困了。

选择舒适的床上用品

对于孕妈妈来说，过于柔软的床垫如席梦思床并不适合。应该用棕床垫或硬板床上铺9厘米厚的棉垫为宜，并注意松软、高低要适宜。

市场上有不少孕妇专用的卧具，可以向医生咨询应该选购哪种类型的。千万不要舍不得换掉家中的高级软床垫，因为这可是保证孕妈妈睡眠的重头戏。

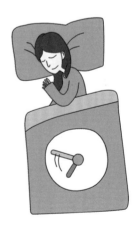

便秘、痔疮

孕妈妈容易出现便秘的症状。孕早期出现便秘主要是因为孕激素抑制肠胃蠕动，从而减缓了食物和液体通过消化道的速度。孕晚期则是因为不断增大的子宫压迫肠道，所以容易发生便秘。便秘时间长或严重时会诱发痔疮。

便秘要引起重视

一般情况下，3天不排便就是便秘了，而有些孕妈妈即使只有1天不排便，也会觉得很痛苦，这也是便秘。而由便秘引发的痔疮更让孕妈妈苦不堪言，所以孕妈妈要引起重视。

便秘使孕妈妈肠静脉的血液回流不畅，时间久了会引起肠壁静脉曲张；便秘会导致肠胀气，因为排出不畅，腹内压力增加，容易形成痔疮；同时，肠道产生的毒性物质被人体再次吸收后，会引起头痛、疲倦、失眠及神经功能紊乱等。

孕妈妈如果长期便秘，毒素积累，容易诱发各种不适症状。

预防及缓解便秘的措施

1. 喝足够量的水，每天6~8杯，如果你不喜欢喝白开水，也可以用新鲜的果汁、蔬菜汁代替。

2. 多吃富含膳食纤维的食品，谷物、水果和蔬菜中的膳食纤维可以加速胃肠蠕动。

3. 多运动，试着散步或练习瑜珈。

4. 如有便意马上如厕，及时应答身体的信号，以免肠道越来越懒。

预防及缓解痔疮的措施

1. 养成定时排便的良好习惯，预防便秘，才能预防痔疮的发生。

2. 温水坐浴及软膏栓剂治疗为主。孕妈妈使用软膏栓剂时，一定要在医生的指导下进行，不能擅自用药，另外，一些含有类固醇的药物和麝香的药物应尽量避免使用。

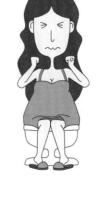

3. 白天休息时抬高双腿至少1小时。

4. 洗温水浴（水温不宜过热）。

5. 在痔疮部位冰敷或者敷上药棉。

6. 不要长时间地坐着或站着。

7. 缩肛运动。并拢大腿，吸气时收缩肛门，呼气时放松肛门。如此反复，每日3次，每次30下，以增强骨盆底部的肌肉力量，有利于促进排便和预防痔疮发生。

产科医生真心话

由于孕激素的增加和子宫增大对肠胃产生影响，很多孕妈妈都会患痔疮。孕期痔疮通常根据怀孕时间和痔疮症状的严重程度来选择治疗方法，原则上应选择保守治疗。

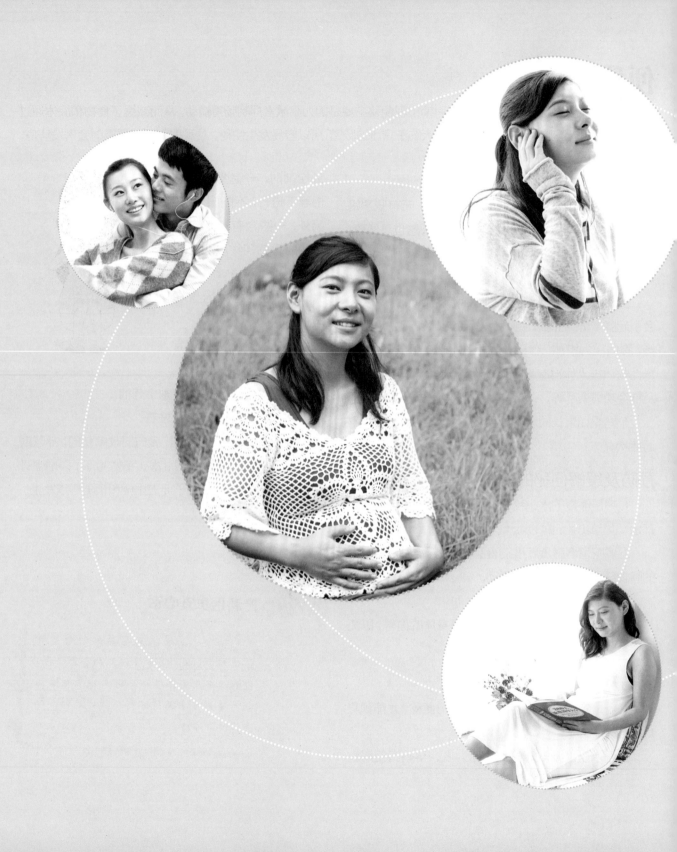

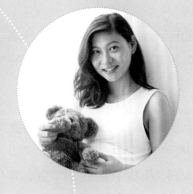

Part2
快乐胎教

　　生命成长之初被给予了太多的希望和关爱。孕育一个聪明、快乐、健康的宝宝，除了健康的饮食、规律的孕期生活之外，科学合理的胎教也是必不可少的内容。孕妈妈和准爸爸要一起行动起来，以爱为引导，给胎宝宝一个生动、浪漫、唯美、智慧的胎教经历，让这个精灵一样聪明快乐的宝宝，汲取到满满的爱意和正能量。

聪明宝宝，从胎教开始

从计划怀孕的那一刻起，孕妈妈和准爸爸就将胎教计划也提上日程吧，精心准备一份孕期胎教方案，迎接你们的聪明小天使的到来。

什么是胎教

所谓胎教，就是调节孕期母体的内外环境，促进胚胎发育，改善胎宝宝素质的科学方法。同时通过胎教给孕妈妈创造优美的环境，通过母亲与胎宝宝的信息交换，使胎宝宝受到良好的宫内教育，以达到健康生长发育的目的。

直接胎教

直接胎教是指直接作用于胎宝宝，使胎宝宝受到良好影响的胎教，其主要方法和主要作用是：音乐胎教，通过音乐声波的和谐振动，培养胎宝宝敏感的听音能力，并使胎宝宝形成对外界环境美的感觉；语言胎教，通过父母对胎宝宝的谈话、讲故事，培养亲子感情，并在胎宝宝脑中储存语言信息，有利于开发胎宝宝潜能；思维游戏，通过"宫内学习"让胎宝宝形成良好的条件反射能力，并在胎宝宝脑中积累一些知识信息，以便于出生后更易接受知识。

间接胎教

间接胎教是指在怀孕期间加强孕妈妈的精神、品德修养和教育的同时，利用一定的方法和手段，通过母体刺激胎宝宝的感觉器官，以激发胎宝宝大脑和神经系统的有意活动，从而促进胎宝宝身心的健康发育。

间接胎教一般会通过对母体的作用来影响胎宝宝，如孕妈妈营养属于间接胎教。大量事实证明，许多优秀儿童都在不同程度上受到过胎教，即使不是主动做胎教，他们的父母也可能在无意中进行过胎教。例如身体健康，感情融洽；父母热爱腹中宝宝，对宝宝充满希望；准爸爸勤快，体贴妻子，家庭气氛温馨，都可以说在进行胎教，也就是间接胎教。

产科医生真心话

很多新妈妈来门诊复查时都会互相交流一下带宝宝的经验，结果发现那些在孕期经常给宝宝做胎教的妈妈普遍反映宝宝很好带，小家伙吃饱喝足了，一边听着胎儿期的音乐，一边自己玩儿，很快就睡着了。可以说，胎教启蒙、愉快的心情、轻松的家庭氛围都利于宝宝的健康发育。

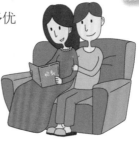

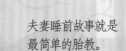

夫妻睡前故事就是
最简单的胎教。

从古到今说胎教

胎教真的有那么神奇吗？不少孕妈妈和准爸爸可能对胎教仍抱有一种将信将疑的态度，那么看看下面这些古今中外的胎教案例，一定会让你瞬间爱上胎教。

古人的胎教智慧

司马迁《史记》

太任（周文王之母）有妊，目不视恶色，耳不听淫声，口不出秽言，食不进异味（辛、辣、苦、涩），能以胎教。

刘向《列女传》

古者妇人妊子，寝不侧，坐不边，立不跛，不食邪味，割不正不食，席不正不坐，目不视于邪色，耳不听于淫声，夜则令瞽（gǔ，古代乐师）诵诗书，道正色。如此则生子形容端正，才德必过人矣。

孙思邈《千金方》

弹琴瑟，调心神，和情性，节嗜欲，庶事清净，生子皆良，长寿忠孝，仁义聪慧，无疾，斯盖文王胎教者也。

丹波康赖《医心方》

凡女子怀孕之后，须行善事，勿视恶色，勿听恶语，省淫语，勿咒诅，勿骂詈（lì，责骂），勿惊恐，勿劳倦，勿妄语，勿忧愁，勿食生冷醋滑热食，勿乘车马，勿登高，勿临深，勿下坂，勿急行，勿服饵，勿针灸，皆须端心正念。

国外的胎教经验

美国的"胎儿大学"

美国著名的"胎儿大学"创办于1979年，创始人是美国加利福尼亚州的妇产科专家尼·凡德卡。他要求孕妈妈和丈夫一道参加胎教活动，这不仅能加深夫妇感情，而且对胎宝宝以后的发展也具有良好的作用。

事实证明，经过"胎儿大学"指导的孩子显得更聪明、更易于理解数字和语言，能更快认识父母，在听、讲、使用语言方面都相当出色。有的新生儿出生不久就会伸手轻轻拍母亲的面庞。

英国的音乐胎教实验

英国胎儿心理学会会长米歇尔·克莱门特说："当把怀孕期间录下来的有母亲歌声的磁带给婴儿播放时，婴儿的反应是十分激动的，因为他们已经有了记忆。"

英国的科学家还注意到，对胎宝宝实施音乐胎教时，胎宝宝的心跳会明显加快，并有喜好等感觉，优美舒缓的音乐常给胎宝宝带来宁静和舒适感。

育儿专家测评胎教的好处

我国著名的育儿专家戴淑凤对接受过胎教的婴儿进行行为测评，她发现胎教组比没有进行过胎教的对照组在语言、情绪及大运动能力和精细动作能力等方面都表现得更优秀。

经过胎教的宝宝更聪明

受过胎教的宝宝们更多地表现出音乐天赋。一听见胎儿期听的音乐，就表现得非常高兴，并随着韵律和节奏扭动身体；心理行为健康、情绪稳定，总是笑盈盈的；夜里很少哭闹，能睡大觉；语言发展快，说话早；学习兴趣高，喜欢听歌、故事，喜欢看书、看字，不少宝宝还不会说话，就拿书要妈妈讲，学习汉字的能力惊人，智能得到超常发展。

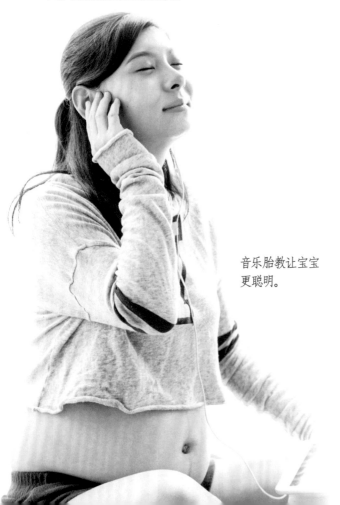

音乐胎教让宝宝更聪明。

声音刺激让宝宝听觉更灵敏

大脑发育并不是一个完全由遗传基因控制的预定结果，而是一个动态的不断受外界输入信息影响的过程。人的脑部由许多不同的脑神经结组成，这些神经结间的媒介称为突触，突触开发得越多，脑部发育也就越完整。研究表明，如果将实验动物放在有一定程度刺激的环境中长大，每个神经细胞都会多出 25% 的神经突触。

四五个月，胎宝宝开始初具听觉能力，从这时起，对胎宝宝定期实施声音的刺激，可以促进胎宝宝感觉神经和大脑皮层感觉中枢的发育；反复用相同的声音刺激，可在胎宝宝大脑中形成粗浅记忆，使得胎宝宝出生后听觉较为灵敏，奠定智能开发的基础。由此可见，胎教音乐，主要是以音乐信号刺激胎宝宝听觉器官的神经功能，促使胎宝宝的脑部发育。

胎教宝宝出生后更好带

新生宝宝在饥饿、尿湿和身体不适时会啼哭，在得到满足之后啼哭便会停止，但有些胎宝宝对妈妈有依赖，感受不到妈妈就会哭闹不止。而受过胎教的新生宝宝感音能力较好，每当听到妈妈的脚步声、说话声就会停止啼哭。另外，这样的宝宝比较容易养成正常的生活规律，如在睡前播放以前的胎教音乐或妈妈哼唱催眠曲，婴儿就能很快入睡。

胎宝宝天生具备的学习能力

准爸爸、孕妈妈在学习胎教的过程中，要相信胎宝宝接受胎教的能力，不间断地进行下去。

胎宝宝能分辨声音

当孕妈妈发出的声音很大的时候，胎宝宝会在腹中活动，表示胎宝宝听得非常清楚。即使不懂妈妈说话的含义，也能感觉到音调、音量的高低强弱。

胎宝宝的语言能力

美国"胎儿大学"的一个胎宝宝在妈妈肚子里经过语言学习后，出生后仅仅9周竟能对录像机放映的节目说"Hello"。可见，小生命在胎儿期就已经具备了语言学习能力，孕妈妈应抓住时机对胎宝宝进行适度的语言训练。

胎宝宝也有记忆

加拿大交响乐指挥家博利顿·布罗特曾说："在我年轻时，我就发觉自己有异常的天分，初次登台就可以不看乐谱指挥，而且准确无误，大提琴的旋律不断浮现在脑海里。"后来发现，原来他初次指挥的那支曲子就是他还是胎宝宝时母亲经常弹奏的曲子。可见，孕妈妈和胎宝宝之间存在着持久、强烈的感应交流。

胎宝宝能感受明暗变化

研究发现，胎宝宝未出生前，用手电筒的光线有节奏地照射孕妈妈的腹壁，胎宝宝不仅会睁开眼睛，还会把脸转向有光亮的方向。更具有说服力的是，刚出生的宝宝只能看到30~40厘米之内的物体，而这与胎宝宝在子宫里的视线长度相似。这说明胎宝宝对明暗是有感知的。

胎宝宝有敏感的触觉

胎宝宝的触觉发育得较早，甚至早于感觉功能中最为发达的听觉。当孕妈妈用手抚摸腹部或向腹部稍微施加压力时，胎宝宝会做出反应。这说明，胎宝宝正是通过触觉神经来感受体外的刺激，而且反应渐渐灵敏。这一点也是抚摸胎教有益于胎宝宝触觉潜能开发的有利证据。

胎宝宝会哭会笑有脾气

据英国《卫报》报道，科学家首次使用4D超声波成像系统时发现，婴儿在出生前数周就已经会大哭不已了。而且英国科学家还用4D彩超捕捉到胎儿出生前微笑的画面，这些都说明胎宝宝在妈妈肚子里就会哭会笑了。胎宝宝在第1个月就会对周围的刺激有反应，第2个月时会通过蹬腿、摇头等表达喜欢还是不喜欢，第6个月会因孕妈妈的糟糕情绪而发脾气。

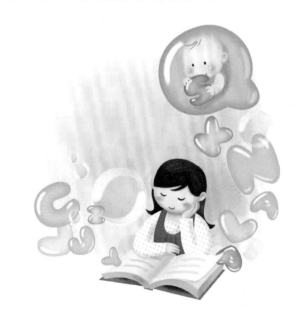

胎教，准爸爸不可缺席

准爸爸是孕妈妈接触最多而又最亲密的人，准爸爸的一举一动，乃至情绪、表情，不仅可以直接影响到孕妈妈，更会间接影响到孕妈妈腹中的胎宝宝。所以准爸爸应积极主动地参与到胎教中来，并努力担任胎教的主角。

神奇的准爸爸胎教

胎宝宝体内带着准爸爸的基因，在他能感受到爱抚、听见声音时，会对这个未曾谋面的男人有一种本能的信任感，因此有准爸爸参与的胎教，胎宝宝会更加愉悦。准爸爸胎教也可以帮助宝宝达到完整的身心发展与健全的人格。

最爱爸爸的声音

准爸爸不要以为胎宝宝只喜欢妈妈的声音，其实在妈妈腹中的这个小家伙，更喜欢听准爸爸的声音。因为准爸爸的声音大都属于宽厚、富有磁性的中低音，频率低，更容易被胎宝宝听到。而孕妈妈的声音大多属于较细的声音，频率高，而高频的声音传到子宫时，衰减得更多。

曾有科学家做过实验，给几名8个月大的胎宝宝听低音频乐曲，听的时候胎宝宝的胎动明显加强。后来，这几名胎宝宝出生后只要一听到类似的低音频乐曲，便停止哭闹，露出笑容。而听到高音频乐曲时却没有明显停止哭闹的反应。

现实中也有类似的事情发生。一位准爸爸，从妻子怀孕7个月起，就经常抚摸着妻子腹部，对着腹中胎宝宝说话，比如："小宝宝，你好吗？我是你爸爸，我爱你！"每当他对胎宝宝说话时，妻子就会明显地感觉到胎宝宝在蠕动。胎宝宝蠕动，表示他感觉到很舒服并喜欢这种方式。

建立宝宝与爸爸的信任感

有许多新爸爸面临这样一种情况，宝宝出生后由妈妈抱着的时候总是乐滋滋、美美的，哭闹的时候只要妈妈一哄一抱就会变乖。可是只要爸爸一靠近他、跟他说话，原本乐呵呵的小家伙就会又哭又闹，想要抱一抱就更难，根本不会乖乖地待在爸爸怀里，总是挣扎着抗拒爸爸。

这是为什么呢？很大一部分原因就是宝宝在未出生前，对爸爸根本不熟悉。他在妈妈腹中的时候，很少或者根本没有听过爸爸的声音，出生后也就对这个声音不熟悉，不知道他是谁，有一种很陌生的感觉。当爸爸靠近他的时候，他会本能地有不安全感，就哭闹个不停。

所以，准爸爸要抓住胎宝宝在妈妈腹中的这个好机会，尽早跟胎宝宝建立熟悉的关系，让胎宝宝熟悉爸爸的声音语调，对爸爸建立起信任感。

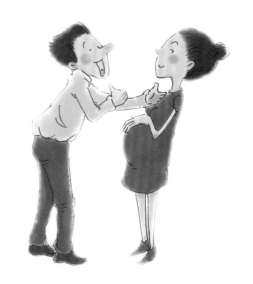

什么时间适合胎教

中午 12 点：这时候人的视力处于最佳状态，如果天气和温度都合适的话，准爸爸可以陪着孕妈妈去散步，欣赏下自然风景。

睡觉前：睡前是孕妈妈听觉神经最敏感的时间。此时，孕妈妈已经吃完晚饭，并且休息了一会儿，精神状态正在慢慢恢复。孕妈妈或是坐在沙发上，或是躺在床上，让准爸爸播放些音乐、给胎宝宝讲讲故事，或者一起哼唱儿歌……既能放松情绪，又做了胎教，一举两得。

跟胎宝宝说话会觉得不好意思吗

孕妈准爸一开始和肚子里的宝宝讲话会觉得很奇怪，很放不开，但连续一两个星期之后，便会发觉这是一件充满乐趣的事，好像又回到了童年。

特别是中国的爸爸们，不太擅长表达内心的感情，即使对宝宝爱意满满，但是不知如何用语言表达，更不用说是对着肚子里的宝宝说话了。在接下来的篇章里，会有丰富的胎教素材提供给准爸爸们，如果不知道跟胎宝宝交流些什么，那就照着书本给他讲个故事，读首诗歌，哼一段儿歌，说几句简单的英语对话，每天只要 5 分钟，你就会收获

到很多喜悦。当听到你的声音，胎宝宝会在孕妈妈的肚子里蠕动，表示欢迎你，在这个过程中，孕妈妈也能感受你的关心和爱，从而保持一个乐观的情绪，对胎宝宝的健康成长大有裨益。

准爸爸每天坚持最重要

有很多准爸爸一开始做胎教时劲头很大，每天都给胎宝宝讲故事、哼儿歌、放音乐。可是没坚持几天，新鲜感过去了就懒得做了，或者因为工作太繁忙就搁置下来了。这都是很可惜的。胎教是一个持续的过程，如果实在没有时间和精力，可以只是安静地陪着孕妈妈和胎宝宝，陪伴也是一种胎教方式。

胎宝宝发育是一个持续的过程，他与准爸爸间建立亲密的情感关系也需要一段时间的积累，如果中途中断了，效果就会打折扣。所以，准爸爸不要偷懒，要每天都跟胎宝宝互动，一直坚持到宝宝出生。

30 分钟

每次胎教时间不要太长，可以从最初的 5 分钟慢慢增加，尽量不要超过 30 分钟，以免影响胎宝宝的睡眠和休息。

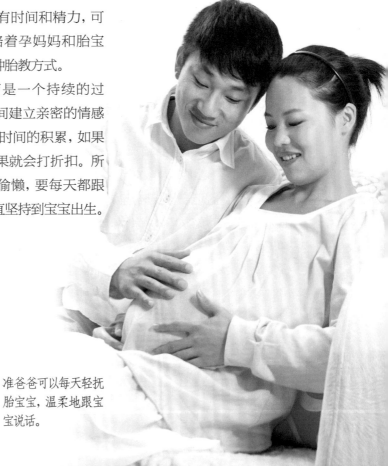

准爸爸可以每天轻抚胎宝宝，温柔地跟宝宝说话。

孕1月

小生命悄然而至，这真是一个奇迹，虽然孕妈妈还感觉不到他，但他正在等待你的滋养和呵护，孕妈妈和准爸爸从现在开始做胎教吧。

音乐胎教

音乐胎教从孕早期就可以进行。每天聆听一首优美的音乐，不仅可以使孕妈妈情绪稳定，对胎宝宝的先天智能启发和性格养成也有积极的影响。

在做音乐胎教时，孕妈妈要注意以下几个小细节。第一，音乐播放器放在离孕妈妈身体1.5~2米以外的地方，不能离得太近，以免受到电磁波辐射。第二，音量不宜太大，以柔和不刺耳为主，与我们平时讲话的声音差不多。音乐以柔和、悦耳、舒缓、孕妈妈喜欢为好。第三，最好每日定时听，每次5分钟左右。

贝多芬《致爱丽丝》

贝多芬是德国著名的音乐家，也是世界音乐史上最伟大的作曲家之一。他创作的《致爱丽丝》旋律动听，仿佛在亲切地跟爱丽丝倾诉一样。孕妈妈自从有了胎宝宝，是不是有很多话想要对他说呢？伴着轻快的曲子，对宝宝说说心里话吧。

钢琴曲的前半部分刻画出温柔美丽、单纯活泼的少女形象，好似弹奏人的呢喃细语，后半部分听起来似两人在亲切地交谈，最后在欢乐明快的气氛中结束。整首曲子节奏轻快舒坦，非常适合孕妈妈欣赏。

《致爱丽丝》还可作为孕妈妈休息或劳作时的背景音乐，在美妙的音乐中，孕妈妈的身体会产生有益的激素，这些激素可以随血液进入胎盘，起到调节血液流量和兴奋细胞的作用，使胎宝宝向健康的方向生长发育。

莫扎特《小星星变奏曲》

莫扎特的音乐是国际公认的最适合胎教的音乐，因为他创作的曲子大部分节奏在每分钟70下左右，符合孕妈妈理想的心跳指数，对胎宝宝有启发和安抚的作用。

这首乐曲孕妈妈肯定很熟悉，那快乐的音符生动地表现了小星星活泼可爱、变幻多端的模样。乐曲时而清晰、时而隐匿，时而喧闹、时而安静，时而纯朴、时而华丽，为我们展现了一幅灵动跳跃的音乐画卷。

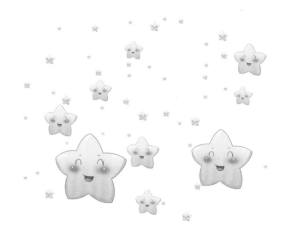

英语胎教

一位经验丰富的英文教师说："在胎儿时期接受了英语启蒙教育的孩子，在学校学习英语就像是一次简单的饭后散步，轻而易举。他们的发音好极了，比那些父母精通两种语言却没有进行胎教的孩子们还要好。"由此可见，早早地接受第二外语的语言胎教对胎宝宝是有好处的。孕妈准爸和胎宝宝一起从学习英文字母开始，重温那些初学英语的美好时光吧。

儿歌《ABC Song》

学习英文字母是学习英语的第一步，以儿歌的形式唱给宝宝听吧。孕妈妈一边唱，一边在脑海中默默描绘字母，这样胎宝宝也会感受到呢。

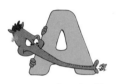

A（a）像一座宝塔

D（d）挺个大肚子

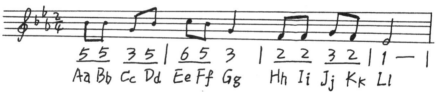

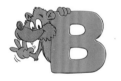

B（b）只是"半个"葫芦

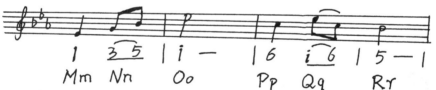

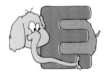

E（e）像个小梳子

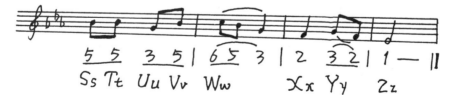

C（c）像弯弯的月亮

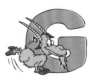

G（g）像大肚蝈蝈

情绪胎教

现在，孕妈准爸已经决定迎接新生命的到来，美好的开始无疑是成功的关键。此时要仔细考虑一下怀孕计划了，包括工作的安排、饮食的调整、生活方式的转变等。"我已经是妈妈了。"当做好怀孕准备时，这样的意识就要强一些。保持良好的心情，和准爸爸一起做好计划，回忆一下各自小时候的趣事，还可以幻想一下宝宝的样子哦！现代医学研究表明，情绪与全身各器官功能的变化直接相关。不良的情绪会扰乱神经系统，导致孕妈妈内分泌紊乱，进而影响胚胎及胎儿的正常发育，而好心情能让母子更加健康、愉悦。

想象宝宝可爱的样子

将来的宝宝会长成什么样子呢？是像爸爸多一些，还是像妈妈多一些？宝宝笑起来的时候，会不会也像爸爸那样，眯起眼睛，憨憨的，还是会像妈妈那样，眼睛弯弯的？孕妈妈不妨凭自己的想象给宝宝画一幅想象中的肖像画，以后可以拿出来看看宝宝是不是与自己想象的模样相似。

这种对宝宝的期待能很好地转移孕妈妈的注意力，让孕妈妈以一种平静的心情来面对接下来的 10 个月孕期和随之而来的分娩。

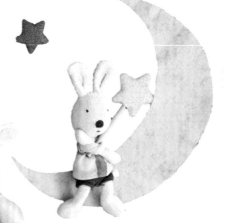

给宝宝讲个关于小白兔的故事吧.

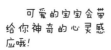

可爱的宝宝会带给你神奇的心灵感应哦！

做个小物件当礼物送给宝宝吧.

孩子们的笑话

这理想够大吧

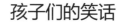

晚上，我和女儿一起散步。我问她有什么理想。小丫头从小就爱吃鸡蛋，她想了想说："将来我最想成为一个卖鸡蛋的，想吃多少鸡蛋都可以……"

我笑着说："这理想还行，只是有点儿小，你有什么大理想？"

女儿想了想，郑重其事地说："西瓜比较大，我将来要去卖西瓜，这理想够大吧……"

好心情是最好的胎教

种在花盆里的希望

现在都流行在阳台上种菜，孕妈妈也可以试试哦，不仅可以装饰居室，净化空气，还能为胎宝宝提供纯天然的绿色食物呢！当然也可以种些花花草草，连同对胎宝宝的祝福和希望一起种下去，嫩芽冒出时的惊喜，抽枝展叶时的愉悦，花朵盛放时的欣喜，采摘收获时的满足……这些都是幸福的瞬间，孕期的日子里有了甜蜜的期盼，变得生机勃勃起来。孕妈妈一边打理这些花花草草，一边给宝宝讲些关于植物的小知识，等胎宝宝出生，和他一起分享种植的快乐。

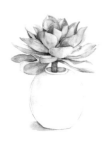 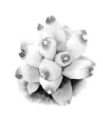 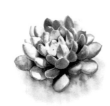 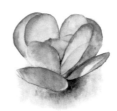 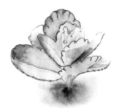

又是谜语又是歌

下面几段小诗既是谜语又是童谣，给胎宝宝读一读吧，等他出生后再读给他听，他一定会有反应的。

太阳
明又明，亮又亮，
一团火球挂天上，
冬天待的时间短，
夏天待的时间长。

雪
小小白花天上栽，
一夜北风花盛开，
千变万化六个瓣，
飘呀飘呀落下来。

花生
麻屋子，红帐子，
里面住着个白胖子。

雨
千条线，万条线，
落到河里都不见。

月亮
有时落在山腰，
有时挂在树梢，
有时像面圆镜，
有时像把镰刀。

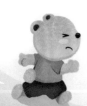
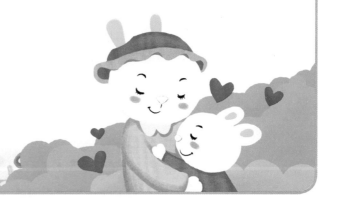

孕2月

孕2月，胎宝宝的脑细胞开始形成了，孕妈妈可以通过胎教把信息微妙地传递给胎宝宝。

音乐胎教

孕妈准爸在做音乐胎教的时候，可以循环播放同一首音乐，不宜频繁地更换音乐。等宝宝出生后，还可以常给宝宝听听这些胎教音乐，他会很高兴。

儿歌《我有一个好爸爸》

孕妈妈可以经常给胎宝宝唱唱《我有一个好爸爸》这首儿歌，这首儿歌韵律流畅，节奏明快，唱起来朗朗上口。更重要的是，孕妈妈经常哼唱，能让准爸爸时刻不忘自己的责任，在宝宝还没出生的时候，也要好好照顾孕妈妈和胎宝宝，提前做一个好爸爸。

我有一个好爸爸，

爸爸爸爸，爸爸爸爸，

好爸爸，好爸爸，我有一个好爸爸。

做起饭来响当当，响当当，

洗起衣服嚓嚓嚓，嚓嚓嚓，

高兴起来哈哈哈，哈哈哈，

打起屁股劈，劈，劈劈劈劈！

嗯，真是稀里哗啦！

爸爸爸爸，爸爸爸爸，

好爸爸，好爸爸，我有一个好爸爸。

哪个爸爸不骂人，哪个孩子不挨打，

打是亲来骂是爱，还是那个好爸爸。

爸爸爸爸，爸爸爸爸，

好爸爸，好爸爸，我有一个好爸爸。

古筝曲《春江花月夜》

《春江花月夜》源于唐代张若虚的同名诗，描写了春天的晚上月照江面的壮阔景色。古筝特有的音色表现出优雅的气韵，于悠扬秀美中见气势，于优美抒情中见豪放。

全曲共分10段：江楼钟鼓、月上东山、风回曲水、花影层叠、水深云际、渔歌唱晚、回澜拍岸、桡鸣远濑、欸(ǎi)乃归舟和尾声。欸乃归舟是全曲高潮，这段音乐描绘的是小舟归途、划船回家的欢快，桨击浪涌声响彻江面，达到了情绪意境的顶峰。

夕阳西下，夜色渐起时，最适合听这首曲子，如春风鼓荡，可以调动孕妈妈的情绪，使之经过一天的劳累后得到放松。

春江花月夜（节选）

春江潮水连海平，海上明月共潮生。

滟滟随波千万里，何处春江无月明！

江流宛转绕芳甸，月照花林皆似霰(xiàn)；

空里流霜不觉飞，汀上白沙看不见。

江天一色无纤尘，皎皎空中孤月轮。

英语胎教

　　孕妈妈和准爸爸平日里可以经常使用英语口语对话，闲暇时也可看看英文电影，给胎宝宝营造英语氛围和环境。

给宝宝起个英文名字

　　给胎宝宝取英文名字不必复杂，简单、易读、会认就可以，如果家里给胎宝宝取好了中文名字，根据音译便可取英文名字。孕妈妈和准爸爸也可以选择自己喜欢的明星、运动员、历史人物的名字为宝宝取名，不必拘于名字的意义，读起来顺口就可以了。

常见的女孩名：

Alice 爱丽丝意为尊贵的，和善的。

Celia 西莉雅意为超凡的，神圣的。

Emma 艾玛意为无所不能的。

Grace 葛瑞丝意为优雅的。

Margaret 玛格丽特意为珍珠。

常见的男孩名：

Andrew 安德鲁意为男性的，勇敢的，骁勇的。

Carl 卡尔意为伟大的人；男子汉。

Hugo 雨果意为理性，智力，灵魂。

Nick 尼克意为胜利者。

常见的男女通用名字：

Alex 亚历克斯意为人类的保护者。

Jesse 杰西意为上帝的恩赐。

Harper 哈珀意为弹竖琴的人。

Tyler 泰勒意为值得信任的人。

电影《狮子王》

　　周末，准爸爸陪孕妈妈看一部英文动画片吧，那生动活泼的画面会让孕妈妈开怀大笑，而且原汁原味的英语发音可以帮助胎宝宝开发语言潜能。《狮子王》的故事非常经典，从中感受到浓浓的父子情，有了准爸爸的呵护，宝宝长大后一定能成为一个勇敢的人。

　　孕妈妈和准爸爸可以合作念电影中的经典台词：

The past can hurt. But I think you can either run from it or learn from it.

过去是痛楚的，但我认为你要么可以逃避，要么可以向它学习。

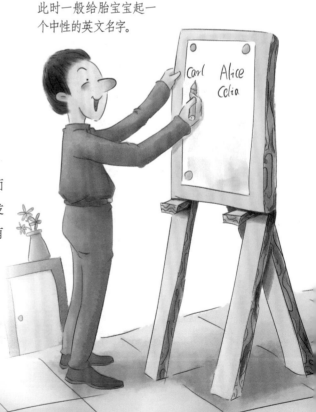

此时一般给胎宝宝起一个中性的英文名字。

故事胎教

给胎宝宝讲故事，不仅可以促进这一时期胎宝宝的大脑发育，也可转移孕妈妈的注意力，帮助孕妈妈缓解早孕带来的不适。

讲故事之前，孕妈妈和准爸爸要先熟悉一下故事的大致内容，这样才能活灵活现地将整个故事展现出来。讲故事时，要吐字清楚、声音和缓，根据故事情节变换语调，对不同的角色用不同的语气来读，适当运用一些拟声词，可以给胎宝宝不同的声音刺激。

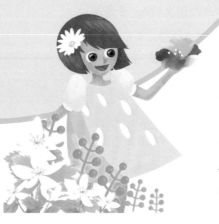

七色花

有一个小姑娘，名字叫珍妮。一天，她到店里去买面包圈。回来的路上，一条狗把她的面包圈给吃掉了，她"哇"一声哭了。这时，一位老奶奶出现了："小姑娘，别伤心了，我这有朵七色花，把它送给你吧。"老奶奶又说："这可不是平常的花哟。不论你想要什么，它都能做出来。当你想要什么的时候，你就摘下一小瓣来，抛向高处，同时说：'飞吧，飞吧，小花瓣，从西飞到东，从北飞到南，飞着兜上一个圈，兜完圈落到地，我要怎样就怎样。'然后你就接着说你要什么，它马上就会给你做出来的。"珍妮很有礼貌地向老奶奶说了感谢的话，就走了。

珍妮摘下一片黄色的小花瓣，把它抛起来，让花瓣带给自己一串面包圈，又用一片粉色的小花瓣把自己捎回家，一眨眼工夫，她就回到自己家里了，手上提着七个面包圈。珍妮心里暗暗想：这可真是一朵神奇的花。

一天，珍妮看见男孩子们都在玩到北极的游戏，她也很想玩，但是男孩子们不欢迎她，于是珍妮摘下一片蓝色的花瓣，让花瓣帮自己去北极。可是珍妮这时还穿着夏天的连衣裙呢，那里冷到零下几十度！所以她赶紧摘下绿色的一瓣，又让自己回到了家里。

她又看到门外的女孩正在玩洋娃娃。珍妮也很想玩，所以她又摘下一片橙色的花瓣，让花瓣把世界上所有的玩具都变成自己的。这下玩具像潮水般向她涌来，可把珍妮吓坏了，所以她赶紧摘下一瓣紫色的花瓣把这些玩具都弄回去了。

"就只剩这一小瓣了！那六瓣好像都浪费了，什么乐趣也没得到。这第七瓣我一定要好好想想再用。"忽然她看见一个一条腿坏了的小男孩，在门口的板凳上坐着，满脸忧伤地看着活蹦乱跳的伙伴们。珍妮很想让这个男孩好起来，所以，她摘下最后一片天蓝色的花瓣，把它抛起来，一瞬间，花瓣把小男孩的腿变好了，小男孩同珍妮玩起了捉迷藏。

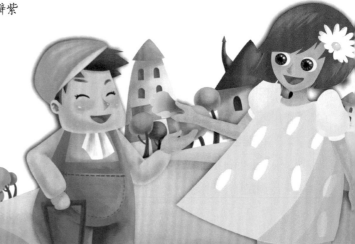

蜗牛与玫瑰树

园子的中间有一棵花繁叶茂的玫瑰树，树下有一只蜗牛。又是新的一年，玫瑰又吐芽抽枝，蜗牛也爬了出来。"现在您已经成了老玫瑰枝了，"蜗牛说道，"您大约快要了结生命了。您把您所有的一切都给了世界，这是否有意义呢？"玫瑰树说道："我在欢乐中开花。太阳是那样暖和，空气是那样新鲜，我吸吮着清澈的露珠和猛烈的雨水；泥土往我身体内注入一股力量，我感到一阵幸福，总是那么新鲜，那么充分，因此我必须不断开花。那是我的生活！"

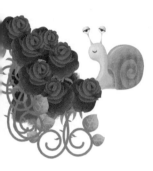

蜗牛说道："世界与我不相干！我自己的事就够多的了。您去开您的玫瑰花去吧！让榛子树结他的榛子！让牛和羊产奶去吧！我就缩进自己的躯壳里。世界与我没有关系！"于是蜗牛就缩回到自己的屋子里，带上了门。

玫瑰树说道："我必须总是开花，总是开玫瑰花。花瓣落了，被风吹走！不过我却看见一位家庭主妇把一朵玫瑰花夹在诗集里，我的另一朵花被插在年轻姑娘的胸前，还有一朵被一个欢笑着的小孩子吻了一下。这些都叫我很高兴，这是我的回忆，是我的生活！"玫瑰天真无邪地开着花。蜗牛缩在他的屋子里，世界和他没有关系。

神奇的西瓜

有个小孩叫小小。一天，他牵着山羊来到集市，一位老奶奶对他说："孩子，我用这三粒种子换你的山羊好吗？"小小看着那三粒黑黝黝的种子动心了，于是和老奶奶完成了交易。小小回到家后，和妈妈一起将种子种了下去。而且小小每天辛勤地给土地里的种子浇水、施肥。

一天清晨，小小一到院子里就大声叫嚷："妈妈，快来看呀，种子发芽了！"小小和妈妈心里真是说不出的高兴。从那以后，小芽苗长啊长啊，叶梗变得像妈妈的手指一样粗了。终于，梗上开了花，花谢后结出了圆圆的果子。转眼，小圆果已经长大了，大大的，圆圆的，十分诱人。

"啊，妈妈你看，那不是甜甜的大西瓜吗！"看着一个个大西瓜，妈妈抱着小小开心地笑了。

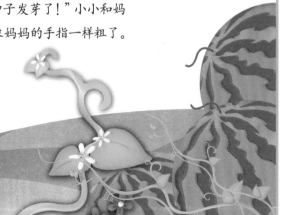

孕3月

此时胎宝宝告别"胚胎"时代，成为真正意义上的胎宝宝了。最危险的流产期也即将顺利度过，孕妈妈会发现自己原来有这么大的能量，完全可以做好妈妈。这个月的胎教，孕妈妈也会做得更好。

美学胎教

我们生活的世界充满着多种多样的美，我们通过看、听、体会来享受美好的一切。那么，胎宝宝能感受到美吗？当然可以了！孕妈妈多欣赏美好的事物，然后将感受到的美通过神经传导给胎宝宝，培养宝宝的艺术气质和审美能力。

观赏美，留意美

生活中的美随处可见，这在于你是否有一双发现美的眼睛。生活和工作的琐碎小事让我们慢慢丢失了这双欣赏到美的眼睛。

路边的树木郁郁葱葱，绿茵上野花竞相绽放，迎接灿烂的阳光，这些你留意到了吗？放慢你的脚步，闻一闻这清新的花香，摸一摸花瓣的叶片，欣赏一下身边的美景。这时你会感觉自己和大自然的近距离接触是那么的和谐。其实，人不就是自然界中生存的一个生物吗？

对待身边的人也一样，善于发现他人的美，与他们和谐相处，常常提醒自己：我是否正在用那双发现美、欣赏美的眼睛看待他们？

欣赏画展

孕妈妈可以和准爸爸一起去看美术展览，多看些积极明快的画作，艺术会使孕妈妈感受到生命的执着和热烈，心情亦会随之开朗起来。欣赏的同时，顺便翻阅一下画家的传记或美术史书，会更添雅兴。如果有条件，可以在卧室挂一两幅名画，也可以在床头放几本儿童画册，不时翻翻，也会萌发童趣，使自己依稀感到

宝宝就依偎在身边，由衷地体会到要当爸爸、妈妈的幸福感和自豪感。

超可爱的蔬果拼盘

孕妈妈经常吃新鲜蔬菜、水果对胎宝宝有益，闲暇时给自己做个蔬果拼盘吧，既补充营养，又可以激发胎宝宝对美的感受，何乐而不为呢？还可以做给准爸爸吃，以感谢他的体贴照顾。

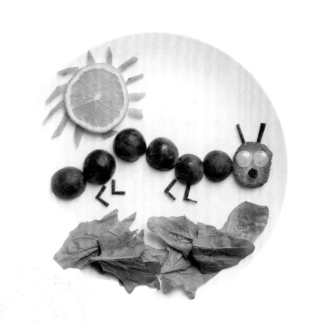

音乐胎教

　　胎宝宝在快速地发育生长，旋律轻快的音乐有助于大脑的发育，孕妈妈和准爸爸可以时常哼唱简单的歌曲给胎宝宝听呢。

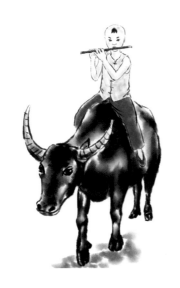

钢琴小品《牧童短笛》

　　《牧童短笛》由中国著名作曲家、音乐家贺绿汀创作，是驰名世界的中国优秀钢琴作品之一。这首曲子以清新流畅的音调，成功地模仿出我国民间乐器——笛子的特色，乐曲犹如一幅淡淡的水墨画，勾画出一幅人与大自然相融合的美好和谐的画面：一个牧童骑在牛背上悠闲地吹着笛子，在田野里漫游，天真无邪的神情令人喜爱。

　　孕妈妈因为身体变化的原因，难免会有不舒服的时候，这时听这首牧童短笛，悠扬的音乐可以使孕妈妈心旷神怡，胎宝宝也会因受到感染而随着音乐轻轻舞动。孕妈妈还可以在脑海中勾勒出牧童在牛背上吹笛子的美丽画面，和胎宝宝一起欣赏，这将对胎宝宝的健康成长起到不可估量的作用。

儿歌《数鸭子》

　　这是一首20世纪80年代的儿歌，极具趣味性，深受孩子们的喜爱，至今仍是孩子们经常演唱的歌曲。

　　儿歌曲调活泼，节奏欢快，形象地描绘了一个宝宝天真地唱数桥下游鸭的情景，生动地表现了孩子们咿呀学语的可爱，以及长辈们对下一代的期望。孕妈妈可以经常哼唱，相信腹中的胎宝宝会很喜欢。

　　门前大桥下，游过一群鸭，

　　快来快来数一数，二四六七八。

　　门前大桥下，游过一群鸭，

　　快来快来数一数，二四六七八。

　　嘎嘎嘎嘎，真呀真多呀，

　　数不清到底多少鸭，数不清到底多少鸭。

　　赶鸭老爷爷，胡子白花花，

　　唱呀唱着家乡戏，还会说笑话，

　　小孩小孩快快上学校，

　　别考个鸭蛋抱回家！

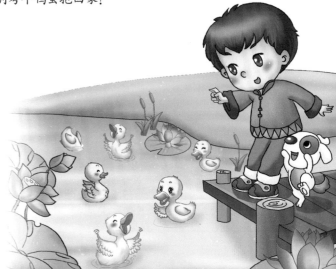

语言胎教

语言胎教的素材很多，朗朗上口的诗歌、押韵的古文、优美的散文等都可以作为胎宝宝语言胎教的内容，帮助宝宝培养良好的语言能力。孕妈妈和准爸爸朗诵的时候，要抑扬顿挫，吐字清晰，一首诗歌可以重复朗诵好多次，这样有利于胎宝宝记忆。

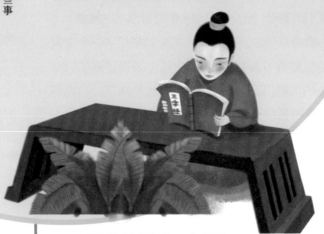

古诗里的温柔母爱

母亲，给了我们旺盛的生命，抚育我们茁壮成长。怀了胎宝宝的孕妈妈，是不是更加懂得了母亲的不易和伟大呢？今天就带着宝宝来看看古人对母亲的思念和赞美吧，短短的诗句里吐露着真挚的感情，字里行间流露出浓浓的母子之情。

游子吟
[唐] 孟郊

慈母手中线，游子身上衣。
临行密密缝，意恐迟迟归。
谁言寸草心，报得三春晖。

岁暮到家
[清] 蒋士诠

爱子心无尽，归家喜及辰。
寒衣针线密，家信墨痕新。
见面怜清瘦，呼儿问苦辛。
低徊愧人子，不敢叹风尘。

经典传承《三字经》

宝宝咿呀学语时，大人们总喜欢让宝宝背诵经典启蒙读物。那么，何不将这件有意义的事提前到现在呢？在准爸爸那朗朗上口、富有韵律的动听节奏里，胎宝宝能够感受到传统文化的熏陶。

三字经（节选）

人之初，性本善。性相近，习相远。苟不教，性乃迁。教之道，贵以专。

昔孟母，择邻处。子不学，断机杼。窦燕山，有义方。教五子，名俱扬。

养不教，父之过。教不严，师之惰。子不学，非所宜。幼不学，老何为。

玉不琢，不成器。人不学，不知义。为人子，方少时。亲师友，习礼仪。

香九龄，能温席。孝于亲，所当执。融四岁，能让梨。弟于长，宜先知。

首孝悌，次见闻。知某数，识某文。一而十，十而百。百而千，千而万。

三才者，天地人。三光者，日月星。三纲者，君臣义。父子亲，夫妇顺。

曰春夏，曰秋冬。此四时，运不穷。曰南北，曰西东。此四方，应乎中。

曰水火，木金土。此五行，本乎数。曰仁义，礼智信。此五常，不容紊。

稻粱菽，麦黍稷。此六谷，人所食。马牛羊，鸡犬豕。此六畜，人所饲。

曰喜怒，曰哀惧。爱恶欲，七情具。匏（páo）土革，木石金。丝与竹，乃八音。

现代诗《你是人间的四月天》

四月是充满希望的季节：风轻轻的，吹绿了嫩芽；云柔柔的，在阳光下跳着轻盈的舞；雨淅淅沥沥的，吻开了花朵……一切都是那么有爱，那么生机勃勃！亲爱的宝贝，你是爸爸妈妈的爱，是暖，是希望，正如这人间四月天！

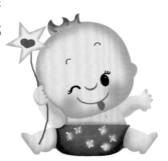

重复朗读更有益

你是人间的四月天

我说你是人间的四月天，

笑音点亮了四面风，

轻灵在春的光艳中交舞着变。

你是四月早天里的云烟，

黄昏吹着风的软，

星子在无意中闪，

细雨点洒在花前。

那轻，那娉婷 (pīng tíng)，你是，

鲜妍百花的冠冕你戴着，

你是天真，庄严，

你是夜夜的月圆。

雪化后那片鹅黄，你像；

新鲜初放芽的绿，你是；

柔嫩喜悦，

水光浮动着你梦期待中白莲。

你是一树一树的花开，

是燕在梁间呢喃，

——你是爱，是暖，是希望，

你是人间的四月天！

——林徽因

宋词《清平乐·村居》

词是宋代盛行的文学体裁，标志宋代文学的最高成就。辛弃疾是宋代著名词人，他的这首词描绘了一个五口之家的生活画面，表现了人情之美和生活之趣，特别是小儿子的可爱童真让人忍俊不禁。

清平乐·村居

[宋] 辛弃疾

茅檐低小，溪上青青草。

醉里吴音相媚好，白发谁家翁媪？

大儿锄豆溪东，中儿正织鸡笼。

最喜小儿亡 (wú) 赖，溪头卧剥莲蓬。

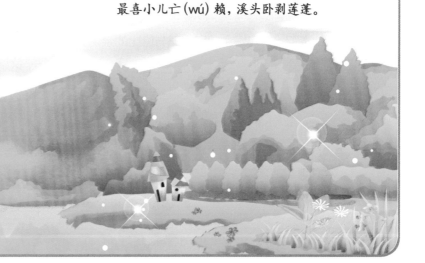

孕4月

此时的胎宝宝可以从羊水的震荡中听到声音和孕妈妈的心跳，孕妈妈抓住这个好时机，用优美的音乐、温柔的声音以及快乐的情绪去感染自己的宝宝吧。

音乐胎教

怀孕4个月以后，胎宝宝就有了听力了，6个月后，胎宝宝的听力几乎和成人接近。此时给胎宝宝的音乐胎教可以直接刺激胎宝宝的听觉器官，通过传入神经，传入大脑。大脑中的神经突触，经过外在的信息刺激，能够加速脑细胞之间的相互连接，不断增加胎宝宝的脑容量，从而提高胎宝宝的后天素质。

名曲欣赏《少女的祈祷》

《少女的祈祷》是波兰女钢琴家巴达捷芙斯卡的作品，这首举世闻名的钢琴小曲旋律动人，带着一种虔诚和质朴的情感，真实地表现了一位天使般纯洁少女的美好心愿。

孕妈妈在晨起的时候可以听听这首曲子，重温自己少女时代的美好年华。在优美的乐曲中，温柔地对胎宝宝说："宝宝，咱们该起床了，今天妈妈会很忙哦，你要乖乖的。"

这首曲子结构简单，手法朴素，欢快轻盈，充分表现出一位少女的心境，充满了梦幻和遐想，洋溢着青春和幸福的愿望。乐曲就像绝美、娇嫩的花朵，送出幽幽淡淡的清香，奉献给孕妈妈和胎宝宝无与伦比的亲切、温馨、甜美的感受。

门德尔松《五月的熏风》

亲爱的宝宝，感谢你让我们有这样一个机会去体验做父母的辛苦和快乐。你就像那五月的熏风，在春温初夏的时光里演绎着生命的繁茂。在你需要的时候，我们会给你最温暖的拥抱。

《五月的熏风》是门德尔松写的一首无词歌，精致典雅、隽永含蓄，旋律清新优美，手法简洁精练，像是一朵朵月光下盛开的小花，清香宜人。乐曲宛如春天般温暖，曲调纯美，仿佛声乐旋律，钢琴伴奏音型生动自然，只要你能仔细地听，相信能把你带入无限的遐想之中，这就是音乐的魅力所在。

最爱这五月，阳光不浓也不淡，天气不热也不凉，一切都刚刚好。孕妈妈可以边听曲子边告诉胎宝宝：宝宝，这是花开的声音，这是风吹过树梢的声音……温柔、美丽的语言和音乐，会带给胎宝宝愉悦的感受，有利于他的健康发育。

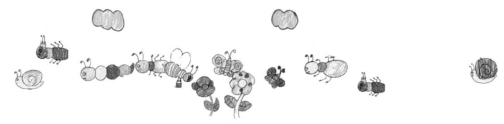

美学胎教

从简单的事物里发现美，在日常的生活里创造美，欣赏美，这是需要孕妈妈用心感受的。将房间布置得舒适美观，做个涂色，玩玩彩泥，都是很好的美学胎教。

涂色游戏

孕妈准爸，拿起你们手中的画笔，随心所欲地涂上自己喜欢的颜色吧，等宝宝出生后，当作礼物送给他，他一定会欣喜不已的。

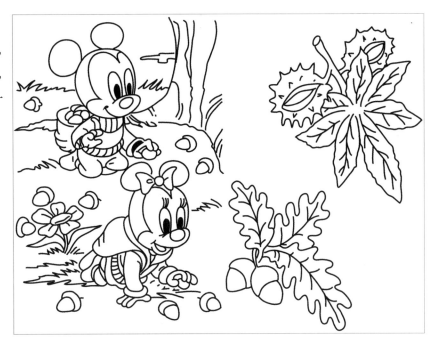

捏彩泥——葡萄

孕妈准爸小时候有没有玩过橡皮泥，有没有用橡皮泥捏过葡萄呢？当然，那个时候的橡皮泥颜色可没有现在的彩泥颜色这么鲜艳啊！彩泥是宝宝最喜欢玩的手工之一，孕妈准爸可以先用彩泥提前练习一下，将来好教宝宝玩哦！

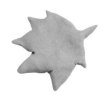

1. 将绿色橡皮泥捏成叶子的形状。

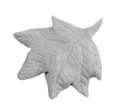

2. 用牙签压出浅痕作为叶脉。

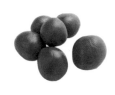

3. 把紫色橡皮泥搓成葡萄的形状。

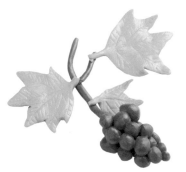

4. 用棕色橡皮泥搓成葡萄藤，并将葡萄、叶子都粘在一起。

知识胎教

从怀孕第 4 个月开始，胎宝宝的记忆能力增强，因此对胎宝宝进行一些简单的知识胎教是有必要的。知识胎教的范围非常广泛，有百科知识、汉字知识、数学知识、生活常识……孕妈妈和准爸爸要多储备些知识能量，经常讲给胎宝宝听，胎宝宝听得多了，就会有记忆和理解，有助于胎宝宝的大脑发育。

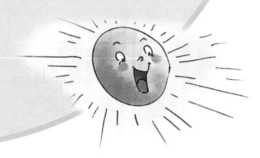

算算寺内多少僧

今天准爸爸给出了一个趣味小问题，考察一下孕妈妈的数学思维，孕妈妈开动脑筋想一想，胎宝宝也会一起参与其中的。

巍巍古寺在云中，不知寺内多少僧。

三百六十四只碗，看看用尽不差争。

三人共食一只碗，四人共吃一碗羹。

请问先生明算者，算来寺内几多僧？

答案：三人共食一只碗，则吃饭每人用 1/3 个碗，四人共吃一碗羹，则吃羹每人用 1/4 个碗，那么每人共用 1/3+1/4=7/12 个碗，设共有和尚 X 人，依题意得 $\frac{7}{12}$ X=364，解之，得，X=624，所以该寺内有 624 个僧人。

春夏秋冬

春天里，东风多，小燕子，搭新窝。

夏天里，南风热，红太阳，像团火。

秋天里，西风吹，大雁飞，黄叶飘。

冬天里，北风刮，小雪花，纷纷下。

先给胎宝宝念念这首有趣的小诗，告诉他一年有 4 个季节，春夏秋冬，可是为什么会有春夏秋冬呢？胎宝宝也会有这样的疑问，快快告诉他吧。

我们居住的地球，是围绕太阳转动的，这种转动叫作公转。同时呢，地球也在倾斜着身子自我旋转着，就像芭蕾舞演员一样边转圈边移动。

太阳是一个发热发光的大火球，当太阳光直射在地球表面时，地球表面温度就高。但是地球是斜着身子的，所以有的地区受到的太阳光照就要少些。

地球围着太阳公转一周是一年，所以在这一年中出现了冷热不同的 4 个时间段，它们就是春夏秋冬了。

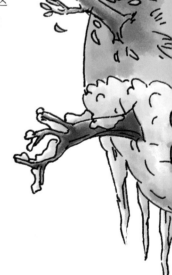

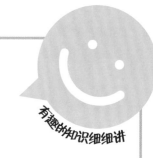

有趣的知识细细讲

汉字——大、小

孕妈妈今天教胎宝宝一起认字吧！孕妈妈要一边读出字的读音，一边用手进行描摹。

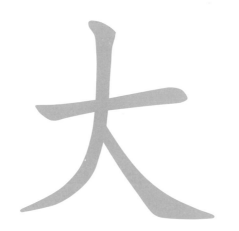

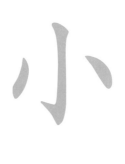

"大"字像不像准爸爸睡觉的样子？爸爸就是这样把两只胳膊全部张开，两条腿也不老实地撇开，真是大大咧咧的。"小"字像不像两个小宝宝一左一右依偎着妈妈，多温馨的场景啊！

为了讲明白这两个字的意思，孕妈妈还可以和胎宝宝一起玩一个小游戏，就是"比大小"。孕妈妈在进行比较的时候，要反复地和胎宝宝交流："宝宝，妈妈面前有两块饼干，哪一块是大的呢？"然后拿出大的那块，问："这个大，对不对？"或者将话题再扩展一下："大的饼干要给谁吃呢？"类似这样，利用情景反复交流，胎宝宝会更容易接受。孕妈妈多进行一些实物想象，让胎宝宝对这两个字有更明确的印象。

认识小蝴蝶

宝宝都喜欢色彩鲜艳的事物，孕妈妈准备一张蝴蝶的卡片，给胎宝宝介绍一下色彩斑斓的小蝴蝶吧。

孕妈妈看卡片的时候，要像第一次看到蝴蝶一样细细观察，记到脑海里，然后和胎宝宝互动："这个色彩鲜艳的图形是什么呢？有好看的颜色，有细长的触角，有闪闪的鳞片……宝宝好好想一想，这是什么呢？"孕妈妈要启发式地提问："我们在哪里会看到这个美丽的小生物呢？是不是在鲜花上呢？"然后孕妈妈闭上眼睛，在脑海里搜索，这是"蝴蝶"。

宝宝可知道，蝴蝶的前生是什么，这是它的小秘密，都写在下面的小儿歌里，我们一起来读一读。

我是一只毛毛虫

慢慢地破茧

等待的岁月

是孤独的童年

春暖花开的季节

就变成小蝴蝶

飞舞在我的世界

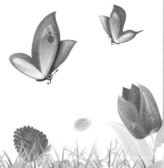

孕5月

胎宝宝进入了活跃期，这个时期如果他接受外界的刺激，如声音、触摸等，他会储存记忆，一直到出生。所以，这是进行胎教的最佳时期。孕妈妈和准爸爸的爱会给胎宝宝带去积极的影响。

故事胎教

从这个月开始，孕妈妈能感受到胎动了。每天在固定的时间为胎宝宝讲故事是比较受宝宝欢迎的，比如晚饭后第一次胎动的时间，这样宝宝能更快地建立条件反射。

达·芬奇学画

达·芬奇14岁那年，到佛罗伦萨拜著名艺术家弗罗基俄为师。弗罗基俄是一位很严格的老师，他给达·芬奇上的第一堂课就是画鸡蛋。开始时，达·芬奇画得很有兴致，可是第二堂课、第三堂课时，老师还是让他画鸡蛋，这使达·芬奇想不通了，小小的鸡蛋，有什么好画的？终于，达·芬奇忍不住问老师："为什么老是让我画鸡蛋呢？"老师告诉他："鸡蛋虽然普通，但天下没有绝对一样的，即使是同一个鸡蛋，角度不同，投来的光线不同，画出来也不一样，因此，画鸡蛋是基本功。基本功要练到画笔能圆熟地听从大脑的指挥，得心应手，才算成功。

达·芬奇听了老师的话，很受启发。他每天拿着鸡蛋，一丝不苟地照着画。一年，两年，三年……达·芬奇画鸡蛋用的画纸已经堆得很高了。他的艺术水平很快超过了老师，终于成为伟大的艺术家。

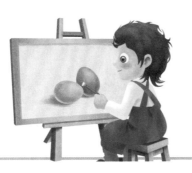

小小喇叭花

很久以前，地球上所有的花儿都喜欢睡懒觉。因为它们觉得自己很漂亮，所以不愿意早起劳动。

"唉！"看见这些懒家伙们，太阳公公无奈地叹了一口气。美丽的花神刚好驾着马车路过，便问："太阳公公，你为什么叹气啊？""你看这些小家伙们，多懒啊！"太阳公公回答道。

花神从怀中掏出一朵小喇叭花，趁花儿们还在熟睡的时候，悄悄地种在它们中间。

第二天清晨，花儿们又像往常一样熟睡，"滴滴答，滴滴答……"一阵清脆的声音从花丛中传出来，把懒家伙们都吵醒了。原来，花神种下的小喇叭花已经开出了一朵朵可爱的喇叭花，它们正扯着嗓子叫呢。自从有了喇叭花，花儿们不睡懒觉了，都早早地起床，绽放出美丽的花朵。

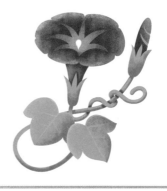

语言胎教

胎宝宝听到孕妈妈温柔的声音和准爸爸富有磁性的声音，都会感觉到安全和温暖，所以孕妈妈和准爸爸要多跟胎宝宝说话，可以选读些诗歌、有趣的对子等。

诗经·蒹葭

只要有爱，无论我们身处何方，总会对那份美好的情感心生柔软，无限期盼。就像现在，虽然宝宝你还在孕妈妈肚子里，爸爸妈妈还摸不着，抱不到。但是只要属于我们的情感纽带存在着，即使"在水一方"，只要耐心等待，终有见面的那一天。

蒹葭 (jiān jiā)

蒹葭苍苍，白露为霜。所谓伊人，在水一方。

溯洄 (sù huí) 从之，道阻且长。溯游从之，宛在水中央。

蒹葭萋萋，白露未晞 (xī)。所谓伊人，在水之湄 (méi)。

溯洄从之，道阻且跻 (jī)。溯游从之，宛在水中坻 (chí)。

蒹葭采采，白露未已。所谓伊人，在水之涘 (sì)。

溯洄从之，道阻且右。溯游从之，宛在水中沚 (zhǐ)。

有意思的对子

对子言简意赅，对仗工整，平仄协调，字数相同，结构相同。孕妈准爸念对子，不仅能体会中华文化的博大精深，这韵律有声的节奏，腹中的胎宝宝也能体会得到。

(一)

重重叠叠山，曲曲环环路。

叮叮咚咚泉，高高下下树。

(二)

水水山山，处处明明秀秀。

晴晴雨雨，时时好好奇奇。

翠翠红红，处处莺莺燕燕。

风风雨雨，年年暮暮朝朝。

(三)

处处红花红处处，重重绿树绿重重。

雪映梅花梅映雪，莺宜柳絮柳宜莺。

静泉山上山泉静，清水塘里塘水清。

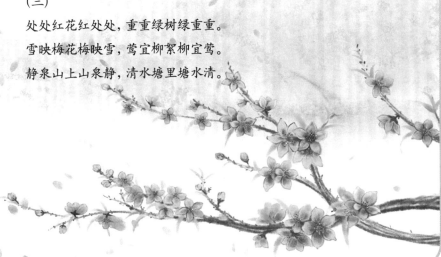

抚摸胎教

抚摸胎教，顾名思义就是用双手抚摸来刺激胎宝宝的感官。从怀孕第8周开始，胎宝宝体内的绝大部分细胞就已经具有接受外界刺激的能力，并且可以通过触觉神经感受到这种刺激，到孕5月，胎宝宝的感官器官已经很灵敏了，适合抚摸胎教的进行。

孕妈妈和准爸爸抚摸时动作要温柔，可以一边抚摸，一边和胎宝宝说话，这样做可以使胎宝宝有一种安全感，又能激发胎宝宝运动积极性。抚摸胎教过的胎宝宝，通常出生后翻身抓爬握坐的各种动作较未进行过训练的要早，出生后肌肉活力较强。

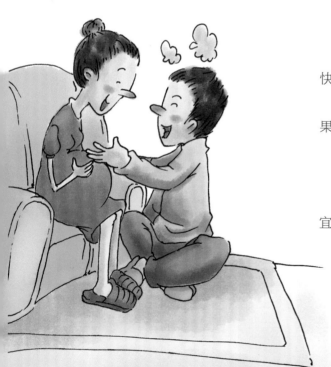

临睡前做抚摸胎教最好

抚摸胎教可以安排在每晚临睡前进行（具体时间可按照实际情况安排），并注意胎宝宝的反应。孕妈妈倚靠在床上或坐在沙发上，全身放松，用手捧着腹部，从上而下，从左到右，反复轻轻抚摸，然后再用一个手指反复轻压。有的胎宝宝能立即做出反应，有的则要过一阵，甚至几天后再做时才有反应。如果胎宝宝在孕妈妈抚摸下出现轻轻地蠕动，则表示胎宝宝感到很舒服，很满意。如果此时胎宝宝不舒服，他会用力挣脱或蹬腿反对，碰到这种情况，就应马上停止。过几天，胎宝宝对母亲的手法习惯了，母亲手一按压抚摸，胎宝宝就会主动迎去。

到六七个月，孕妈妈已能分辨出胎宝宝的头和脊，这时就可以轻轻推着胎宝宝在子宫中"散步"了，如果胎宝宝"发脾气"，用力顿足，或者"撒娇"，身体来回扭动时，孕妈妈可以用爱抚的动作来安慰胎宝宝，而胎宝宝过一会儿也会以轻柔的蠕动来感谢孕妈妈的关心。抚摸胎教每次5~10分钟为宜。

抚摸胎教要注意

1. 抚摸胎教应有规律性，每天2次，在固定的时间进行。

2. 抚摸胎宝宝之前，孕妈妈应排空小便。

3. 抚摸胎宝宝时，孕妈妈避免情绪不佳，应保持稳定、轻松、愉快、平和的心态。

4. 进行抚摸胎教时，如能配合对话胎教和音乐胎教等方法，效果会更佳。

5. 进行抚摸胎教时，室内环境要舒适，空气新鲜，温度适宜。

6. 一般在孕早期以及临近预产期不宜进行抚摸胎教。

7. 有不规则子宫收缩、腹痛、先兆流产或先兆早产的孕妈妈不宜进行抚摸胎教，以免发生意外。

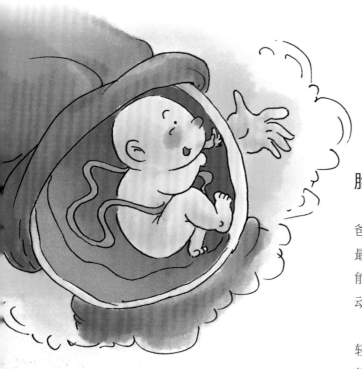

胎宝宝喜欢的踢肚子游戏

胎宝宝喜欢听准爸爸讲故事、读诗歌,更喜欢和准爸爸一起做一些有互动的小游戏——踢肚子游戏就是最简单易操作的一种。准爸爸多与胎宝宝玩互动游戏,能让胎宝宝在潜意识里感知到爸爸对他的关注,同时动作训练可以刺激胎宝宝的运动积极性和动作灵敏性。

当胎宝宝踢孕妈妈的肚皮时,准爸爸应迅速反应,轻轻拍打一下被踢的部位,然后静静地等待小家伙的第二脚。一般在一两分钟后,胎宝宝会再踢,这时候准爸爸再轻拍几下。

这样往复几次后,停下来。准爸爸试着改变拍的地方,神奇的是,胎宝宝会向你改变的地方再踢,此时要注意,改拍的位置离原胎动的位置不要过远。

这种游戏可每天进行两次,在晚上胎宝宝活跃时进行效果最好,每次数分钟即可。

为提高踢肚子游戏的趣味性,准爸爸也可以加入语言的交流。比如,在胎宝宝积极地踢孕妈妈的肚皮时,准爸爸和孕妈妈各自轻拍一下,并对他说:"宝宝,猜猜哪只手是爸爸的?"或是干脆把耳朵贴在孕妈妈的肚皮上,感觉胎宝宝了不起的腿力,如果胎宝宝踢中了爸爸贴的位置,准爸爸一定不要吝啬你的赞美之词。

感受准爸爸的温暖手掌

到了孕中期,胎宝宝的胎动会越来越明显,准爸爸温暖、宽厚的大手能让胎宝宝感觉到爸爸离他很近很近,准爸爸与孩子之间的感情自然更深了。准爸爸不如固定一个时间,一边为胎宝宝讲故事、讲百科,一边给他做做"按摩"。

准爸爸的抚摸,会让胎宝宝觉得有人在关心他的成长,虽然他看不见,但却能感受到父母的关爱,还能使孕妈妈身心放松、精神愉快,也加深了一家人的感情。

孕6月

此时胎宝宝已经"人模人样"了，身体各个器官发育迅速，听觉很敏锐，孕妈妈要尝试各种方式与胎宝宝进行交流，音乐、故事、语言、抚摸等都可以，通过互动让胎宝宝感受到其中的乐趣。

故事胎教

胎宝宝的大脑迅速发育，而且能分辨子宫内和外界的任何声音，孕妈妈和准爸爸给他讲讲故事，有益于培养胎宝宝的想象力，讲故事的过程中要互动，比如根据故事的内容给胎宝宝提个小问题，然后停顿一会再告诉他答案。

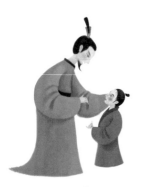

孔融让梨

孔融小时候聪明好学，才思敏捷，聪明过人，大家都夸他是奇童。四岁时，他已能背诵许多诗赋，并且懂得礼节，父母亲非常喜爱他。

孔融有五个哥哥，一个弟弟。有一天，家里吃梨，一盘梨子放在大家面前，哥哥让弟弟先拿。孔融不挑好的，不拣大的，只拿了一个最小的。父亲看见了，心里很高兴：别看这孩子才四岁，还真懂事呢。就故意问孔融："这么多的梨，又让你先拿，你为什么不拿大的，只拿一个最小的呢？"

孔融回答说："我年纪小，应该拿个最小的，大的留给哥哥吃。"父亲又问孔融："你还有个弟弟呢，弟弟不是比你还要小吗？"孔融说："我比弟弟大，我是哥哥，我应该把大的留给弟弟吃。"父亲听了，哈哈大笑起来："好孩子，好孩子，真是一个懂事的好孩子！"

孔融四岁，就知道让梨。上让哥哥，下让弟弟，大家都称赞他。

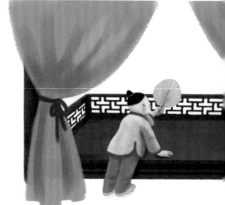

黄香温席

相传东汉时期，在江夏有一个叫黄香的孩子，他和父亲相依为命。

夏天天气热，每天晚上他都先给父亲扇枕席，以便父亲安歇；冬天天气寒冷，他每天晚上都要先上床，用自己的体温把被褥焐热。日复一日，年复一年，黄香的孝行传遍了左邻右舍，传遍了全县，也传遍了全国。

九岁的孩童能懂得这样孝顺父亲，此事感动了太守刘护，他上书朝廷申报，批准黄香为孝廉，黄香由此成为一位因孝敬长辈而名留千古的儿童。

当时有"江夏黄香，天下无双"的赞誉。黄香小小的年纪就有这样的孝心，也使他在做人、求学上有所成就。后来他当了官，做了尚书令，成为以孝闻名、以孝施政的榜样。黄香的事迹被历代传颂，成为著名的"二十四孝"之一。

语言胎教

孕妈妈和准爸爸在做语言胎教的时候，要声情并茂地朗读，抑扬顿挫的声调更具有节奏感，听起来更悦耳，胎宝宝也会很享受，更容易记住。

诗歌《儿时情景》

有人说："所有的大人都来自童年，可是很多人都忘了这点。"德国诗人海涅用文字带我们回到童年，轻声读一读，你会不会想到自己的童年呢？回忆起自己的童年趣事，就讲给腹中的胎宝宝听吧！让胎宝宝也跟着你一起领略童年时单纯、快乐的情感。

儿时情景

孩子，我们曾经也是孩子，两个又小又快活的小孩子。

我们常爬进小鸡窝，躲藏在清香的稻草下面。

我们学着公鸡啼叫，每当人们经过的时候，

喔喔喔！以至他们都以为这是公鸡在报晓。

院子里有个大木箱，我们将它装潢得非常漂亮。

我们一起居住，仿若住在一个豪华的家园。

邻居家的老猫经常会来拜访我们，

我们向它鞠躬行礼，用最美好的语言恭维它。

我们遵从它的旨意，关怀和友好地满足它的需求。

"从此我们就是一家人了。"有些老猫会说。

我们也常常围坐在一起聊天，明智如同年长的长者。

我们抱怨着现在所有的一切都不如旧时的美好，

如同爱如同忠诚如同信仰，全都从这个世界消失了。

如同美味的咖啡，如同珍贵的财宝，

儿童时光的渐渐远去，所有的一切也随之不见。

金钱，世界和时间，信仰，爱情与忠诚。

——海涅

童谣《小蝌蚪》

胎宝宝从针尖一般大小的胚胎长到现在手指、脚趾都已经分开，越来越像个小人儿。生命就是这么神奇。今天孕妈妈要读给胎宝宝听的童谣《小蝌蚪》，也描述了一个神奇的生命。它刚孵化时是一条黑黑的小蝌蚪，2个月后就变成了幼蛙，直到长大，就会成为农田里除害虫的能手。

小蝌蚪

小蝌蚪，像黑豆，成群结队河中游，

慌慌忙忙哪里去？我要和你交朋友。

小蝌蚪，摇摇头，转眼就把尾巴丢，

我要变成小青蛙，游到田里保丰收！

手语胎教

手语同语言一样，是一种交流的方式。手语专家们还发现，将手语学习提前到胎儿期，对胎宝宝的大脑发育有一定的辅助作用，而且无论对于孕妈妈还是胎宝宝，都有着很好的"安抚"作用。孕妈妈轻柔地舞动着手指，与小宝宝心灵相通地"对话"，是一种很好的爱的传递。在手语的传递中，孕妈妈的心绪宁静，这对胎宝宝的良性刺激同样不可小觑。使用手语时要注意两点：一是当你在使用手语的时候一定要说出相应的口语；二是要注意手语的重复巩固。

欢迎你，小宝贝

从精心备孕开始，孕妈妈和准爸爸就一直期待和欢迎着这个小天使的到来，那么学习下用手语怎么说"欢迎你，小宝贝"吧，等到宝宝出生后，还可以教给他手语。在宝宝不会讲话前，用手语与他交流，宝宝学会说话的年龄也会更早，而且以后的智商也比未接触手语的宝宝高。

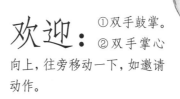

欢迎： ①双手鼓掌。②双手掌心向上，往旁移动一下，如邀请动作。

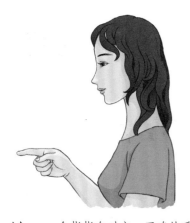

你： 食指指向对方。正确的手语表达"你"的时候是指向对方，你可以指向腹部，并温柔地注视。

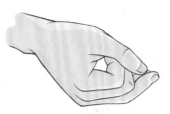

小： 伸出右手拇指碰小指指尖。

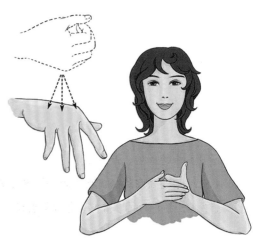

宝贝： ①右手虚握，然后甩腕，五指张开，掌心向下。②左手伸出拇指，手背向外。③右手轻拍几下左手背。

手指的舞蹈传达爱意

笑一个，好吗

　　微笑是孕妈妈和准爸爸送给胎宝宝最好的礼物。不仅孕妈妈应该时常微笑，准爸爸也应该时常微笑。准爸爸的微笑会感染孕妈妈的情绪，孕妈妈快乐，这种良好的情绪就会传递给腹中的胎宝宝，让胎宝宝也感受到这种快乐。胎宝宝接受这种良好的生理刺激，生理和心理自然就会向有益的方向发展。

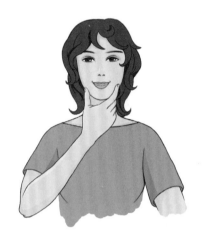

笑： 一手拇指、食指微弯，放于下颏。

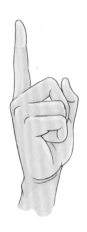

一： 一手伸出食指，其余四指弯曲。

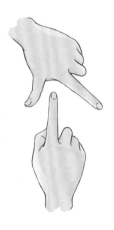

个： 左手拇指、食指与右手食指搭成"个"字。

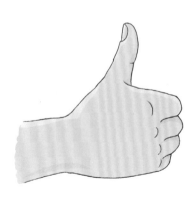

好： 一手握拳，向上伸出拇指。

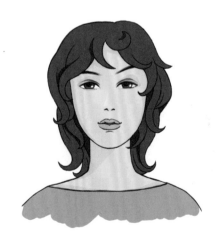

吗： 表情是疑问式的。眼睛看着对方，眉微扬，希望得到对方的回复。

孕7月

这个时期，胎宝宝对声音、视觉感应的神经系统已经接近完成阶段。这个月的胎宝宝学习能力大大提高，所以在胎教方面要更加多样和全面。

美学胎教

有些孕妈妈对胎宝宝的情况过于关心，胎宝宝一动，孕妈妈就开始想东想西，其实孕妈妈不需要太紧张，不妨做做手工、看看名画，既能平复自己不安的心情，也能潜移默化地提升宝宝的美学修养。

折一只小狐狸

宝宝很喜欢玩折纸游戏，孕妈妈和准爸爸要提前学习下，一起来动手折纸，看看谁折得又快又好。有准爸爸的陪伴，孕妈妈会觉得更轻松快乐。准爸爸还可以出个谜语让孕妈妈猜一猜："尖尖嘴巴长，小小眼睛亮。宽宽长尾巴，细细小脚丫。"答案很明显哦。

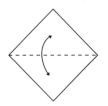

1. 将正方形的纸沿虚线向箭头方向折叠。

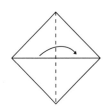

2. 沿着实线的方向再次对折。

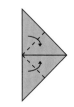

3. 如图，沿虚线向箭头方向折叠。

4. 沿虚线向箭头方向反折。

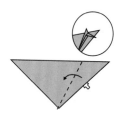

5. 沿虚线向箭头方向折叠。

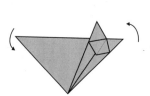

6. 将折纸旋转放正。

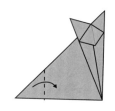

7. 沿虚线向箭头方向折叠。

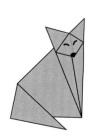

8. 画上眼睛和嘴巴，完成。

音乐胎教

　　胎宝宝处于活跃期，如果每天定时给他播放音乐，他会以胎动的形式回应你哦。孕妈妈仔细感受，可以以此判断出胎宝宝喜欢什么类型的音乐。

圆舞曲《蓝色多瑙河》

　　《蓝色多瑙河》是奥地利音乐家小约翰•施特劳斯最著名的圆舞曲，这首乐曲自第一次演出就深受欢迎，之后席卷了世界各地的古典音乐排行榜，历久不衰，奥地利人更将其视为第二国歌，是每年维也纳新年音乐会的必奏曲目。

　　音乐的美好意境让孕妈妈和胎宝宝更加珍惜和享受生活的每个时刻：清晨河面的薄雾散去，洒满了金光，随后而来的5个小圆舞曲分别带来了蓬勃的生机、柔和的姿态、欢乐淳朴的跳跃旋律、幸福的气氛和欢乐满人间的气氛。

　　这首乐曲的全名是"美丽的蓝色的多瑙河旁圆舞曲"，来自于卡尔•贝克的一首美丽的诗。孕妈妈可以伴着音乐将这段文字读给胎宝宝听哦：

　　你多愁善感，你年轻，美丽，温顺好心肠，
　　犹如矿中的金子闪闪发光，真情就在那儿苏醒，
　　在多瑙河旁，美丽的蓝色的多瑙河旁。
　　香甜的鲜花吐芳，抚慰我心中的阴影和创伤，
　　不毛的灌木丛中花儿依然开放，夜莺歌喉啭，
　　在多瑙河旁，美丽的蓝色的多瑙河旁。

古琴曲《高山流水》

　　古琴曲《高山流水》分为《高山》和《流水》两部，描写宏伟的高山和波涛的流水，相传为春秋战国时期俞伯牙所作。

　　"巍巍乎志在高山""洋洋乎志在流水"，乐曲运用了古琴的"泛音、滚、拂、绰、注、上、下"等指法，描绘了流水的各种动态，呈现出山水相映、水天一色的景象，抒发了仁者乐山、智者乐水之意。

　　全曲由静而动，由缓而疾，由婉转到跌宕，由点滴到浩荡，在力度和节奏的澎湃中，大自然的情景与人类的情感达到了高度的交融。让胎宝宝多听听来自大自然的天籁之音吧，宝宝出生后就会如山水般灵秀动人。

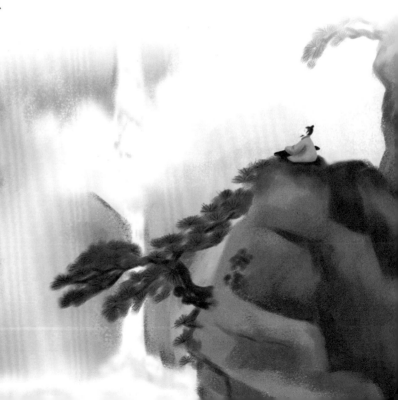

英语胎教

随着胎宝宝感官功能的完善，孕妈妈可以和胎宝宝进行更多的交流，胎宝宝接受的语言刺激越多，越有利于将来的智力发展。为了促进胎宝宝语言信号系统的发展，这一时期可以增加一些外语的刺激，如哼唱一些英文歌曲给胎宝宝听或教他简单的英文单词。

我们是一家人 Family

宝宝，不光是爸爸妈妈，还有爷爷奶奶、外公外婆都盼着你的到来呢！先跟着爸爸学习怎么称呼吧，以后见面了要大声地打招呼哦，这样才是懂礼貌的宝宝呢。

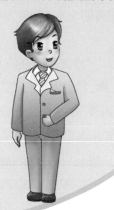

爸爸 dad/father

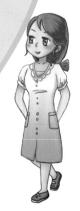

妈妈 mom/mother

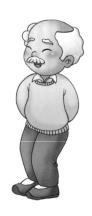

爷爷、外公
grandpa/grandfather

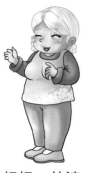

奶奶、外婆
grandma/grandmother

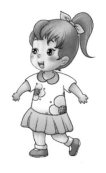

姐妹 sister

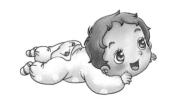

兄弟 brother

电影欣赏《Finding Nemo》

此时孕妈妈不要看情绪波动大的电影电视，选择一些轻松幽默的电影给宝宝做胎教吧。今天来看看这部有名的动画片《Finding Nemo（海底总动员）》。电影讲述了小丑鱼父子马林和尼莫的故事。"寻子"是这部电影的主题，不管遇到多少困难 hardships，小丑鱼爸爸马林都勇敢向前，奋不顾身，父爱多么伟大啊！看完这部电影，相信宝宝会对"dad"这个单词留下初步的印象。

儿歌《Jingle Bells》

这是一首耳熟能详的儿歌，常在圣诞节期间听到，大街小巷全是喜气洋洋的铃铛声 Jingle bells。A one-horse open sleigh 是指由一只马拉动的、没有篷的雪橇，这样滑起来，风能直接吹在脸上，实在太有意思了！

Jingle Bells	铃儿响叮当
Jingle bells, Jingle bells,	叮叮当，叮叮当！
Jingle all the way!	铃儿响叮当！
Oh, what fun it is to ride,	哦！我们滑雪真快乐，
In a one-horse open sleigh.	我们坐在雪橇上。

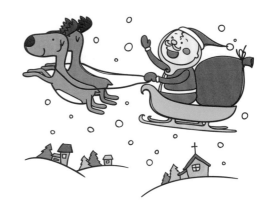

带宝宝认水果 Fruit

水果是很多孕妈妈喜爱的食物，当孕妈妈给胎宝宝读过一遍水果后，准爸爸可以一边读英文，一边拿出相应的水果，讲给胎宝宝听，猜猜胎宝宝喜欢哪种水果呢？准爸爸可以买回来一些英文识字卡片，水果、蔬菜，各式各样应有尽有。将识字卡片挂在家中，孕妈妈每看见一次就根据卡片内容念出单词。

apple

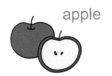

grape

watermelon

冰箱里，水果多，小宝宝，听我说。

红苹果, apple, apple, apple.

水蜜桃, peach, peach, peach.

酸甜橙, orange, orange, orange.

香梨子, pear, pear, pear.

紫葡萄, grape, grape, grape.

大西瓜, watermelon, watermelon.

黄香蕉 , banana, banana, banana.

Have some fruits. Fruit, fruit 是水果。

peach

banana

pear

orange

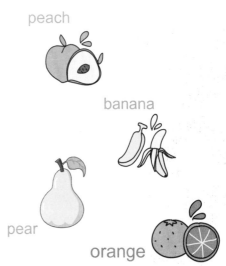

孕8月

进入孕晚期，胎宝宝身体增长快，子宫内的活动范围变小了，胎宝宝变"老实"了，不像以前一直是自由转动的小调皮。胎宝宝的身体器官和系统都逐渐发育成熟，孕妈妈要将胎教内容安排得更加丰富。

故事胎教

每个妈妈都希望自己的宝宝能够聪明、再聪明一点。而这个月，胎宝宝已经非常敏感，可以和你进行很好的互动了，孕妈妈千万不要错过读故事这个最佳的胎教方案，以丰富胎宝宝的精神世界。讲故事时，孕妈妈把腹内的胎宝宝当成一个大孩子，娓娓动听地述说，亲切的语言将通过语言神经的振动传递给胎宝宝，胎宝宝不断接受客观环境的影响，在不断变化的文化氛围中发育成长。

牛顿与苹果树的故事

传说1665年秋季的一天，牛顿坐在自家院中的苹果树下，苦思着行星绕日运动的原因。这时，一只苹果恰巧落下来，不偏不倚，正好打在牛顿的头上。这是一个发现的瞬间，这次苹果下落与以往无数次苹果下落不同，因为它引起了牛顿的注意。牛顿从苹果落地这一理所当然的现象中找到了苹果下落的原因——引力的作用，这种来自地球的无形的力拉着苹果下落，正像地球拉着月球，使月球围绕地球转一样。

这个故事据说是由牛顿的外甥女巴尔顿夫人告诉法国哲学家、作家伏尔泰之后流传起来的。伏尔泰将它写入《牛顿哲学原理》一书中，牛顿家乡的这棵苹果树后来被移植到剑桥大学。

牛顿被当作发现宇宙规律的英雄人物，继而被赋予传奇色彩，牛顿与苹果的故事更是广为流传。

看画册，讲故事

孕妈妈与胎宝宝一起看画册，可以培养胎宝宝丰富的想象力和创造力，是一种很有效的胎教方法。孕妈妈看画册时，可选那些色彩丰富、富于幻想的图画，用富于想象力的语言以讲故事的形式表达出来。要努力把感情倾注于故事的情节中，通过语气、声调的变化使胎宝宝了解故事是怎样展开的。比如画册上有许多小动物，看到小猴时，可以给胎宝宝讲野生的小猴是怎么生活的，母猴是怎么养育小猴的，与动物园的猴子又有什么不同等。

语言胎教

古人常说："赐子千金，不如教子一艺；教子一艺，不如赐子好名。"胎宝宝是孕妈妈和准爸爸的希望，一个意蕴深远、音韵优美的名字，寄寓了父母对宝宝的无限期待，也是送给宝宝的最好礼物。孕妈准爸在做语言胎教的时候，也给胎宝宝想个好名字吧。

读古文，选美名

男宝宝名字示例：

俊彦：《尚书·太甲上》有"旁求俊彦"，《伪孔传》也说到"美士曰彦"。俊彦是古代知识分子的美称。正史记载，五代共有87位名人以"彦"字命名。

秉文：《周颂·清庙》有"济济多士，秉文之德"，意思是济济一堂的众多官吏，都秉承着文王的德操。在中国传统文化中，人们将美好的品德作为人生的至高追求。

周瀚：《诗经·大雅》有"维申及甫，维周之翰"，意思是只有那申伯和仲山甫，才是国家的栋梁。周瀚就是国家栋梁的意思。

煜月：煜是照耀的意思，出自《太玄·元告》"日以煜乎昼，月以煜乎夜"。光芒绽放的人生无疑是爸爸妈妈对宝宝的期待。

令仪：《诗经·小雅·湛露》"岂弟君子，莫不令仪"，意思是这些和悦平易的君子，看上去无不风度优美。令仪的意思是风度优雅。

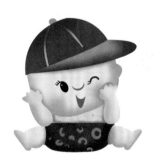

柔嘉：《荡之什·抑》"敬尔威仪，无不柔嘉"。柔嘉含有柔和美善的意思，刚柔并济是一个男孩子应该追求的品行修养。

女宝宝名字示例：

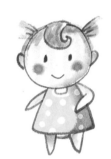

瑾瑜：瑾和瑜都是美玉，《楚辞》中说"怀瑾握瑜兮，穷不得所示"。人们常常将瑾和瑜连用，比喻贤才。爸爸妈妈都希望自己的宝宝心如美玉皎洁，由内而外的美才能永恒。

婉悦：明代宋濂《怡养堂记》"爱而肃恭之礼存焉，敬而婉悦之意备焉，斯可以为善养矣"。这句话的意思是：爱一个人，能够保持严肃恭敬的礼仪；尊敬一个人，也能具有和颜悦色的态度，这可以说是很好的修养了吧。与人为善、态度亲和的女孩子必定人见人爱，这也是爸爸妈妈所期待的。

嘉言：宋代朱熹《朱子全书·学五》"见人嘉言善行，则敬慕而纪录之"。言为心声，美好的言谈举止能展现一个女孩澄净、柔美的内心世界。

乐仪：有音乐相配的礼仪，出自《周礼·春官·乐师》"教乐仪，行以《肆夏》，趋以《采荠》，车以如之"。知书达理的女孩，是爸爸妈妈喜欢的。

韫玉：陆机《文赋》"石韫玉而山辉，水怀珠而川媚"。在古人的观念中，石头中的玉凝结了天地中的精华，亲爱的宝宝也是爸爸妈妈爱的精华，出类拔萃，光润无比。

管彤：彤管是古代女史用以记事的杆身漆朱的笔，出自《诗经·邶风·静女》"遗我管彤"。宝宝长大后能成为一个有文化的女孩，爸爸妈妈会感到无比骄傲。

情绪胎教

虽然孕晚期身体会有许多不适感出现，但孕妈妈要保持愉快的心情，可以促进胎宝宝的身体和智力朝着更加健康的方向发展。孕妈妈可以看一些经典动画片，如《大耳朵图图》《大头儿子和小头爸爸》等，或者猜一些有意思的谜语，玩玩手影游戏都是孕妈妈调节情绪的好选择。

最美的花送给最美的孕妈妈

在孕期，孕妈妈心情愉快是最重要的。准爸爸可以在下班的途中帮孕妈妈挑一束鲜花，也许不是节日也不是你们的纪念日，但孕妈妈接过这束鲜花时，欣喜感动之余肯定也会带给胎宝宝一份美好的心情。准爸爸要经常送个小礼物给孕妈妈，一首情诗、一张卡片，礼轻情意重，孕妈妈会因此开心很长时间。

百变的手影，好神奇

相信孕妈妈和准爸爸小时候都一定玩过手影游戏吧，手影游戏不需要复杂设备，只要一烛或一灯，甚至一轮明月，就可以展开巧思，通过手势的变化，摆出不同的形状，小鸟、小螃蟹、小猫、大灰狼、老鹰、鸽子……简单方便的手影游戏，十分有趣生动，"像不像，三分样"。孕妈妈和准爸爸可以比一比谁摆出来的手影多。形似的手影游戏，不仅可以启发胎宝宝的联想思维，夫妻俩还可以一起回忆快乐的童年！

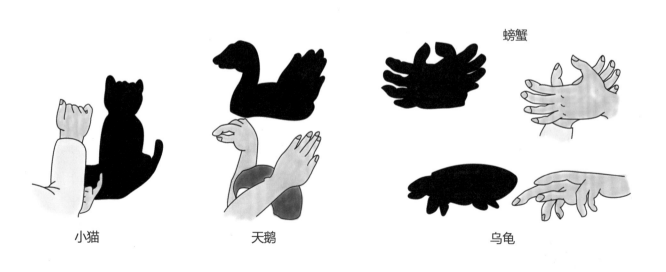

小猫　　　　　天鹅　　　　　螃蟹　　　　　乌龟

及时调整不良情绪

要生活得惬意

孕妈妈和准爸爸的生活因为有了小宝宝的到来发生了改变,有愉快,也有烦恼。不管怎样,孕妈妈都要"生活得惬意",为了腹中的宝宝。

要生活得惬意

跳舞的时候我便跳舞,睡觉的时候我就睡觉。即便我一人在幽美的花园中散步,倘若我的思绪一时转到与散步无关的事物上去,我也会很快将思绪收回,令其想想花园,寻味独处的愉悦,思量一下我自己。

我知道恺撒与亚历山大就是在活动最繁忙的时候仍然充分享受自然,也就是必需的、正当的生活乐趣。我想指出,这不是要使精神松懈,而是使之增强,因为要让激烈的活动、艰苦的思索服从于日常生活习惯,需要有极大的勇气。他们认为,享受生活乐趣是自己正常的活动,而战事才是非常的活动。他们持这种看法是明智的。

我们倒是有些傻。我们说:"他一辈子一事无成。"或者说:"我今天什么事也没有做。"怎么!您不是生活过来了吗?这不仅是最基本的活动,而且也是我们的诸多活动中最有光彩的。

"如果我能够处理重大的事情,我本可以表现出我的才能。"您懂得考虑自己的生活,懂得去安排它吧?那您就做了最重要的事情了。天性的表露与发挥作用,无须异常的境遇。它在各个方面乃至在暗中也都表现出来,无异于在不设幕的舞台上一样。

我们的责任是调整我们的生活习惯,而不是去编书;是使我们的举止井然有致,而不是去打仗,去扩张领地。

我们最豪迈、最光荣的事业乃是生活得惬意,一切其他事情,执政、致富、创造产业,充其量也只不过是这一事业的点缀和从属品。

——蒙田(法国)

一起来"找茬"

孕妈妈心情有点抑郁的时候,不妨来玩玩"找茬"游戏,和准爸爸比赛看看谁先能找出两幅画的不同之处。简单的小游戏可以锻炼胎宝宝的逻辑推理能力,还可以及时转移孕妈妈因身体不适带来的不良情绪。

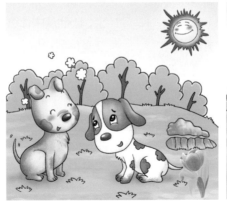

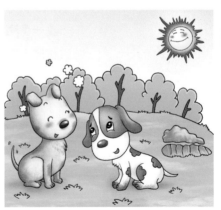

(注:答案见 P 192)

孕9月

胎宝宝在腹中健康成长，此时他已经会"挤眉弄眼"了，学习能力更是愈发厉害，孕妈妈和准爸爸可以将胎教的内容增多些，包括复习之前的胎教内容。

音乐胎教

距离预产期越来越近，孕妈妈的情绪是不是很复杂，兴奋又有点小紧张呢。此时孕妈妈的身体越来越笨重，不适合过多的活动，那就坐下来聆听曼妙的音乐吧，让所有的烦恼随着动人的音符消失殆尽。这时候胎宝宝的听觉十分灵敏，他会在音乐的节奏里遨游。

儿歌《蜗牛和黄鹂鸟》

孕妈妈对《蜗牛和黄鹂鸟》一定不陌生，小时候也曾在学校里学过吧。它诙谐、幽默，歌词亲切、生动，曲调活泼，节奏欢快。孕妈妈可以哼唱给胎宝宝听，他一定会非常喜欢的。

阿门阿前一棵葡萄树
阿嫩阿嫩绿地刚发芽
蜗牛背着那重重的壳呀
一步一步地往上爬
阿树阿上两只黄鹂鸟
阿嘻阿嘻哈哈在笑它
葡萄成熟还早地很哪
现在上来干什么
阿黄阿黄鹂儿不要笑
等我爬上它就成熟了

钢琴曲《小狗圆舞曲》

这是波兰作曲家、钢琴家肖邦的作品，他一生共创作了15首钢琴圆舞曲。《小狗圆舞曲》是最通俗、最流行的一首曲子。这首乐曲的速度较快，时间约1分钟，所以又叫《1分钟圆舞曲》。

舞曲的第一段速度极快，节奏流畅、回旋，像一只小狗追着自己的尾巴旋转，有点急切，动作滑稽。中间一段是抒情段落，深情、清新、委婉，虽然只有短短的4小节，但特点鲜明，表现力丰富，使音乐显得格外活泼雅致。

这是一首节奏明快、层次分明的乐曲，会给孕妈妈带来愉快、轻松的好心情。这种好心情也会感染胎宝宝，让他从中体会到音乐的美和愉悦感，有助于其心理及身体的良好发育。

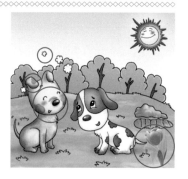

（注：P191 一起来"找茬"答案）

美学胎教

　　离见到宝宝的日子越来越近了，胎宝宝对外面的世界也更加好奇了，孕妈妈要继续进行美学胎教，这对他的大脑组织发育有很大的促进作用。

名画《开花的杏树》

　　《开花的杏树》这幅画让人心情愉悦，一眼望去，空气里仿佛弥漫着杏花香。你看这小小的花朵，簇簇烈烈地开放，就像你的小宝贝在快速成长。这是荷兰著名画家凡·高在得知弟弟的儿子降生后，欣喜之余画成了如此富有生命力和朝气的杏树，作为送给小侄子的礼物，希望他快乐地成长。

　　欣赏后，孕妈妈有没有想要为宝宝画一幅画的冲动呢？

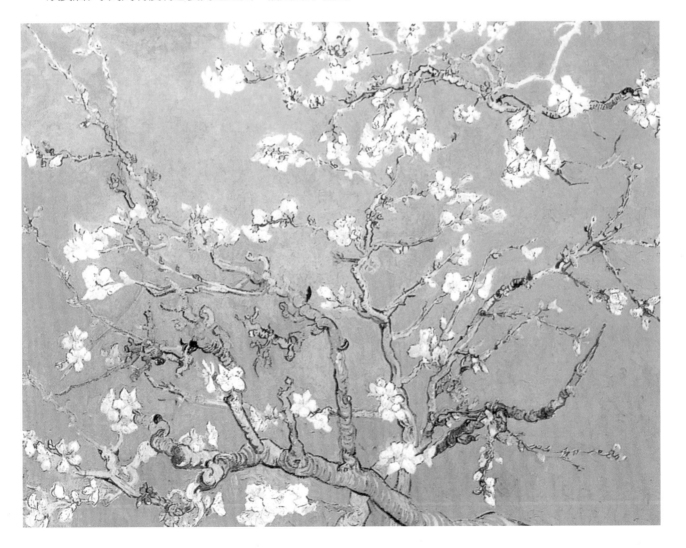

知识胎教

到月末时，胎宝宝已经跟刚刚出生的婴儿差不多了，形成了完整的五官，身体各个系统也发育成熟，孕妈妈可以给胎宝宝多传授些知识，增加胎宝宝的见闻，开发胎宝宝的智力。而且，宝宝最喜欢问为什么了，孕妈妈和准爸爸不妨多储备知识能量，这样等宝宝出生后，就会成为宝宝心目中知识渊博的爸爸妈妈，对你们自然就会崇拜有加了。

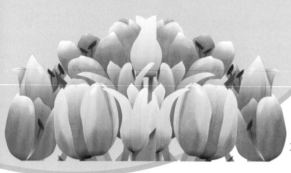

花儿为什么有各种颜色

宝宝，春天的花园里是姹紫嫣红，各种花儿竞相绽放，真是美极了。等你长大后带你去花园的时候，你肯定会奇怪：为什么花有各种颜色呢？妈妈现在就告诉你，你要记住哦。

橙红色、橙黄色和黄色的花，花瓣里含有一种叫作类胡萝卜素的物质。这种类胡萝卜素有 60 多种，所以含有类胡萝卜素的花也是五颜六色的。

红色、紫色、蓝色的花，花瓣里含有一种叫作花青素的有机色素，会随着环境的温度、酸碱度的变化而变化，遇到酸就变红，遇到碱就变蓝。例如红喇叭花，初开的时候是红色，开败的时候就变成紫色了。杏花含苞的时候是红色，开放以后逐渐变淡，最后几乎变成白色了。而白色的花，什么色素都没有，看起来是白色的，是因为充满了气泡的缘故。花朵用自己美丽的颜色吸引蝴蝶、蜜蜂、蜻蜓……

算算术

学习算数的最好方法，是将放大的数字与实物结合起来。比如，孕妈妈拿 1 个苹果，准爸爸拿 1 个苹果，然后孕妈妈向胎宝宝提问："爸爸手里有 1 个苹果，妈妈手里有 1 个苹果，现在一共几个苹果呢？"孕妈妈把注意力集中在眼前的苹果和算式上，和胎宝宝一起思考，代替胎宝宝回答"2 个"。可以多用一些实物，多举一些例子，让胎宝宝的印象更加深刻。

$$1+1=2$$

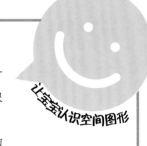

空间图形推理

有些孕妈妈上学时数学不好，一看见"空间""图形"就头大，这些都是孕妈妈可爱的一面呢。不过现在不是在学校，也没有考试压力，孕妈妈只需要拓展思维，来做一些空间想象的练习，在防止自己孕期思维迟钝的同时，也能很好地刺激胎宝宝大脑发育。

如图，有一个正方体纸盒，在它的三个侧面分别画有三角形、正方形和圆形，用一把剪刀沿着它的棱剪开成一个平面图形，则展开图可以是（　　）

（答案见本页）

A

B

C

D

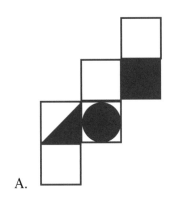

A.

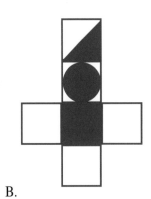

B.

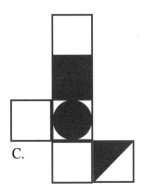

C.

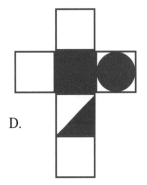

D.

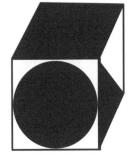

空间图形推理题答案：C

孕10月

这个月里，孕妈妈随时都可能分娩，所以孕妈妈和准爸爸都要提前做好准备。孕妈妈的心情也会愈发紧张起来，所以此时更要注意情绪的调节。孕妈妈和准爸爸可以有条不紊地继续安排好胎教计划。

语言胎教

当心情紧张的时候，跟胎宝宝说说心里话，读读美好的文字，给胎宝宝起个寓意深刻的名字，都会让孕妈妈放松下来，而且胎宝宝也在期待与爸爸妈妈的见面，所以多跟他说说话吧。

说说家庭成员

胎宝宝马上就要跟爸爸妈妈见面了，给他介绍一下大家庭吧。还可以为胎宝宝说说大家庭的故事，让他感受到自己即将成为这个家庭的一部分。

爸爸的爸爸叫什么？爸爸的爸爸叫爷爷；
爸爸的妈妈叫什么？爸爸的妈妈叫奶奶；
爸爸的哥哥叫什么？爸爸的哥哥叫伯伯；
爸爸的弟弟叫什么？爸爸的弟弟叫叔叔；
爸爸的姐妹叫什么？爸爸的姐妹叫姑姑。
妈妈的爸爸叫什么？妈妈的爸爸叫外公；
妈妈的妈妈叫什么？妈妈的妈妈叫外婆；
妈妈的兄弟叫什么？妈妈的兄弟叫舅舅；
妈妈的姐妹叫什么？妈妈的姐妹叫阿姨。

诗歌《你来了》

宝宝，你终于要出来了。在爸爸妈妈的期待中，你长着胖胖的手臂粉嘟嘟的小脸来了。如果妈妈哭了，那是因为你来了，如果爸爸紧张得手足无措，那是因为你来了。

你来了，画里楼阁立在山边。
交响曲，由风到风，草青到天！
阳光投多少个方向，谁管？
你我如同画里人掉回头，便就不见！
你来了，花开到深深的深红，
绿萍遮住池塘上一层晓梦，
鸟唱着，树梢交织着枝柯——白云
却是我们，悠忽翻过几重天空！

——林徽因

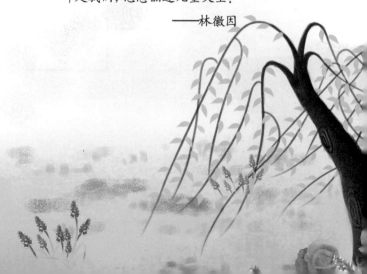

故事胎教

马上就要见到宝宝了，再给他讲个小故事吧，让他保持活跃的状态，而且有趣可爱的小动物们会给孕妈妈带来欢乐，减少紧张感。

聪明的鸡妈妈

鸡妈妈办了一个小小的托儿所，送来托管的宝宝可真不少，有小鸭、小狗……可是，小鸭哭着要找妈妈，小狗也要找妈妈，鸡妈妈举着铃铛摇起来，"叮铃、叮铃"，声音真好听。

小鸭不哭了，到池塘里边去戏水；小狗不叫了，去啃骨头吃。

午饭后，鸡妈妈轻轻地摇着铃铛："叮铃、叮铃"，声音轻轻的，像一支催眠曲。屋里静悄悄的，小鸭闭上了眼睛，小狗早已经睡着了。

宝宝们睡醒后，鸡妈妈用漂亮的小车推着他们在草地上散步，还有动听的铃声陪伴。

一天，从山上跑来一只大灰狼，他看到这群胖乎乎的小宝宝们馋得直流口水，于是，他趁小宝宝们不注意，准备把小鸭和小狗偷走，他刚要下手，"叮铃、叮铃"突然响起的铃声把他吓坏了，还没等他弄清是怎么一回事，"咚"的一声，鸡妈妈重重地用尖嘴凿了大灰狼的脑袋一下，"哎呀"，大灰狼捂着脑袋逃走了。

勇敢的鸡妈妈赶走了大灰狼，又推起那辆漂亮的小车，"叮铃、叮铃"的铃声，伴着宝宝们的欢笑声，在草地上回荡着。

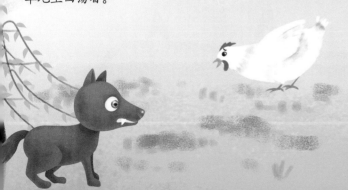

猴子捞月亮

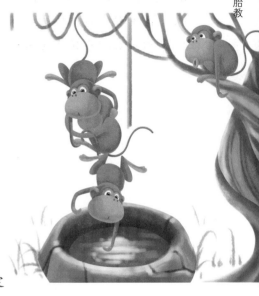

一天晚上，一群猴子嬉戏着来到了一口井旁。不知是哪只猴子先发现月影在井中一晃一晃，便大吃一惊："不好了，月亮掉到井里去了！"大家决定把月亮捞上来，可怎么才能捞出月亮呢？一只年长的猴子一拍脑壳："有办法了，我攀在树枝上，你们拽住我的尾巴，一个连一个，就可以捞出月亮了。"

于是，猴子们一个接一个，连成了一长串。最下面的猴子可以碰到水面了，可是手刚碰到，月亮就碎了。这只猴子大喊："哎哟，不好了！月亮被我抓破了！"

过一会，井水平静后，又出现了又圆又亮的月亮。小猴子又伸手去捞，捞呀，捞呀，捞了半天，还是捞到一把水。小猴子捞不到月亮，急得吱吱吱直叫唤，上边的猴子也都叫了起来。这个说："我的腿都酸了，挂不住啦！"那个说："我的手疼了，抓不紧啦！"

这时候，年长的猴子忽然抬头一看，又圆又亮的月亮还好好地挂在天上。"你们看，月亮不是好好地挂在天上吗？井里是月亮的影子。傻孩子，快上来看月亮吧！"大家看着又圆又亮的月亮吱吱吱吱笑了起来。

情绪胎教

此时孕妈妈的首要任务就是学会平静地面对即将到来的分娩，不要过分期待，也不要过分忧虑，如果实在紧张，就做做小游戏，写写日记来减轻顾虑，以一颗淡定的心面对即将到来的小战役。

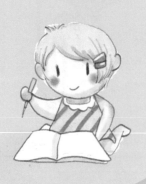

写下"获奖感言"

十月怀胎，一朝分娩，经过漫漫孕期，孕妈妈终于要跟宝宝见面了。当这一天真的要到来时，你就会感到，为了你的小天使，你所有的付出、艰辛都是那么值得。而你，也将获得"母亲"这一荣誉称号，现在，就写下你的"获奖感言"吧。

想想这一路走来你的收获与快乐，以及你对宝宝的期待和祝福，都把它们记录下来，这将是一件非常有意义的事情。

小朋友爆笑造句

如果孕妈妈爱笑，胎宝宝也会感到你的快乐，特别是现在，如果心情不愉快，一定要及时调整自我情绪，做一些喜欢的事情，下面看看小朋友们天马行空的造句吧，说不定你的宝宝也会这样造句呢。

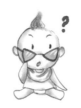

2.题目：陆陆续续

小朋友写：下班了，爸爸陆陆续续地回来了。

老师评语：你到底有几个爸爸呀？

1.题目：其实

小朋友写：别人都夸我很帅，其实我是戴面具的。

老师评语：什么面具这么好用？

3.题目：皮开肉绽

小朋友写：停电的夜晚，到处很黑，我吓得皮开肉绽！

老师评语：看到这句……老师佩服你。

走迷宫

走迷宫是在仔细观察局部和整体的基础上，边判断通往出口的正确路径边前进的游戏。走迷宫游戏能锻炼孕妈妈的注意力、观察力和思考力，并把这种品质传达给胎宝宝。孕妈妈走完迷宫后，还可以进行涂色。此刻更重要的是帮助孕妈妈转移注意力，减轻身体疲乏带来的不适感，缓解面对分娩的紧张和不安。

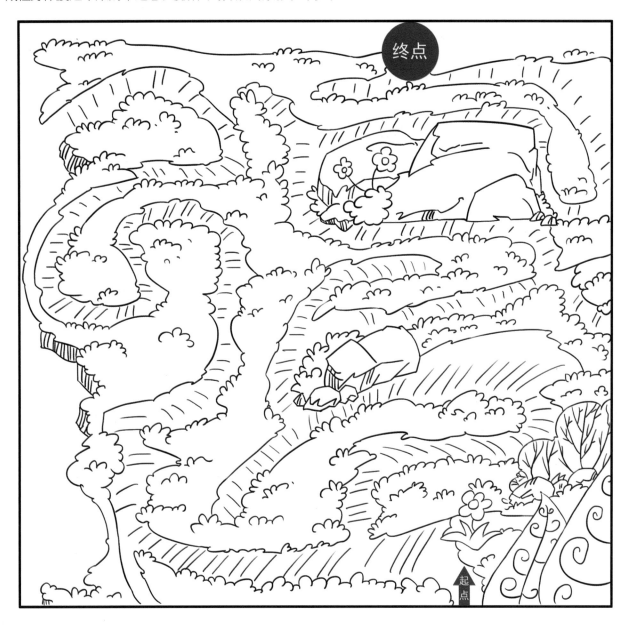

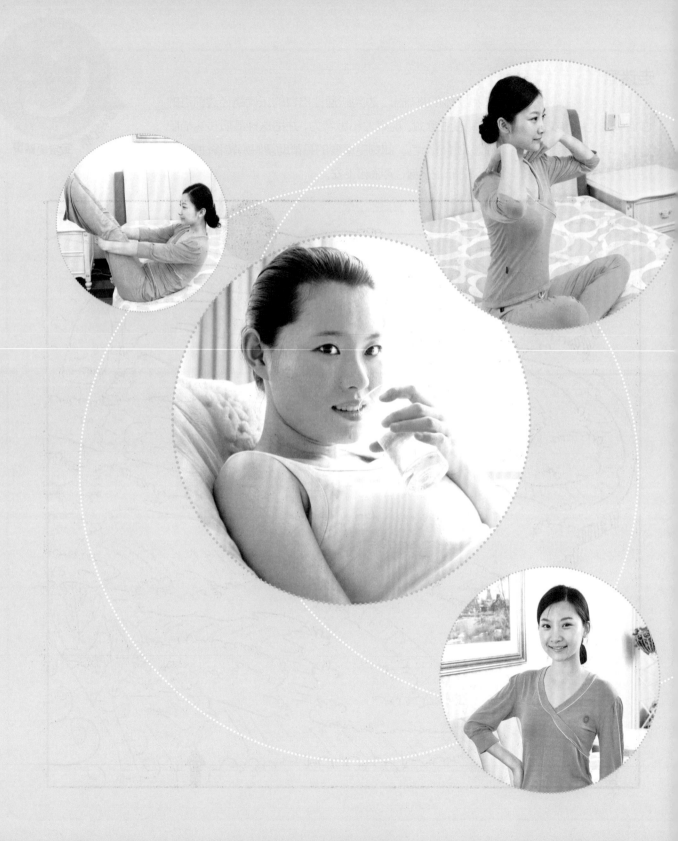

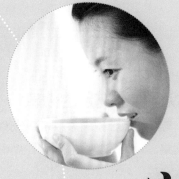

Part3
安心分娩、坐月子

分娩，可能是孕妈妈人生中最难忘的事情。在忐忑与期待中，迎来了那个一生都要放在手心细细呵护的小天使。宝宝的降临给全家人的生活带来了朝气和欢乐，可对于如何进行产后护理，却让新妈妈不知所措。下面我们会从每一个细小的护理要点谈起，告诉新妈妈怎样坐月子。

顺利分娩

马上就要与宝宝见面了，孕妈妈特别高兴，但在高兴之余也会产生一丝丝的不安。不用担心，分娩是一个瓜熟蒂落的自然过程，只要以一种平静的态度对待，就能顺利地分娩。天底下所有坚强、伟大的妈妈都能挺过这一关的。

分娩前的准备

宝宝就要降临了，全家都在惴惴不安地等待着，孕妈妈此时需要做的就是尽量休息、保持体力。准爸爸也要做好最后的准备工作，再次确认待产包、去医院的路线等相关事宜。

何时去医院最合适

很多孕妈妈由于过分担心，只要一出现不适就马上去医院，劳力又劳心。其实，孕妈妈在出现以下征兆后再入院比较合适。

1. 子宫收缩增强。当宫缩间歇由时间较长转入逐渐缩短，而宫缩持续时间逐渐增长，且强度不断增加时，应赶紧入院。

2. 尿频。孕妈妈本来就比正常人小便次数多，间隔时间短，但在临产前会突然感觉到离不开厕所，这说明宝宝头部已经入盆，即将临产了，应立即入院。

3. 见红。分娩前 24 小时内，50%的孕妈妈常有一些带血的黏液性分泌物从阴道排出，称"见红"，这是分娩即将开始的一个可靠征兆，应立即入院。

分娩前保证充足的休息

与其在忐忑和焦虑中等待分娩的到来，孕妈妈不如在分娩前做些身体准备。

1. 保持充足的睡眠，以保证分娩时体力充沛。

2. 临近预产期的孕妈妈应尽量不要外出或旅行，但也不要整天卧床休息，做一些轻微的、力所能及的运动还是有好处的。

3. 保持身体的清洁。由于孕妈妈产后不能马上洗澡，因此住院之前应洗一次澡，以保持身体的清洁。如果是到公共浴室去，必须有人陪伴，以免发生意外。

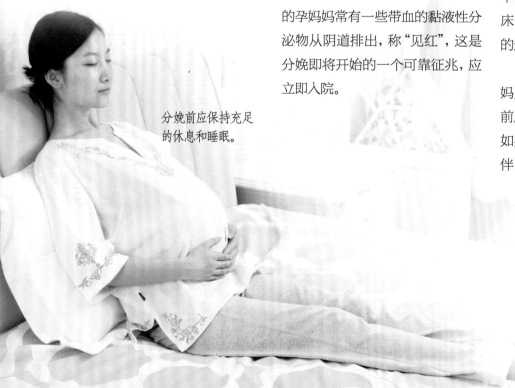

分娩前应保持充足的休息和睡眠。

了解产程，安心备战分娩

第一产程：子宫口开口期

第一产程是指孕妈妈自己感觉到子宫收缩至子宫口开全的这段时间，一般需要 6~12 小时。如果是第一次生小孩，第一产程可能还会延长至 14 小时左右。

这段时间内子宫口由紧闭变柔软，并缓缓张开，以帮助胎头通过。子宫口开 3 厘米之前，速度缓慢，开 3 厘米后进入活跃期，子宫口以每次两三厘米的速度缓缓张开，直到开到 10 厘米，这时孕妈妈会感觉到阵痛，有时候随着宫缩越来越强烈，疼痛感也会变得越来越剧烈，但请孕妈妈坚持，因为忍受过这阵疼痛，宝宝就来到身边了。

在这段时间里，孕妈妈应多休息，吃食物补充体力，以养精蓄锐。

出。这段时间的阵痛往往来势凶猛，孕妈妈体力消耗也会增加，孕妈妈应保持清醒，且一定要极力配合医生的口令。

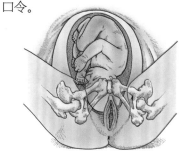

第二产程开始，胎宝宝开始娩出。

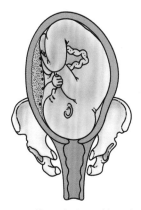

第一产程开始，子宫口始开。

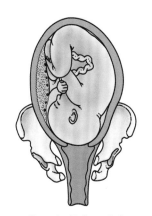

第一产程中，子宫口以每次两三厘米的速度缓缓张开。

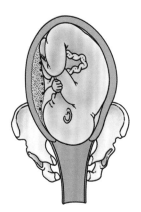

子宫口已开至 10 厘米。

第二产程：分娩期

第二产程是指宫颈口开全至宝宝娩出的这段时间，一般需要一两个小时。此时宫缩时间会变短，每隔一两分钟就会感觉宫缩带来的阵痛。阵痛时根据医生的口令呼吸和用力加腹压，正确有效地用力，以帮助宝宝更快地娩

第三产程：娩出期

第三产程是指宝宝娩出后，子宫内胎盘等物质娩出的过程，大概需要 5~15 分钟，最长不超过 30 分钟。这段时间孕妈妈不会感到明显疼痛，但依然要听从医生的指令，保持短促呼吸，以保证胎盘的娩出。

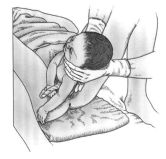

第三产程，胎宝宝顺利娩出。

选择适合的分娩方式

孕妈妈总会纠结一个问题，选择顺产还是剖宫产呢？顺产要忍受分娩疼痛，无痛分娩是否会对宝宝有影响，而剖宫产会在肚子上留下消不去的伤疤。其实孕妈妈选择产式应根据自身状况而定，无论哪种产式，只要能保证母婴健康都是好的。

顺产

自然分娩不管是对宝宝还是孕妈妈都是最适合、最好的一种生产方式。对孕妈妈来说，恢复快，生完当天就可以下床走动了，一般3~5天就可以出院，而且生产完就可以母乳喂养。对宝宝来说，经过产道的挤压，肺功能得到很好的锻炼，皮肤神经末梢经刺激得到按摩，其神经系统、感觉系统发育较好，整个身体协调功能的发展也会比较好。

自然分娩作为人类繁衍最自然的方式，具有很多优势，但并不是所有的孕妈妈都适合顺产。最常见的就是孕妈妈患有严重疾病、胎位有问题、胎儿宫内缺氧、脐带多层绕颈等，此时就要考虑剖宫产了。

无痛分娩

无痛分娩，确切的称呼应该为"分娩镇痛"，是指采用各种方法，使分娩时疼痛减轻，甚至使之消失的一种分娩方式。目前临床常使用的分娩镇痛方法有两种：一种是通过产前训练，或者分娩时采用按摩疼痛部位或针灸等方式，来达到缓解分娩疼痛的目的；一种是采用镇痛药物或麻醉药物来达到镇痛效果的方式。后一种更为孕妈妈所喜爱。

哪些孕妈妈不适合无痛分娩

并不是所有的孕妈妈都适合采取无痛分娩方式。如果孕妈妈有阴道分娩禁忌证，如有前置胎盘、胎盘早剥、胎宝宝宫内窘迫者，不适合选择无痛分娩；如果孕妈妈有麻醉禁忌证，如对麻醉药或镇痛药过敏，或者耐受力极强，也不适合进行无痛分娩；如果孕妈妈有凝血功能异常状况，决不能采用无痛分娩；若孕妈妈有药物过敏、妊娠并发心脏病、腰部有外伤史等情况，宜向医生咨询后，由医生来决定是否可以进行无痛分娩。

无痛分娩对妈妈和宝宝的影响

规范的无痛分娩操作和准确的麻醉药物剂量是不会对孕妈妈和胎宝宝的身体健康产生任何不良影响的。不过，采用硬膜外分娩镇痛时，极少数的孕妈妈可能会出现低血压、头痛、恶心、呕吐等并发症，但并不会威胁生命。由于无痛分娩的麻醉药物使用浓度要远远低于一般手术的剂量，母体吸收后，进入胎盘的药物量更是微乎其微，对宝宝基本不会产生不良影响。

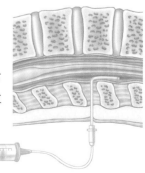

穿刺置管在局部麻醉下进行，产妇会感觉轻微不适。

剖宫产

剖宫产也称为剖腹产，是指宝宝经腹壁和子宫的切口分娩出来。但若不是必须进行剖宫产，还是应该选择自然分娩。

需要剖宫产的孕妈妈

35 岁以上的高龄初产妇，同时诊断出妊娠合并症者；孕妈妈的骨盆狭小或畸形，不利于自然分娩；孕妈妈产道不利于分娩，有炎症或病变、畸形等情况；胎宝宝胎位异常，有前置胎盘或者体重过重情况；有妊娠合并症的孕妈妈；子宫有疤痕，或者有产前出血症状。

注意事项

如果计划剖宫产，一般需要提前预约日期，并且提前 1 天入院。在手术前会有一些规定或程序需要你执行：

1. 手术前的 8~12 小时禁止吃任何东西，在手术前一晚只能吃清淡的食物。

2. 需要抽血化验和尿液检查，然后护士为你备皮以方便手术进行。

3. 让家属签署同意手术和麻醉的同意书。

4. 由护士给你插入导尿管，以排空膀胱。

5. 送进手术室。有的医院不允许家属进入手术室，有的医院可能同意。

紧急剖宫产前千万不要紧张

紧急剖宫产是指在特定情况下为孕妈妈进行的紧急手术，要求医生在手术开始后 5 分钟内必须取出宝宝的手术。紧急剖宫产往往是在紧急情况下发生的，可能是胎宝宝或孕妈妈生命受到威胁时采取的紧急措施。遇到紧急剖宫产，孕妈妈千万不要紧张。一方面，现代医学进步，通过定期产检已经能够及早发现孕期母婴大部分异常情况，能做到及早干预，将母婴危险降到最低，孕妈妈没必要紧张。另一方面，在分娩过程中，母婴还是一体，孕妈妈的紧张情绪会通过内分泌形式影响宝宝，可能会让宝宝的情况更糟。

双胞胎分娩

一般情况下，只要双胎中的第一个胎儿为头位或都为头位时，就可采用自然分娩。美国目前的双胎剖宫产率是 44%，而三胎或三胎以上都应进行剖宫产。而且多胎妊娠在孕期易出现子宫收缩不良、妊娠高血压疾病、贫血等很多并发症，所以如有下面的剖宫产指征，为了母子的安全，也需要进行剖宫产。

孕妈妈有重度子痫前期，前置胎盘，较重的心、肺、肝、肾等合并症者；三胎及三胎以上者应进行剖宫产；估计胎宝宝体重小于 1500 克或大于 3000 克；胎位不正时，如第一个胎儿为非头位时，以剖宫产为宜；具有单胎妊娠所具有的任一剖宫产指征，如头盆不称等。

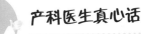

产科医生真心话

经过剖宫产或做过子宫肌瘤挖除术的妈妈，子宫会留下手术瘢痕，称为瘢痕子宫。生育分娩时薄弱的瘢痕有破裂的可能，可否顺产需慎重估计其瘢痕牢度。

产科医生会综合考虑各种因素后，如认为瘢痕牢度差，则会选择剖宫产，如认为瘢痕牢度好，可以经阴道试产。

产后护理

顺产的月子期是 42 天，剖宫产的月子期是 56 天。这是依据新妈妈身体复原状况而定的，不是我们一般地认为仅是一个月。在这 42 天或 56 天的时间里，新妈妈都要注重产后护理，养好身体，按照坐月子的习惯来生活。

产后生活细节

坐月子不仅是中国传统的习俗，也非常符合现代科学观念。俗话说："月子过得好，身体健壮似个宝"，而月子坐不好，将为以后的身体健康埋下隐患。新妈妈想产后恢复活力和健康，就需要注意月子里的每一个生活细节。

宝宝睡，你也睡

在月子里，宝宝每两三个小时要吃一次奶，还要勤换尿布，宝宝醒后还可能会哭闹一阵，几乎整夜都需要妈妈的照顾，新妈妈的睡眠时间也因此大打折扣。劳累加上睡眠质量下降，导致很多新妈妈心情烦躁。

一般情况下，新生儿每天大概要睡 15 个小时，而新妈妈至少要睡 8 个小时。因此，新妈妈可根据宝宝的生活规律调整休息时间，当宝宝睡觉的时候，不要管什么时间，只要感觉疲劳，都可以躺下来休息。不要小看这短短的休息时间，它会让你保持充足的精力。

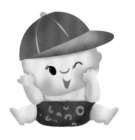

产后这样刷牙

旧习俗说"新妈妈在坐月子时，不能刷牙漱口"，从今天的医学角度来看，这种说法毫无科学根据。坐月子不刷牙、不漱口，会给新妈妈和宝宝的健康带来危害。

在妊娠期牙齿就已面临很多健康问题，变得脆弱，如果月子期间再不刷牙、不漱口，那么口腔内细菌会大量繁殖，食物的残渣经过发酵、产酸，会腐蚀牙齿，导致各种牙病，如龋齿、牙周炎、齿龈脓肿等。但是，新妈妈刷牙、漱口时需要采用以下方法。

1.产后前 3 天采用指漱。指漱就是把食指洗净或在食指上缠上纱布，然后把牙膏挤于手上，用手指充当刷头，像正常刷牙一样在牙齿上来回、上下擦拭，最后再用手指按压齿龈数遍。

2.产后第 4 天即可使用牙刷刷牙。新妈妈最好选用软毛牙刷，使用时不会伤害牙龈。刷牙动作要轻柔，宜采用"竖刷法"。

3.刷牙最好用温开水。产后新妈妈身体较虚弱，对寒冷刺激较敏感，宜用温开水刷牙，以防对牙齿及齿龈冷刺激过大。早晚各刷一遍，每次吃完东西要及时漱口。

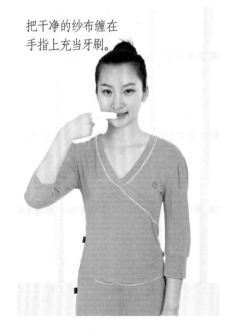

把干净的纱布缠在手指上充当牙刷。

明星们推崇的姜浴不一定适合你

很多女明星产后纷纷用"姜浴"，声称每次都能够出很多汗，湿气和寒气也会随之排出，最重要的是还能瘦身、美容，惹得很多新妈妈纷纷效仿。

其实，姜浴确实是出汗排毒的一种方式，如果新妈妈身体恢复得不错，可以用老姜煮水2个小时，用多块大毛巾蘸热姜水后从头裹住全身，按摩头部、肩部、腰部、背部即可。不过，新妈妈在家里用姜浴要特别注意保暖，别受寒受风。另外，体质较虚的新妈妈不适合姜浴，以免引起头晕、胸闷等症状。

不宜睡软床

分娩时产生的使肌肉、骨盆松弛的松弛素将会持续到产后3~5个月，这意味着新妈妈产后整个骨盆都会趋于松软状态，腰腿等部位肌肉也容易出现酸痛，此时如果睡在太软的床上，可能会加重新妈妈肌肉酸痛症状。新妈妈翻身、坐起等活动也容易受阻，不利于新妈妈身体恢复。

产后穿衣要点

1. 衣着应宽大舒适。很多新妈妈怕产后发胖，体形改变，穿紧身衣服进行束胸，或穿牛仔裤来掩盖已经发胖的身形。这样的衣着不利于血液流畅，特别是乳房受挤压后极易患奶疖。所以，产后新妈妈衣着应该略宽大，贴身衣服以纯棉质地为好。

2. 注意衣服质地。新妈妈的衣服以棉、麻、丝、羽绒等质地为宜，这些纯天然材料十分柔软、透气性好、吸湿、保暖。

3. 衣着要厚薄适中。天热最好穿短袖，如觉肢体怕风，可穿长袖。夏季应注意防止长痱子或中暑，冬季应注意后背和下肢的保暖。

4. 宜穿着袜子。女性足部容易受凉，分娩后身体虚弱，凉更容易从"足部"起，新妈妈要注意足部保暖。

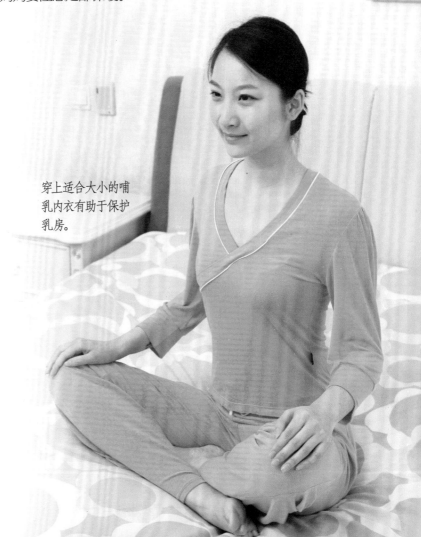

穿上适合大小的哺乳内衣有助于保护乳房。

母乳喂养和乳房护理

母乳不仅是最富营养、最适合新生儿的食物，也是宝宝成长的精神食粮，对宝宝的心理作用是其他喂养方式无法取代的。母乳喂养是母亲的天性，也是一门学问，母乳要喂多久，正确的喂养姿势，以及乳房护理都有讲究。新妈妈了解了这些知识，才能保证新生儿的健康。

母乳喂养宜从出生开始

母乳喂养宜从宝宝出生后半小时就开始。此时新妈妈分泌的初乳中含有丰富的营养物质和免疫蛋白，可以帮助宝宝抵抗以后的病菌侵袭。母乳中还含有生长因子和激素，能促进宝宝机体内部各系统的生长发育，促进新生细胞建立组织，让宝宝健康成长。出生后及时母乳喂养，有助于宝宝熟悉母乳感觉，避免出现因习惯配方奶粉或橡胶乳头而不要母乳的局面。

此外，宝宝出生后立即进行母乳喂养，也有助于新妈妈乳汁的分泌，对新妈妈身体恢复也非常有利，不仅能促进新妈妈子宫、体形的恢复，还能降低乳腺癌患病率。

新生儿一天要吃几次奶

新生儿在一天吃多少奶问题上存在个体差异，有的宝宝隔2小时左右就开始哭闹，想要吃奶，而有的宝宝比较安静，可能会隔4个小时左右才会找奶吃。所以一般新生儿一天吃奶次数少则5~7次，多则12次都有可能。

对待新生儿，新妈妈可以采取按需喂养的方式，只要宝宝哭闹找奶吃，就抱抱他，给他吃。宝宝睡着时，不必硬把宝宝吵醒，要求他吃奶。

怎样知道宝宝吃饱了

新妈妈可以注意听宝宝吞咽的声音，如果听到宝宝在"咕咚咕咚"地吞咽，表示宝宝还没有吃饱。如果发现宝宝吸吮速度和吞咽速度都明显慢下来，甚至半天也没有吞咽，意味着他可能吃饱了。吃饱了的宝宝会有满足感，宝宝会马上安静入眠。

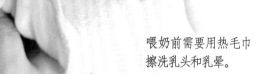

喂奶前需要用热毛巾擦洗乳头和乳晕。

产科医生真心话

很多新妈妈都会咨询母乳喂养多久合适，这要结合宝宝成长、妈妈身体和泌乳情况，或者工作后是否方便等因素来综合考虑。世界卫生组织等机构提倡纯母乳喂养时间为6个月，也可以延长至2岁。不过，这个建议在实施过程中可能会受到限制，所以并不是绝对的。妈妈可以根据自身情况合理设置，但如果没有特殊情况，应尽量保证母乳喂养。

母乳喂养的正确姿势

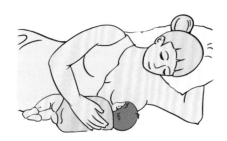

侧躺抱姿

妈妈可以靠在床头或者坐于椅中，让宝宝在妈妈身体的一侧，妈妈用前臂支撑着他的背，使宝宝的颈和头枕在妈妈手上，看起来就像妈妈把宝宝夹在胳膊下面一样。

这个姿势比较适合剖宫产分娩的妈妈。

摇篮抱姿

妈妈可以靠在床头或者坐于椅中，在腿上垫上枕头，将宝宝放到枕头上，让他侧躺，使脸、腹部和膝盖都朝向妈妈，并使宝宝腹部紧贴妈妈，妈妈用臂弯托住宝宝的头部、后背和臀部，使他的头达到妈妈乳房高度，另

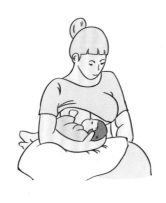

一只手可托住乳房。宝宝躺着姿势应该是水平方向的，或以很小的倾斜角度躺着，如果宝宝很难达到妈妈的高度，可以在妈妈腿上多放一个枕头。

这个姿势比较适合自然分娩的妈妈，有助于宝宝更快、更准确地找到乳头。

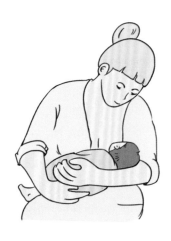

交叉摇篮抱姿

交叉摇篮抱姿是新手妈妈最喜欢也最常用的姿势，妈妈用手臂支撑宝宝的头、颈、背部和臀部，使宝宝的腿自然放于妈妈的腿上或者用另一只手抱起，引导宝宝找到乳头。

这个姿势几乎适合所有的妈妈。

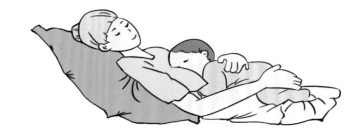

侧卧喂奶姿势

新妈妈侧卧在床上，宝宝也侧卧，使宝宝脸朝向妈妈，妈妈可用身体下侧胳膊搂住宝宝的头、颈、背，也可以将身体下侧胳膊枕在头下，用身体上侧胳膊扶住宝宝臀部。

这个姿势适合剖宫产或坐着喂奶不舒服的妈妈。

不要让宝宝含着乳头睡觉

几乎每个新生儿在夜间都会醒来吃奶，整晚睡觉的情况很少见。因为此时宝宝正处于快速生长期，很容易出现饿的情况，如果夜间不给宝宝吃奶，宝宝就会因饥饿而哭闹。由于照顾了宝宝一天的新妈妈很累，晚上在半睡半醒间给宝宝喂奶很容易发生意外，因此需要特别注意。

宝宝含着乳头睡觉，既影响宝宝睡眠，也不易养成良好的吃奶习惯，而且堵着鼻子容易造成窒息，还有可能导致乳头皲裂。

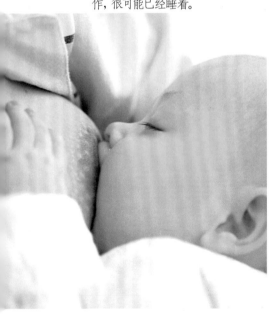

喂奶时宝宝没有吞咽动作，很可能已经睡着。

新妈妈晚上喂奶最好坐起来抱着宝宝哺乳，结束后，再将宝宝安置，入睡。如果宝宝不睡，妈妈可以抱起宝宝在房间内走动，也可以让宝宝听妈妈心脏跳动的声音，或者是哼着小调让宝宝快速进入梦乡。

母乳不足怎么办

宝宝吸吮越多，新妈妈产生的奶水越多。新妈妈奶水不足时，可在一天之内坚持喂宝宝 12 次以上。如果有条件，安排几天时间，让宝宝不离开自己，一有机会就喂奶，这样坚持一段时间，奶水量会明显增多。喂完一边乳房，如果宝宝哭闹不停，不要急着给奶粉，而是换一边继续喂。一次喂奶可以让宝宝交替吸吮左右侧乳房数次。

如果已经采取混合喂养方式喂养宝宝，应逐渐减少喂奶粉的次数，而且一次喂奶不要先喂母乳，再喂奶粉，而是在确认母乳不足的情况下，另外加一顿奶粉。一定要让宝宝有几次纯粹吃母乳的机会，以慢慢削弱宝宝对奶粉的兴趣。

母乳喂养的宝宝需要喝水吗

母乳喂养的宝宝一般不需要喝水，这是因为母乳中含有充足的水分，已满足宝宝的需要了。不过，如果天气干燥，看到宝宝的嘴唇发干，或者听到宝宝哭声哑哑的，表明宝宝需要补水，可在两次母乳间隔中用小勺喂 2 勺水。

给宝宝喂水要注意，新生儿不宜饮用带味道的水，果汁或者糖水等都不宜，最好的饮料是温的白开水。另外，给新生儿补水要适量，每天 2~4 小勺就够了，不必过多。

哺乳前后进行乳房按摩

乳房是哺乳的重要部位，哺乳期间对乳房进行护理是哺乳成功的重要保证。新妈妈哺乳前和哺乳后对乳房进行按摩，不仅可以促进乳汁分泌，还能让乳房更加健美。

每次哺乳前，可以用热毛巾敷乳房两三分钟，然后按顺时针方向轻轻拍打两三分钟，用手大鱼际或小鱼际顺时针方向按摩乳房两三分钟，可增加乳房血液循环，预防乳房疼痛。

哺乳期间也要戴胸罩

不少新妈妈坐月子嫌麻烦，经常不戴胸罩。其实，胸罩能起到支持和扶托乳房的作用，有利于乳房的血液循环。对新妈妈来说，不仅能使乳汁量增多，而且还可避免乳汁淤积而得乳腺炎。胸罩能保护乳头免受擦碰，还能避免乳房下垂。

新妈妈应根据乳房大小调换胸罩的大小和杯罩形状，并保持吊带有一定拉力，将乳房向上托起。胸罩应选择透气性好的纯棉布料，可以穿着胸前有开口的哺乳衫或专为哺乳期设计的胸罩。

产后防止胸部下垂

一般来说，新妈妈乳房都会松弛下垂，为恢复乳房弹性，防止胸部下垂，新妈妈可以在产后第三天开始做这个动作，能帮助维持胸部肌肉的坚实。

手平放身体两侧，将两手向前直举，双臂向左右伸直平放，然后上举至两掌相遇，再将双臂于身后伸直平放，再回前胸后回原位，重复5~10次。

乳头皲裂怎么办

很多新妈妈刚刚开奶，奶量不多，乳头娇嫩，没能正确掌握哺乳的姿势。另外，初生的宝宝不懂如何用力，会用劲吸吮。这些都有可能导致乳头皲裂。防治乳头皲裂的措施有以下几种。

1. 要采取正确的哺乳方式，让宝宝含住乳头和大部分乳晕。

2. 对于已经裂开的乳头，可以每天用熟的食用油涂抹伤口处，促进伤口愈合。

3. 喂奶前可以先挤一点奶出来，这样乳晕就会变软，有利于宝宝吮吸。

4. 当乳头皲裂时，用温开水洗净乳头皲裂部分，注意保持区域洁净，避免感染。

缓解乳房胀痛

新妈妈在分娩后的3~6天，乳房会逐渐开始充血、发胀，分泌大量乳汁。如果乳汁分泌得过多，又未能及时排出，就会出现乳房胀痛。较长时间的奶胀容易引起乳腺炎，应及时处理。

缓解乳房胀痛的最好办法就是让宝宝频繁吸吮，如果宝宝实在吃不下，也要用吸奶器将乳汁吸出来储存在特定容器里。

也可用双手将乳汁挤出。洗净双手，握住整个乳房，轻轻从乳房四周向乳头方向进行按摩挤压，挤压时，如果发现某个部位奶胀现象更明显，可进行局部用力挤压。

用清凉的毛巾或者用毛巾包裹冰块进行冷敷，可以减轻肿痛，同时可以阻止细菌侵入引发炎症。

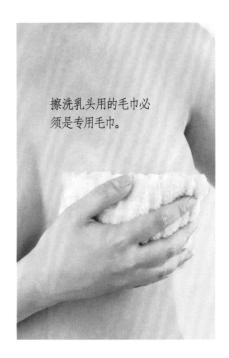

擦洗乳头用的毛巾必须是专用毛巾。

重视产后抑郁

月子中的新妈妈经历了分娩，生活及角色的变化，加之体内激素的变化，情绪会有所波动，此时，家人要给予更多的理解和照顾。

学历越高，越容易抑郁

学历越高的新妈妈，越容易产后抑郁。这一方面是由于生活、角色和体内激素的变化；另一方面是由于面临的社会压力和精神压力较大，考虑问题多，情绪较复杂，易发生抑郁。

产后有的新妈妈经常无缘无故地发脾气，或者情绪非常低沉，不仅影响新妈妈的身心健康，而且会造成不良的家庭氛围，从而对宝宝的成长产生不利影响。新妈妈可以尝试以下方法来转移自己的注意力。

1. 可以和别的妈妈多多交流育儿心得和产后恢复心得。

2. 请月嫂或家人一起照顾宝宝，不要一个人应对这些杂事。

3. 把宝宝的变化和坐月子的感想记录下来，当你翻阅并记录这些的时候，你的心情会随之平静下来。

4. 继续给宝宝做做胎教，重温那段美好的胎教时光。

如果可以，尽量让自家妈伺候月子

如果新爸爸工作比较忙，又没有请月嫂的打算，那么最好让新妈妈的母亲前来照顾，避免婆婆伺候月子产生婆媳矛盾，诱发产后抑郁症。由自己的母亲来伺候，新妈妈的坏情绪不会压抑、积累，而自己的母亲也了解女儿的喜好，不会计较。

当开朗型新妈妈遭遇了产后抑郁

不要以为性格开朗的新妈妈就不会遭遇产后抑郁，即便以前整天嘻嘻哈哈的新妈妈，也可能会产后抑郁，这时家人往往会忽视、不理解，甚至认为是无理取闹，最终导致抑郁越来越重。

遇到这种情况，新妈妈要用科学的知识来赢得家人的重视，告诉他们产后抑郁是由特殊的生理特征决定的，与性格无关，得到家人的理解和帮助将有助于缓解症状。

其实，从怀孕的时候开始，孕妈妈就可以带着准爸爸一起听"妈妈讲座"，或者一起去看望已经生产了的妈妈们，让准爸爸或家人对产后抑郁有一些认识。这样在产后，新爸爸和家人就会有意识地多关心、体贴新妈妈。

产后，新爸爸和家人多理解新妈妈，新爸爸可提前为新妈妈做好饮食营养计划、身体恢复计划等，在生活上要对她嘘寒问暖，这样体贴的行为会大大增加新妈妈的幸福指数。

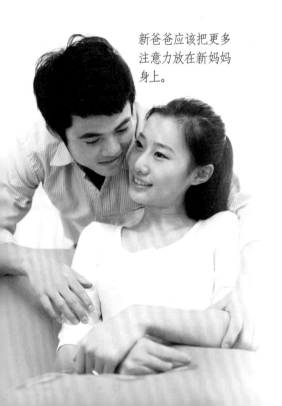

新爸爸应该把更多注意力放在新妈妈身上。

别老拿宝宝性别说事儿

要特别注意的就是，如果公公婆婆因为宝宝的性别而对新妈妈有不满情绪，新爸爸一定要站在新妈妈这边，极力劝慰父母打消这种顾虑，此时新爸爸的理解和关爱对新妈妈来说胜过一切。

新妈妈需要家人的理解和体谅

分娩后的新妈妈常常会焦虑、烦躁，甚至对家人也可能有过分的语言或行为，严重者可患上产后抑郁症。大约半数以上的新妈妈都可能出现这种状况。新爸爸和家人可能认为新妈妈实在娇气、事儿多，不理解，从而产生家庭矛盾。

其实这种反常行为是身体激素变化的结果，并不是娇气所造成的。家人也应该多多体谅，毕竟此阶段的新妈妈比较劳累，产后不适、哺乳宝宝会导致神经比较敏感。因此，家人对新妈妈应该理解，避免不必要的精神刺激，体贴地照顾新妈妈，以保持新妈妈良好的情绪，保持欢乐的气氛，这也是为宝宝创造良好家庭环境的重要条件。

另外，新爸爸和家人也要委婉地表达对新妈妈产后抑郁的看法，如对她说："你产后情绪波动这样大，我们也理解，但要总是这样，我们也快一块儿抑郁了。"这样可以引

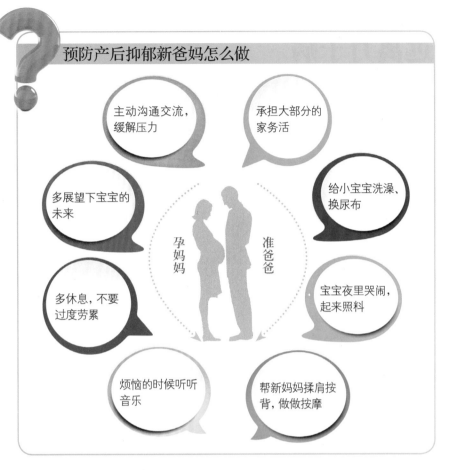

预防产后抑郁新爸妈怎么做

主动沟通交流，缓解压力

承担大部分的家务活

给小宝宝洗澡、换尿布

多展望下宝宝的未来

孕妈妈　准爸爸

宝宝夜里哭闹，起来照料

多休息，不要过度劳累

烦恼的时候听听音乐

帮新妈妈揉肩按背，做做按摩

起新妈妈注意产后抑郁情况，并主动调节情绪，更快地融入新生活、新角色。

新爸爸全力伺候好月子

坐月子是新妈妈的特权，所以新爸爸要积极地协助，伺候好月子。不管是否有工作在身，只要回到家里，就要承担大部分的家务活和照顾宝宝的工作。

新爸爸要体贴新妈妈。在新妈妈月子里应避免应酬，积极主动地给宝宝洗澡、换尿布，并承担其他

家务。宝宝夜里会哭闹，新爸爸应帮助照料。新爸爸要为新妈妈揉揉腰背，轻轻按摩乳房，适时鼓励和赞美，或者帮宝宝换洗尿布，这些事都会让新妈妈从心里感到温暖。

另外，为新妈妈制造浪漫生活，和她一起看电影、散步等，都可以放松新妈妈身心。

15%~30%

产后抑郁症的发病率在15%~30%，新妈妈要做好预防工作。

远离月子病

家里新添了一个粉嫩可爱的小宝宝，让新妈妈感到无比幸福，但在幸福的同时，一些身体上的不适也常常伴随而来。由于怀孕、分娩使女性的身体在短时间内发生了巨大的变化，加上分娩时体力的消耗，使产后新妈妈抵抗力大大降低，易于感染疾病，产后新妈妈要谨慎小心，远离月子病。

预防产褥感染

产褥感染是指分娩时及产褥期生殖道受病原体感染，引起局部和全身的炎性应化。发热、腹痛和异常恶露是最主要的临床表现。

产褥感染轻则影响新妈妈的健康、延长产后恢复时间，重则危及生命，因此必须做好预防工作。应积极治疗急性外阴炎、阴道炎及宫颈炎，避免胎膜早破、滞产、产道损伤及产后出血。注意产后卫生，保持外阴清洁，尽量早些下床活动，以使恶露尽早排出，还要保持心情愉快，注意适当休息。

轻松应对产后尿潴留

一般新妈妈在产后4~6小时内就能自己排尿，如果产后6小时以上不能自己排尿，而且膀胱胀满，称为尿潴留。尿潴留可使胀大的膀胱妨碍子宫收缩而引起产后出血，因此必须积极采取措施。

1. 精神放松，树立信心，采取自己习惯的排尿体位。

2. 便盆内放热水，坐在上面熏或用温开水缓缓冲洗尿道口周围，以解除尿道括约肌痉挛，刺激膀胱收缩。

3. 小腹部放热水袋或用艾条熏灸，以刺激膀胱收缩。

4. 要是采用上述办法仍然解不出小便，那就只能在严密消毒情况下，插导尿管导尿，并且保留导尿管数天。

产后需警惕妇科炎症

分娩时，女性产道完全打开，细菌很可能会进入产道，甚至是宫颈内，而产后新妈妈身体免疫力明显下降，身体恢复期内若没有精心护理，就会诱发妇科炎症。

要想预防产后妇科炎症，新妈妈在孕期应注意私处卫生，定期产检，以确保产道无有害细菌；产后需谨慎护理，避免长期使用不合格的卫生用品。一旦出现妇科炎症，要及时到医院就诊。

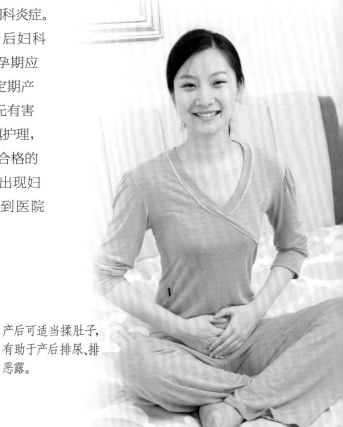

产后可适当揉肚子，有助于产后排尿、排恶露。

重视产后便秘

新妈妈产后饮食正常，但大便几日不解或排便时干燥疼痛，难以解出者，称为产后便秘，或称产后大便难。这是最常见的产后病之一，严重影响新妈妈身体健康，而且还会影响乳汁质量，新妈妈要引起重视。

由于分娩过程中盆底肌肉的极度牵拉和扩张并充血、水肿，在短期内不能恢复其弹性，加之产程中过度屏气、过度呼喊、水和电解质紊乱等导致肠蠕动减慢，产后排便功能减弱。顺产妈妈通常会在产后一两天恢复排便功能，最晚第三天应第一次排便。

新妈妈第一次排便不畅，可用开塞露润滑粪便，以免撕伤肛门皮肤而发生肛裂。新妈妈可以用一支开塞露，插入肛门，将药物挤入直肠，10~20分钟即可排便。如果新妈妈产后第3天起还没有排便感觉，应该多喝水，吃稀饭及富含膳食纤维的食物。如果新妈妈便秘严重，可在医生的指导下服用缓泻药。

产后脱发怎么办

超过1/3的新妈妈在坐月子时会有不同程度的脱发现象，这是因为怀孕以后，体内雌激素增多，头发的寿命延长，而到分娩以后，体内雌激素恢复正常，那些"超期服役"的头发就开始脱落。

为减少脱发，哺乳期应当心情舒畅，保持乐观情绪，注意合理饮食，多吃富含蛋白质的食物，多吃新鲜蔬菜、水果及海产品、豆类、蛋类。另外，还要经常用木梳梳头，或有节奏地按摩头皮。

谨防子宫复旧不全

子宫复旧不全，顾名思义，就是子宫没有恢复到以前的状态。产后子宫复旧不全可表现为：腰痛、下腹坠胀、血性恶露淋漓不尽，甚至大量出血等。如果有上述子宫复旧不全的症状，应马上去医院检查。子宫复旧不全者也可采取以下防治措施。

1.卧床休息时不要总仰卧，要经常变换体位，防止子宫后倾。

2.最好选择母乳喂养，宝宝的吸吮可以反射性地促进子宫收缩复旧。

3.服用子宫收缩药物，如益母草冲剂、生化汤等，促进子宫收缩，利于恶露排出。

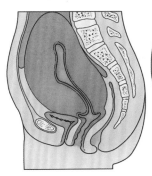 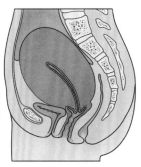 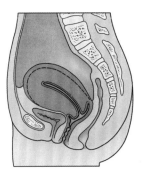

产后的子宫还比较大，所以新妈妈腹部还像未分娩一样，随着子宫的收缩，新妈妈腹部会变平。

产后第1周，子宫为了恢复到原来的大小，需要更有力地回缩，所以在产后一周内，新妈妈会感到宫缩的疼痛，这种宫缩在新妈妈给宝宝哺乳时更为明显。

产后第6周，子宫体积已经收缩到原来的大小，子宫已无法摸到，恶露已经完全消失。

产后饮食

破茧成蝶的过程艰辛而幸福，经历了这难忘的蜕变，新妈妈的身体也需要休整。坐月子是调理身体的好时机，科学合理地安排产后饮食，会让你成为阳光、健康的幸福新妈妈。

产后饮食宜忌

宝宝的降临给新妈妈的生活带来了朝气和欢乐，但是频频出现的胃口差和身体不适等状况让很多新妈妈焦虑不安。其实，新妈妈不用担心，坐月子是改变女性体质的最好机会，只要调养合理，采用正确的饮食方法，新妈妈一样可以只增营养不增重。

别着急喝下奶汤

母乳是新妈妈给宝宝最好的礼物。为了尽快下乳，许多新妈妈从产后第一天就开始喝催乳汤。但是过早喝催乳汤，乳汁下来得过快过多，宝宝吃不了那么多，容易造成浪费，还会使新妈妈乳腺管堵塞而造成乳房胀痛。

若喝催乳汤过迟，乳汁下来得过慢过少，也会使新妈妈因无奶水而心情紧张，泌乳量会进一步减少，形成恶性循环。一般在分娩后一周再给新妈妈喝鲤鱼汤、猪蹄汤等下乳的食物。

补钙补铁不要停

宝宝的营养都需要从妈妈的乳汁中摄取，据测量，每100克乳汁中含钙30毫克左右，如果每天泌乳700~800毫升，妈妈就要失去210~240毫克的钙。如果摄入的钙不足，就要动用骨骼中的钙去补足。所以新妈妈产后补钙不能懈怠，每天最好能保证摄入1 200毫克。如果出现了腰酸背痛、肌肉无力、牙齿松动等症状，说明身体已经严重缺钙了。

另外，新妈妈在分娩时流失了大量的铁，产后缺铁是比较常见的现象，母乳喂养的妈妈更易缺铁。哺乳期妈妈每天摄入25毫克铁才能满足母子的需求。

最宜选择应季食物

不论是哺乳新妈妈还是非哺乳新妈妈，都应该根据产后所处的季节，相应选取进补的食物，少吃反季节食物。比如春季可以适当吃些野菜，夏季可以多补充些水果，秋季食山药，冬季补羊肉等。要根据季节和新妈妈自身的情况，选取合适的食物进补，要做到"吃得对、吃得好"。

此外，新妈妈还要注意，随着四季温度的变化，饮食烹制、食用方法最好也稍做变化，比如冬春季节，天气寒凉，新妈妈宜吃暖胃食物，如山药、木耳、土豆、红薯等，秋季天气干燥，新妈妈宜吃些滋阴润肺食物，如莲藕、荸荠、萝卜、百合等，而且这些食物恰好秋季收获，非常适合新妈妈食用。

莲藕猪蹄汤是促进产后恢复、催乳的不错选择。

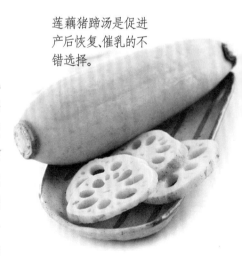

蔬菜、水果不可少

传统习俗不让新妈妈在月子里吃蔬菜水果，怕损伤肠胃和牙齿。其实蔬菜和水果富含维生素、矿物质和膳食纤维，可促进胃肠道功能的恢复，增进食欲，促进糖分、蛋白质的吸收利用，特别是可以预防便秘，帮助新妈妈达到营养均衡的目的。

吃水果不能直接食用从冰箱里拿出来的，要放至常温再食用，冬季时最好用温水浸泡一会，或者是榨汁、煮粥来食用，这样既能补充充足的维生素、矿物质和膳食纤维，又不会损害新妈妈的肠胃和牙齿。

清淡饮食防水肿

不少新妈妈总觉得分娩后身上仍肿肿的，这是因为在怀孕晚期时，体内会比孕前多出40%的水分，要到分娩后一段时间才可将多余水分全部代谢出去。所以医生都会嘱咐新妈妈月子里饮食要清淡，尽量少吃盐，避免过多的盐分使水分滞留在身体里，造成水肿。而且食用盐过多，会加重肾脏的负担，使血压升高。

不能多吃盐，但"忌盐"也不可取。盐中含有纳，如果新妈妈限制纳的摄入，影响了体内电解质的平衡，那么就会影响新妈妈的食欲，

产科医生真心话

坐月子喝红糖水是我们民间的传统习俗。红糖既能补血，又能供给热量，是两全其美的佳品。红糖水非常适合产后第1周饮用，能活血化瘀、补血，并促进产后恶露排出。

但红糖水也不建议长时间喝，久喝红糖水对新妈妈子宫复原不利。所以说，新妈妈喝红糖水控制在产后7~10天为宜。

进而影响新妈妈泌乳，甚至会影响到宝宝的身体发育。

生化汤排毒、排恶露

生化汤是一种传统的产后方，能"生"出新血，"化"去旧瘀，可以帮助新妈妈排出恶露，但是饮用要恰当，不能过量，否则不利于子宫修复。

服用生化汤，最多不要超过2周。

分娩后，不宜立即服用生化汤，因为此时医生会开一些帮助子宫收缩的药物，若同步饮用生化汤，会影响疗效或增加出血量，不利于身体恢复。一般顺产妈妈在无凝血功能障碍、血崩或伤口感染的情况下，可在产后3天以后服用，每天1帖，连服7~10帖。剖宫产妈妈则建议推到产后7天以后再服用。

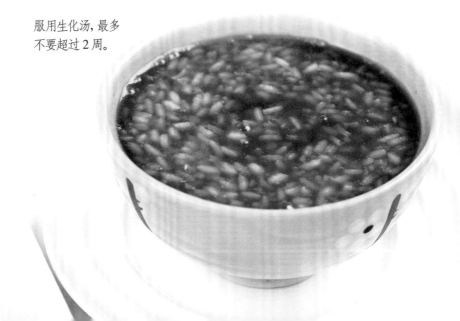

产后第1周食谱

产后最初几天，新妈妈对吃提不起兴趣，因为身体虚弱，胃口很差。如果盲目进补，只会适得其反。所以本周的饮食以清淡温热最为适宜，重点是开胃，新妈妈胃口好，才能食之有味，吸收才能好。

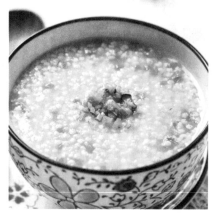

胡萝卜小米粥

原料：小米50克，胡萝卜40克，香菜末适量。

做法：① 小米淘洗干净；胡萝卜去皮洗净，切小丁。② 将小米和胡萝卜丁放入锅中，加适量清水，大火煮沸，转小火煮至胡萝卜丁绵软，小米开花，撒上香菜末即可。

营养功效：小米熬粥营养价值丰富，有"代参汤"之美称，与胡萝卜同食，可滋阴养血，同时，胡萝卜和小米同煮后特有的甜香能令没有食欲的新妈妈胃口好转。

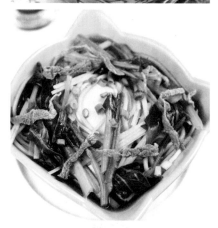

卧蛋汤面

原料：面条100克，羊肉50克，鸡蛋1个，葱花、香油、盐、菠菜叶各适量。

做法：① 将羊肉切丝，并用盐、葱花和香油拌匀腌制。② 锅中烧开适量水，下入面条，待水将开时，将鸡蛋整个卧入汤中并转小火烧开。③ 待鸡蛋熟、面条断生时，加入羊肉丝和菠菜叶煮熟即可。

营养功效：卧蛋汤面是北方产妇坐月子必备的食物，可以增进食欲，快速补充体力。

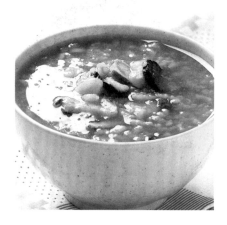

生化汤

原料：当归、桃仁各15克，川芎6克，黑姜10克，甘草3克，大米50克，红糖适量。

做法：① 大米淘洗干净，用清水浸泡30分钟，备用。② 将当归、桃仁、川芎、黑姜、甘草和水以1：10的比例小火煎煮30分钟。③ 将大米放入锅内，加入适量清水，熬煮成粥，调入红糖，温热服用即可。

营养功效：此汤可缓解产后血瘀腹痛，帮助恶露排出，有很好的调养和温补功效。

产后第 2 周食谱

本周大部分新妈妈都能出院回家了，家里环境舒适、熟悉，新妈妈渐渐有了胃口，但饮食仍然应以清淡为主，但现在可以适当地选择一些进补的食物，以滋补肠胃，促进恢复。

银鱼苋菜汤

原料：银鱼 100 克，苋菜 60 克，蒜末、姜末、盐各适量。

做法：① 银鱼洗净，沥干水分；苋菜洗净，切成段。② 油锅烧热，撒入蒜末和姜末爆香，放入银鱼快速翻炒，再加入苋菜段，炒至微软。③ 锅内加清水，大火煮 5 分钟，放盐调味即可。

营养功效：银鱼富含蛋白质、钙、磷，可滋阴补虚劳，和苋菜同食，能强身健体，提高新妈妈机体的免疫力。

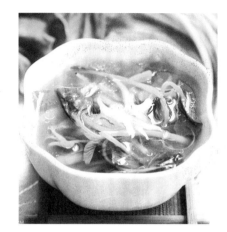

双菇炖鸡

原料：鸡胸肉 150 克，鸡蛋 1 个，金针菇、香菇、盐、水淀粉各适量。

做法：① 鸡蛋打散成蛋液，鸡胸肉切细长条，加盐腌约 20 分钟，蘸蛋液后再加入水淀粉拌匀。② 金针菇去除根部，洗净；香菇洗净，切片。③ 油锅烧至七成热，先放入鸡胸肉条翻炒，再加入金针菇、香菇片及盐拌炒至熟软即可。

营养功效：这道菜可以强健筋骨，滋补身体，对产后体虚、泌乳少的哺乳妈妈有很大帮助。

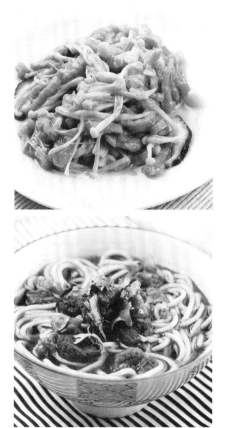

红烧牛肉面

原料：牛肉 100 克，面条 50 克，西红柿 1 个，葱段、姜丝、香菜末、酱油、冰糖、盐各适量。

做法：① 牛肉洗净切块；葱段、姜丝、盐、冰糖、酱油放入沸水中，用大火煮 4 分钟，制成汤汁。② 将牛肉块放入汤汁中，用中火将牛肉块煮熟后取出。③ 将面条放入汤汁中煮熟，放入牛肉块、香菜末即可。

营养功效：牛肉能滋养脾胃，强健筋骨，提高机体抗病能力，对产后新妈妈在补充失血、修复组织等方面特别适宜。红烧牛肉面易于消化吸收，可以改善产后贫血。

产后第3周食谱

随着宝宝食量的增加，新妈妈可能觉得奶水分泌还不是很理想，催乳是当前最重要的事情。下奶的乌鸡汤、猪蹄汤、补血汤等要常吃。为了宝宝的健康成长，新妈妈要尽量做到不挑食。

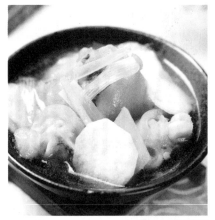

猪蹄茭白汤

原料：猪蹄150克，茭白50克，葱段、姜片、盐各适量。

做法：① 猪蹄用沸水烫后去毛，冲洗干净；茭白洗净，去皮，切片。② 将猪蹄与葱段、姜片同放入锅内，大火煮沸，撇去浮沫，改用小火炖至酥烂。③ 放入茭白片，再煮几分钟，加盐调味即可。

营养功效：猪蹄可以促进骨髓增长，其中的大分子胶原蛋白对皮肤有益，这款汤还能有效增强乳汁的分泌。

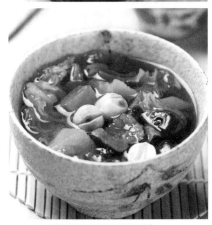

三色补血汤

原料：南瓜50克，银耳10克，莲子、红枣各5颗，红糖适量。

做法：① 南瓜洗净，去子、去皮，切成块。② 莲子剥去苦心；红枣去除枣核，洗净；银耳泡发后，去除根蒂，撕成小朵。③ 将南瓜块、莲子、红枣、银耳和红糖一起放入砂锅中，再加入适量温水，大火烧开后转小火慢慢煲煮约30分钟，将南瓜块煮至熟烂即可。

营养功效：此汤清热补血、养心安神，是产后新妈妈补血养颜的佳品。

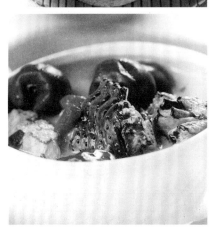

姜枣枸杞乌鸡汤

原料：乌鸡1只，姜片20克，红枣6颗，枸杞10克，盐适量。

做法：① 乌鸡处理干净，放进温水里用大火煮，待水沸后捞出，斩块。② 将红枣、枸杞、姜片、乌鸡块放入锅内，加水大火煮开，然后改用小火炖至乌鸡肉熟烂，最后用盐调味即可。

营养功效：新妈妈经常喝乌鸡做的汤，可提高生理机能，强筋健骨，预防贫血，还可以催乳下奶。

产后第 4 周食谱

产后第 4 周是恢复产后健康的关键时期，不能掉以轻心。新妈妈身体的各个器官逐渐恢复到产前的状态，都正常而良好地"工作"着，它们需要在此时有更多的营养来帮助运转，以尽快提升元气。

胡萝卜牛蒡排骨汤

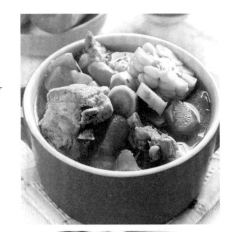

原料：排骨 200 克，牛蒡、胡萝卜各 50 克，玉米段、盐各适量。

做法：① 排骨洗净切段备用；牛蒡清理干净切片备用；胡萝卜洗净切块备用。② 把所有食材一起放入锅中，加清水大火煮开后，转小火再炖 1 小时；出锅时加盐调味即可。

营养功效：牛蒡含有一种非常特殊的养分牛菊糖，有筋骨发达、增强体力的功效。

栗子黄鳝煲

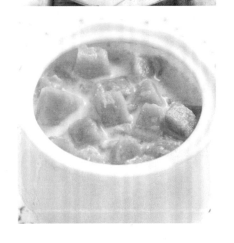

原料：黄鳝 200 克，栗子 10 克，葱花、姜片、盐各适量。

做法：① 黄鳝去肠及内脏，洗净后用热水烫去黏液，再进行加工。② 将处理好的黄鳝切成 4 厘米长的段，放盐拌匀，备用。③ 栗子洗净去壳，备用。④ 将黄鳝段、栗子、姜片一同放入锅内，加入清水煮沸后，转小火再煲 1 小时。⑤ 出锅时加入盐调味，撒上葱花即可。

营养功效：黄鳝味甘性温，能补五脏、填精养血、除风湿、活筋骨，可滋阴补血，对新妈妈筋骨酸痛、浑身无力等都有良好疗效。

木瓜牛奶露

原料：木瓜 200 克，牛奶 250 毫升，冰糖适量。

做法：① 木瓜洗净，去皮去子，切成块，备用。② 木瓜块放入锅内，加适量水，水没过木瓜块即可，大火熬煮至木瓜块熟烂。③ 放入牛奶和冰糖，与木瓜块一起调匀，再煮至汤微沸即可。

营养功效：牛奶中含有催眠物质，具有缓解失眠的功效，对于产后体虚而导致神经衰弱的新妈妈，牛奶的安眠作用更为明显。

产后第5周食谱

本周,新妈妈身体基本复原,进补月子餐时可以适当减少油脂的摄入,要达到膳食平衡。尽快恢复体力,多吃多休息,为照顾宝宝打好基础。

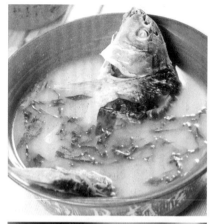

莼菜鲤鱼汤

原料:鲤鱼1条,莼菜100克,盐、香油各适量。

做法:① 莼菜洗净,备用。② 将鲤鱼去腮、鳞、内脏,洗净,沥干。③ 将鲤鱼、莼菜放入锅内,加清水煮沸,去浮沫,转小火煮20分钟。④ 出锅前加入盐调味,淋入香油即可。

营养功效:鲤鱼中所含的脂肪极少,而且营养丰富。莼菜中含有丰富的锌,为植物中的"锌王",是宝宝最佳的益智健体食物之一,可通过乳汁传输给宝宝。

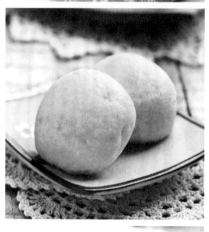

南瓜饼

原料:糯米粉100克,南瓜60克,白糖、红豆沙各适量。

做法:① 南瓜去子,洗净,包上保鲜膜,用微波炉加热10分钟。② 挖出南瓜肉,加糯米粉、白糖和成面团。③ 将红豆沙搓成小圆球,包入面团中制成饼胚,上锅蒸30分钟即可。

营养功效:南瓜营养丰富,维生素E含量较高,还有润肺益气、缓解便秘的作用,有益于新妈妈的健康。

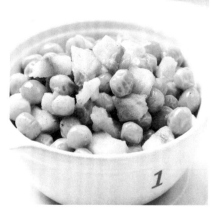

豌豆炒鱼丁

原料:豌豆100克,鳕鱼200克,盐适量。

做法:① 鳕鱼去皮、去骨、切丁;豌豆洗净。② 油锅烧热,倒入豌豆翻炒断生,继而倒入鳕鱼丁,加适量盐一起翻炒,待鳕鱼丁熟即可。

营养功效:豌豆具有促进乳汁分泌的功效,而鳕鱼肉中含有丰富的维生素A和不饱和脂肪酸,多吃可刺激新妈妈激素分泌,助益乳腺发育,起到丰胸催乳的作用。

产后第6周食谱

　　科学、合理地安排饮食，使营养与消耗实现动态平衡，既能满足产后恢复身体的需要，又能以充足的营养供应宝宝。新妈妈要抓住产后瘦身的最佳时期，多哺喂，适当运动，减少热量，以达到瘦身的目的。

三鲜冬瓜汤

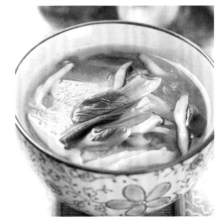

原料：冬瓜、冬笋、西红柿、油菜各50克，香菇2朵，盐适量。

做法：① 将除盐外的所有食材洗净切好备用。② 将切好的食材放入锅中，加清水煮熟，出锅前放盐调味即可。

营养功效：冬瓜含有多种维生素和人体必需的矿物质，可调节人体的代谢平衡，加之冬瓜本身不含脂肪，热量不高，对于产后急于瘦身的新妈妈具有重要意义。

芹菜竹笋汤

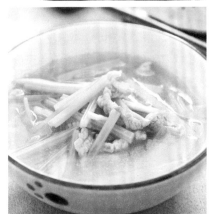

原料：芹菜100克，竹笋、肉丝、盐、酱油、淀粉、高汤各适量。

做法：① 芹菜洗净，切段；竹笋洗净，切丝；肉丝用盐、淀粉、酱油腌约5分钟。② 高汤倒入锅中煮开后，放入芹菜段、笋丝，煮至芹菜软化，再加入肉丝。③ 待汤煮沸、肉熟透后加入盐调味即可。

营养功效：竹笋具有低脂肪、低糖、多膳食纤维的特点，能促进肠道蠕动，帮助消化，防止便秘，芹菜还有利于产后新妈妈强身健体，提高免疫力。

薏米南瓜浓汤

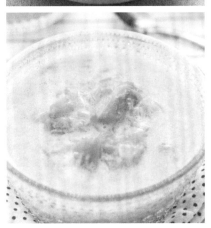

原料：薏米20克，南瓜100克，洋葱、奶油、盐各适量。

做法：① 薏米洗净，用水泡软后，放入榨汁机中打成薏米泥，倒出，备用；南瓜、洋葱都切成丁，备用。② 奶油放入锅中融化后，加入洋葱丁炒香，之后放入南瓜丁，加适量水煮透后倒入榨汁机中，加适量水，打成泥状。③ 另起一锅，倒入薏米泥用大火煮沸后，改用小火，煮约3分钟，等其化成浓汤状后，加盐调味，盛入碗中，再倒入洋葱南瓜泥即可。

营养功效：薏米含有多种维生素和矿物质，有促进新陈代谢、减少胃肠负担的作用。

补血食谱

新妈妈分娩时都会或多或少失血，所以产后的补血问题一定不能马虎。其实，只要通过健康的饮食就可以达到很好的补血效果。新妈妈要适当多食含铁较多、营养丰富的食品，如肉类、蛋类、鱼类、海产品（如海带、紫菜）、动物肝、动物血、红枣、花生、木耳等食物。

枸杞红枣饮

将 5 颗红枣和 1 把枸杞加入热水中，煮至水开，改小火煮 10 分钟即可，有补血、健脾和养心神之功效。

枸杞牛肝汤

将牛肝洗净切片，枸杞、红枣洗净。油锅烧至八成热，放牛肝煸炒一下，加入适量牛肉汤，放入枸杞、红枣，共煮至牛肝熟透，再以盐调味即成。

排恶露食谱

新妈妈分娩结束后，恶露就开始出现了。产后恶露不尽，这是许多新妈妈都会遇到的一个问题。在正常情况下，产后 1~3 天出现血性恶露。产后 4~10 天转为颜色较淡的浆性恶露，产后两周排出的为白恶露，为白色或淡黄色，量更少。恶露在早晨的排出量较晚上多，一般持续 3 周左右停止。

人参炖乌鸡

将一小块人参浸软切片，装入净乌鸡鸡腹，与红枣同放入砂锅内，加盐隔水炖至乌鸡烂熟，食肉饮汤。

益母草煮鸡蛋

益母草一大把，加水煮半小时，滤去药渣，打入鸡蛋 2 个，煮熟食用。

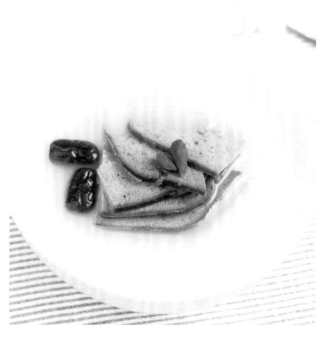

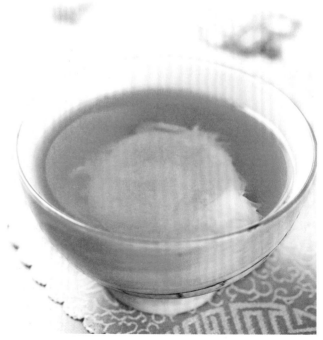

补气食谱

很多新妈妈坐月子期间觉得自己疲乏无力，心慌气短，这时就要适当摄入一些补气的食物了，比如山药、黄芪、羊肉、桂圆等都是补气的佳品，而且还可滋补身体，对新妈妈身体的恢复大有裨益。

桂圆红枣茶

桂圆剥去壳，红枣洗净去核，放入锅内，加清水煮沸即可饮用。

荔枝山药莲子粥

荔枝去壳除核；山药去皮，洗净；莲子泡软去心。锅内放水，加入荔枝、大米、山药、莲子，用大火烧开，转小火熬煮，至米烂汤稠时，放入红糖，稍搅拌即可。

补钙食谱

很多新妈妈怀孕时特别注意补钙，但生完宝宝后就忽略了补钙的重要性。其实，产后更易缺钙，尤其是哺乳妈妈，因为如果钙的摄入不足，新妈妈就会动用体内的钙，以保证乳汁中钙含量，所以产后补钙势在必行。

骨汤烩酿豆腐

虾仁剁碎，与鸡蓉一起调配成馅料，塞入切小口、部分去瓢的油豆腐中；骨汤烧开，下入油豆腐，用小火煮熟，加盐调味；最后加入小油菜、胡萝卜片点缀即可。

松仁海带汤

松子仁用清水洗净，水发海带洗净，切成细丝。锅置火上，放入鸡汤、松子仁、海带丝用小火煨熟，最后加盐调味即可。

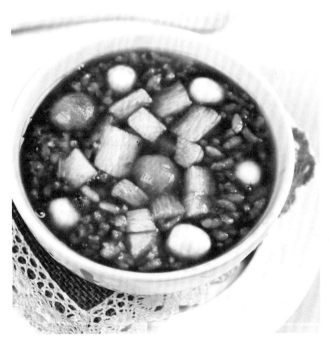

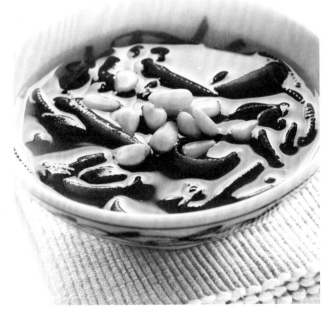

附录　产后超简单瘦身操

做做简易瘦腹操

　　这套居家简易骨盆操，通过轮流活动双脚，在改善骨盆前后移位状况的同时，有效刺激腹直肌，收紧小腹，使小腹变得平坦、结实、性感。这套动作非常舒缓，月子期间就可以做。每天起床后做一做这套动作，不仅能帮新妈妈瘦小腹，还能令新妈妈精神一整天。

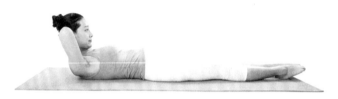

1. 仰卧，双脚张开，与肩同宽，双手轻轻抱住后脑勺，将头自然抬起。

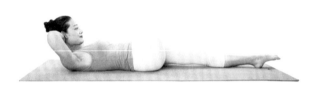

2. 将一只脚慢慢抬高，脚踝弯曲，腿面与腿部成90°角，脚尖朝外侧打开约45°。

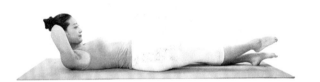

3. 将抬高的那只脚慢慢放下，脚后跟与地面保持10厘米的距离，保持10秒，放下。

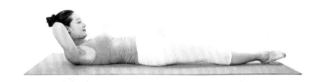

4. 另一只脚慢慢抬起，保持10秒钟。

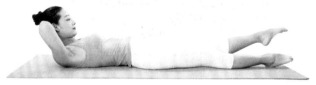

5. 再缓慢放下，脚后跟也与地面保持10厘米的距离，保持10秒，放下。

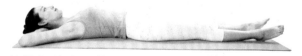

6. 将抬起的头放落地面，脚跟慢慢回落地面，结束动作。

紧致大腿的瘦腿操

　　这套瘦腿操可以提高骨盆的灵活性，让平时得不到锻炼的大腿内侧肌肉负荷增加，从而收紧大腿脂肪，使大腿变得更匀称。做动作时尽量保持自然呼吸，良好的呼吸可以帮助新妈妈加速消耗多余的脂肪。

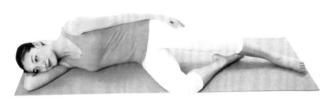

1. 放松身体，采取右侧卧姿，屈右膝。

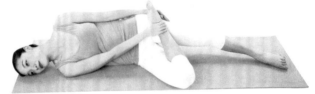

2. 将右脚置于左大腿前面，右手抓住右脚踝。

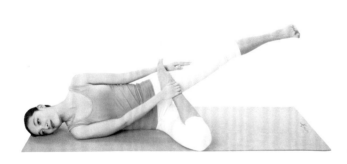

3. 将左脚尖勾起，然后大腿内侧用力将左腿慢慢向高处抬起。抬至最高点，保持 5 秒，再落下，还原。

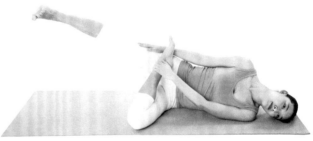

4. 换另一侧腿重复动作。

图书在版编目（CIP）数据

只有产科医生知道：怀孕那些事 / 刘志茹主编 . -- 南京：江苏凤凰
科学技术出版社，2017.8

（汉竹·亲亲乐读系列）

ISBN 978-7-5537-8148-8

Ⅰ．①只… Ⅱ．①刘… Ⅲ．①妊娠期－妇幼保健－基本知识 Ⅳ．
① R715.3

中国版本图书馆 CIP 数据核字 (2017) 第 068296 号

中国健康生活图书实力品牌

只有产科医生知道 怀孕那些事

主　　　编	刘志茹
编　　　著	汉　竹
责 任 编 辑	刘玉锋　张晓凤
特 邀 编 辑	刘　凯　李佳昕　魏　娟　张　欢
责 任 校 对	郝慧华
责 任 监 制	曹叶平　方　晨

出 版 发 行	江苏凤凰科学技术出版社
出版社地址	南京市湖南路 1 号 A 楼，邮编：210009
出版社网址	http://www.pspress.cn
印　　　刷	南京精艺印刷有限公司

开　　　本	715 mm × 868 mm　1/12
印　　　张	19
字　　　数	120 000
版　　　次	2017 年 8 月第 1 版
印　　　次	2017 年 8 月第 1 次印刷

| 标 准 书 号 | ISBN 978-7-5537-8148-8 |
| 定　　　价 | 49.80 元 |

图书如有印装质量问题，可向我社出版科调换。